桶谷式
母乳で育てる本

桶谷式乳房管理法研鑽会/編
小林美智子/監修

主婦の友社

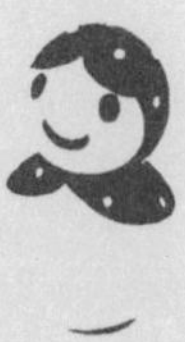

はじめに

私たち桶谷式母乳育児相談室には、「おっぱいが出ない」「おっぱいが張って痛い」「赤ちゃんがうまく飲んでくれない」「ちゃんと出ているかどうか不安」といった、おっぱいの悩みや不安をかかえたお母さんが赤ちゃんを連れてお見えになります。

かつてはごくあたりまえだった母乳育児が、どうしてこんなにもうまくいかなくなったのか、その理由はすでに言い尽くされていますが、現代の暮らしや医療事情、女性のライフスタイルや食生活の変化、家族や周辺の母乳育児への認識の甘さなど限りなくあげられます。

そんな不利な状況の中でも、最近「私は母乳」というお母さんが確実にふえてきていることを、毎日の仕事を通して実感しています。虐待やキレる子が社会問題になり、赤ちゃん時代や幼児期の育て方があらためて問い直されています。そんな中で親子関係の原点「母乳育児」の大事さが、認識を新たにしてきたのだと思います。

お母さんの中には母乳で育てることを、とてもむずかしいことだと考えるかたがいらっしゃいます。でも、母乳育児がすごくたいへんで手間もかかり、つらいものだったら人類はここまで繁栄し、つづいてきたでしょうか。ほんとうにほんとうに自然な行為なのです。

でも、いくらそのつもりでいても赤ちゃんが生まれてみると、思うようにいかないことが出てきます。そこで早めに母乳育児の準備や勉強をしたり、最初のうちは少し練習もいまの時代には必要かもしれません。でも、慣れてくれば清潔で簡便、栄養面でも心配のない母乳は、育児に忙しいお母さんを助けてくれますし、なによりも赤ちゃんと楽しい時間が持てることで、親子のきずなが深められ「母乳で育ててよかった」の充実感をたっぷり味わえると思います。

私たちは「おっぱい」を通して、お母さんと赤ちゃんから毎日たくさんのことを教えてもらっています。岩のようにガチガチに張った乳房が私たちの手技でだんだんやわらかくなり、それまで乳房に吸いつけなかった赤ちゃんが力強く「コクンコクン」と飲んでくれたときのお母さんの喜び、赤ちゃんの満足した表情。「この仕事をしてよかった」と思う一瞬です。詰まっていた乳腺が開通し、シャワーのように噴出したおっぱいを顔いっぱいに浴びて「これが私の母乳！」と、思わず涙ぐむお母さん。こちらもじーんときます。

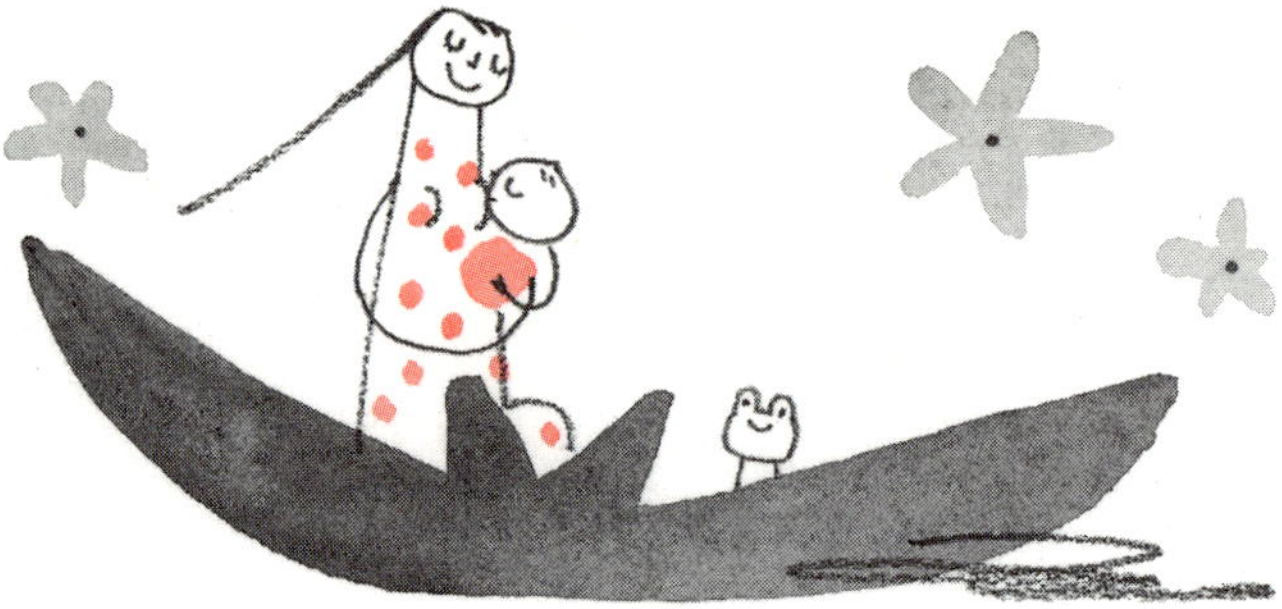

「母乳育児ができてほんとうによかった。子どもと真剣に向かい合ったあの時期が私を育ててくれた」「つらいこともあったけど、頑張った自分と子どもをほめてあげたい。夫にも感謝です」などなどは、母乳育児がお母さんを一回りも二回りも大きくさせた言葉です。そして「この仕事をしてよかったのは、私たちがお母さんに何かしてあげたということではなく、お母さんと赤ちゃんから多くのことを学んだ充実感」という仲間たちが集まって、この本の編集にあたりました。

私たちは師・桶谷そとみ先生の厳しい研鑽と豊富な経験から創案された、独自の手技と母乳育児指導を大事にしながら、今日の医学の進歩とどんどん変わっていく育児事情を視野に入れた「古くて新しい桶谷式」で、皆さまの母乳育児のお手伝いをしていきたいと思います。

この本の編集に際し、桶谷式に終始厳しい指導とあたたかい支援をいただいている小林美智子先生（長崎県立長崎シーボルト大学教授）、全力編集の研鑽会編集スタッフ、応援してくれた桶谷式乳房管理法研鑽会会員のご協力に感謝申し上げます。

桶谷式乳房管理法研鑽会代表　武田一子

目次

桶谷式母乳育児を紹介します

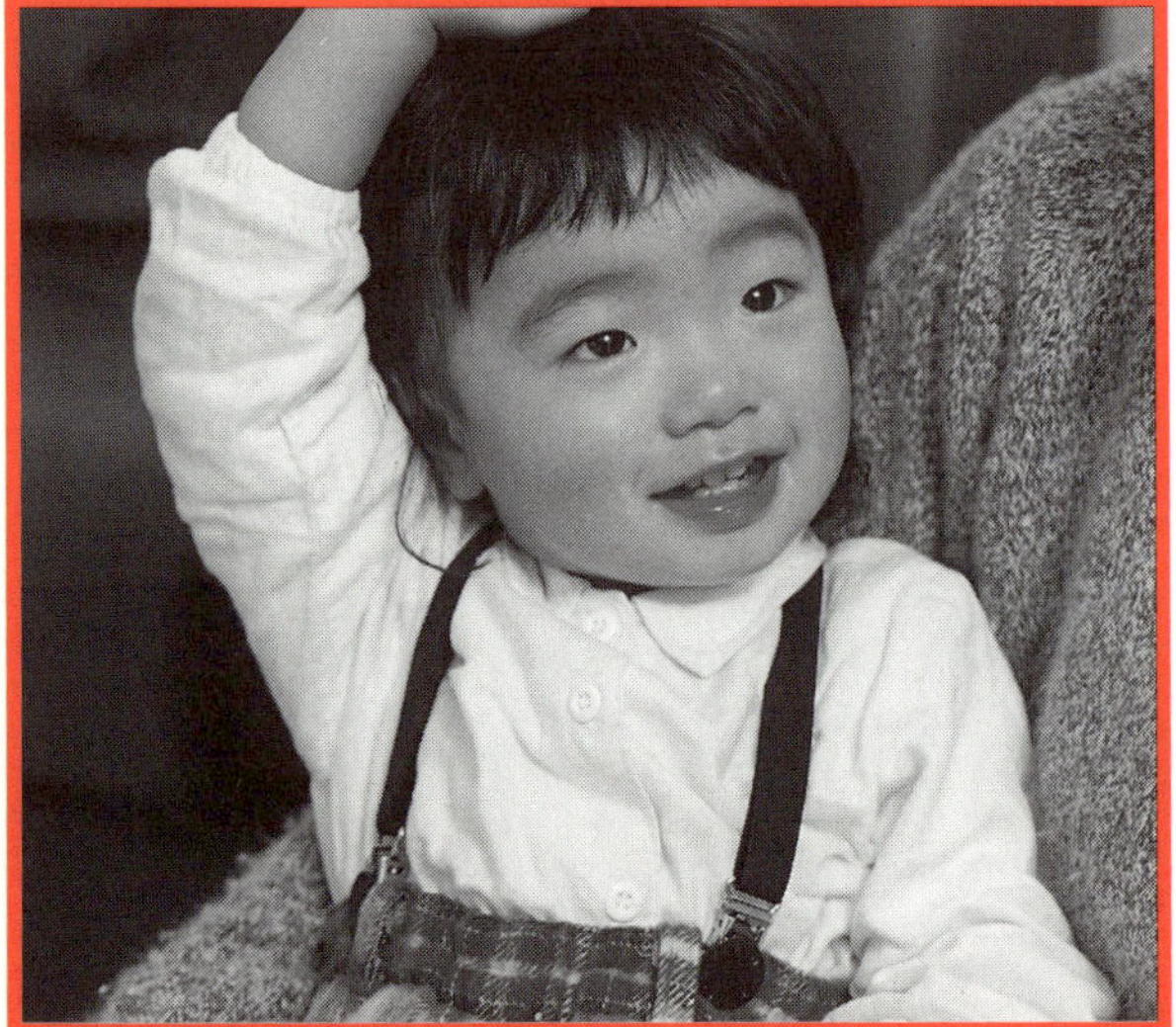

桶谷式は、母乳育児中のお母さんのあらゆるトラブルや悩みに対処します

母乳育児相談室はどこでも、手技のほか、育児相談や断乳指導、お母さんの体のことなど幅広く対応しています。（東中野にて）

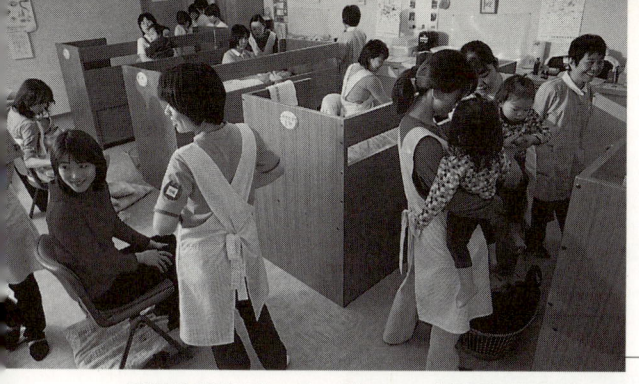

「母乳は必ず出るもの」「出せるもの」という信念から

母乳は「出るものであり、また出すようにしなければならない」という強い信念で、生涯を母と子の母乳哺育の実際的方法の確立に努めてきた一人の助産師、その人が桶谷そとみ先生です（1913年富山県高岡市生まれ）。

桶谷そとみ先生は、戦前から助産師をしていましたが、結婚して中国東北部（旧満州）へ渡りました。戦時中から敗戦直後に日本へ引き揚げてくるまでの間に、食糧難で大人たちは飢え、乳児にはミルクもなく、母乳の出ない大勢の母親が身を裂かれる思いで乳児を見殺しにせざるをえなかった状況を目のあたりにしました。その体験を通して、子どもを生んだ母親が、すべて自分の生んだ子どもを母乳で育てられるようにしなければならない。そのために助産師としての仕事だけでなく、母親がいかにしたらよい母乳を出せるようになるかについてとり組んでみようと決心し、郷里に開業してから、試行錯誤の末、母親に苦痛を与えな

い現代の桶谷式手技を確立させたのです。日々の手技を通して、母親の生きた乳房の生態と分泌される母乳を飲んで育つ乳児の観察から、乳房の状態の変化が乳汁を飲む乳児の成長発達に大きく作用することに気づきました。乳房の状態を健康に保ち、母乳の質をよくすることで、それを飲む乳児が健康に育つばかりでなく乳房を健康に正常に保つことが、母親の健康につながることもわかりました。そのことを先生は、「母子一体制の原理」と表現しました。

手技中、お母さんとのコミュニケーションを大事にしています。

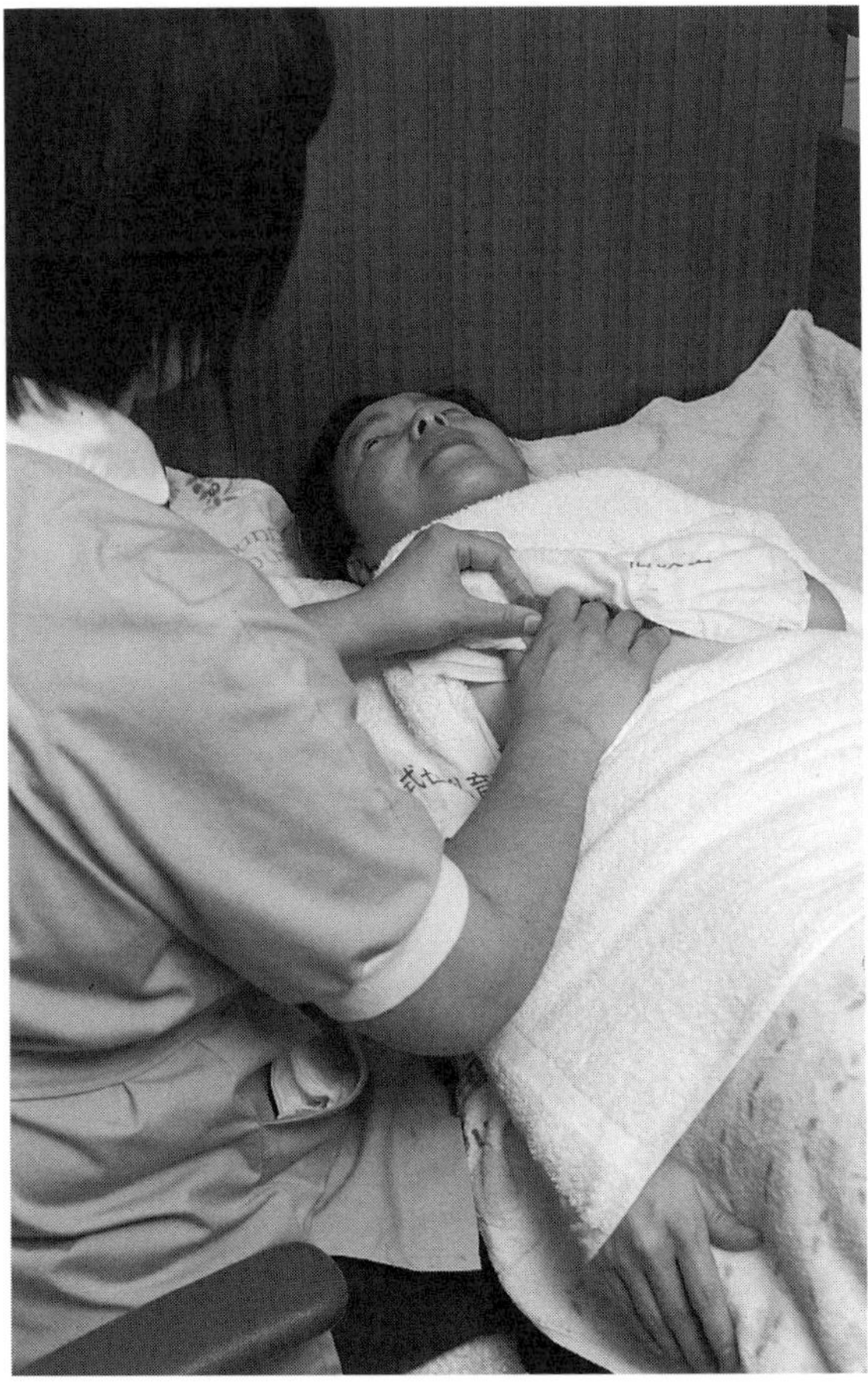

「母子一体性の原理」は、また自然界に生きる哺乳動物に見られる自然の法則です。しかし、それは現代科学の時代には科学性に欠けていると医学関係者から軽視されたときもありましたが、理解してくれる医療者もふえていきました。

先生の手技を受けて母乳育児ができたお母さんとその赤ちゃんがなによりも手技の効果の実証者でありまた理解者だったのです。やがて、「痛くなくてよく出るマッサージ」として雑誌にもとり上げられ、評判になり、全国から母乳育児を望みながらうまくできないというお母さんたちが手技を受けに先生のところに集まってきました。お母さんたちだけではありません。専門職として、日ごろお母さんたちの乳房のケアをする立場にある助産師たちも、納得のいく乳房ケアができるようにと先生のもとに学びにやってきました。助産師たちも最初は、先生のオリジナルな手技と乳房管理法の理論に驚き、とまどいました。しかし、ニコニコしながら手技を受けているお母さんと、みるみる変わる乳房の状態、鯨の潮吹きのようにあふれ出る母乳や、それを飲んで日々変化する赤ちゃんを見ることで、桶谷式手技と乳房管理法のすばらしさを認めざるをえませんでした。そして、桶谷先生を師と仰ぎ、学び、桶谷式を実践していまでは全国の多くのお母さんたちに喜ばれています。

自然のリズムをたいせつにした桶谷式で母と子の健康を

お母さんの乳房の状態が良好である、すなわち母乳育児をしているお母さんが心身ともに健康であることが赤ちゃんを心も体も健康に育てるというあたりまえのことがむずかしくなったのは、お母さんたちをとり巻く現代の社会環境が原因です。現代の社会環境の中で生活しながら母乳育児をするのに、いかに生物本来の自然のリズムをくずさないようにするかは難問です。母と子が安心してゆったりした気持ちで母乳育児ができる環境を社会全体でつくっていかなければなりません。お母さんの健康のバロメーターともいえる乳房が健康な状態にあるように、まずお母さん自身が乳房の自然のリズムがくずれないような毎日の生活リズムがたいせつです。

「母子一体性の原理」をたいせつにする桶谷式は母乳育児を希望するお母さんが、自分自身の内なるリズムに気づき、外なるリズムを自分でコントロールできる力をつける手助けをします。生命の再生産、新しい生命の生涯にわたる健康づくりの第一歩を、たっぷりのおいしい母乳を母親の乳房から直接飲むことから始めることは、とりもなおさず子を産んだ一人の女性の母性を育て、健康な生涯づくりにつながることです。お母さんにとっても赤ちゃんにとってもかけがえのない母乳育児がよくできることを私たち助産師は願っています。

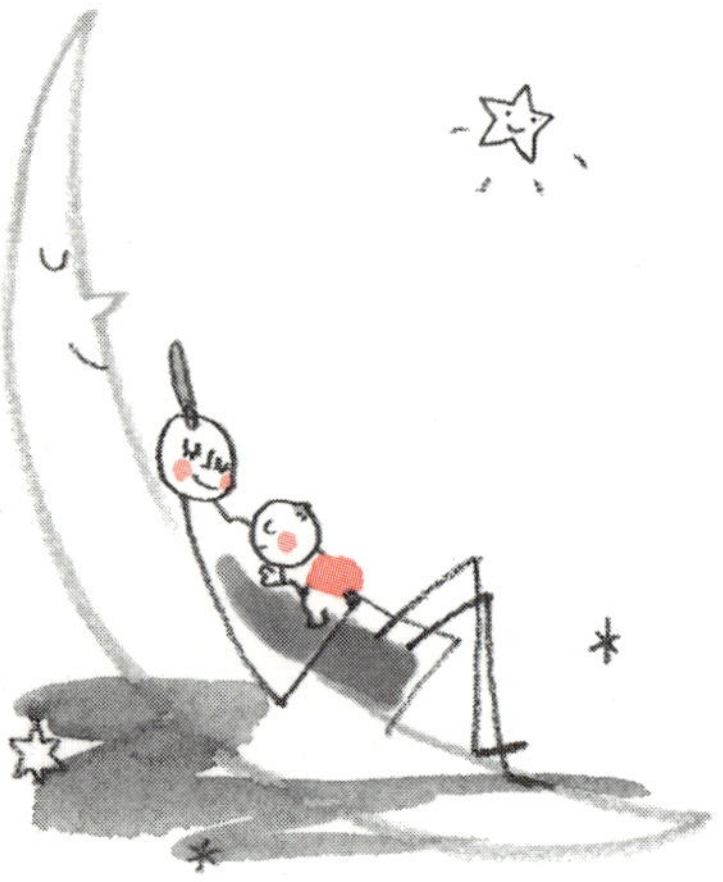

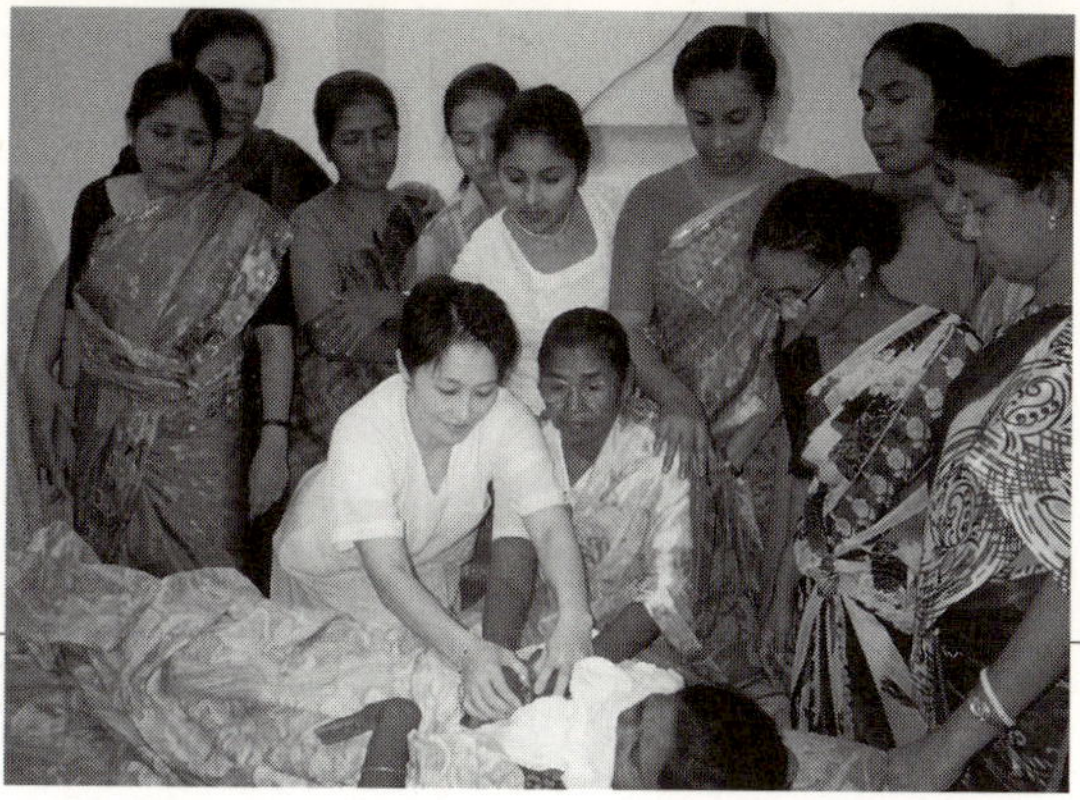

バングラデシュで。認定者を派遣し、現地の助産婦に手技指導を行っています。

桶谷式の組織とその活動

桶谷式では手技の技術と理論を正確に伝承していくために、1981年から「研修」「認定」という制度をとっています。現在、東京にある「桶谷式乳房管理法研修センター東京校」という一年コースの研修所で、経験3年以上の助産婦を対象に、より高度な母乳育児援助の技術研修を行っています。そして、最終試験に合格した者に、「桶谷式乳房管理法認定者」の資格を与えています。

2002年5月現在、認定者は300余名。それぞれは病院や施設に勤務したり、全国216カ所で開業しています（巻末リスト参照）。認定者は「母乳で育てたいけど、おっぱいが出ない」「おっぱいが詰まって痛い」「赤ちゃんがいやがって飲まない」などなどの悩みを具体的に解決するだけでなく、育児相談やお母さん自身の悩みなど広く相談に応じています。

認定者全員で「研鑽会」という会を組織し、さまざまな活動を行っています。海外活動も活発で、一例をあげると、1994年よりのバングラデシュでの技術協力があります。戦時下の桶谷先生が体験されたように、医療や衛生状態が不備な国では、母乳で育てられるかどうかは赤ちゃんの生死を左右します。研鑽会では毎年認定者を派遣し、手技を現地の助産婦に教え、この桶谷式の手技によって、一人でも多くの母と子が母乳育児で健康に過ごせる応援活動をし、地元の医療関係者やお母さんから熱い支持を受けています。

母乳の栄養と
おっぱいが出る仕組み

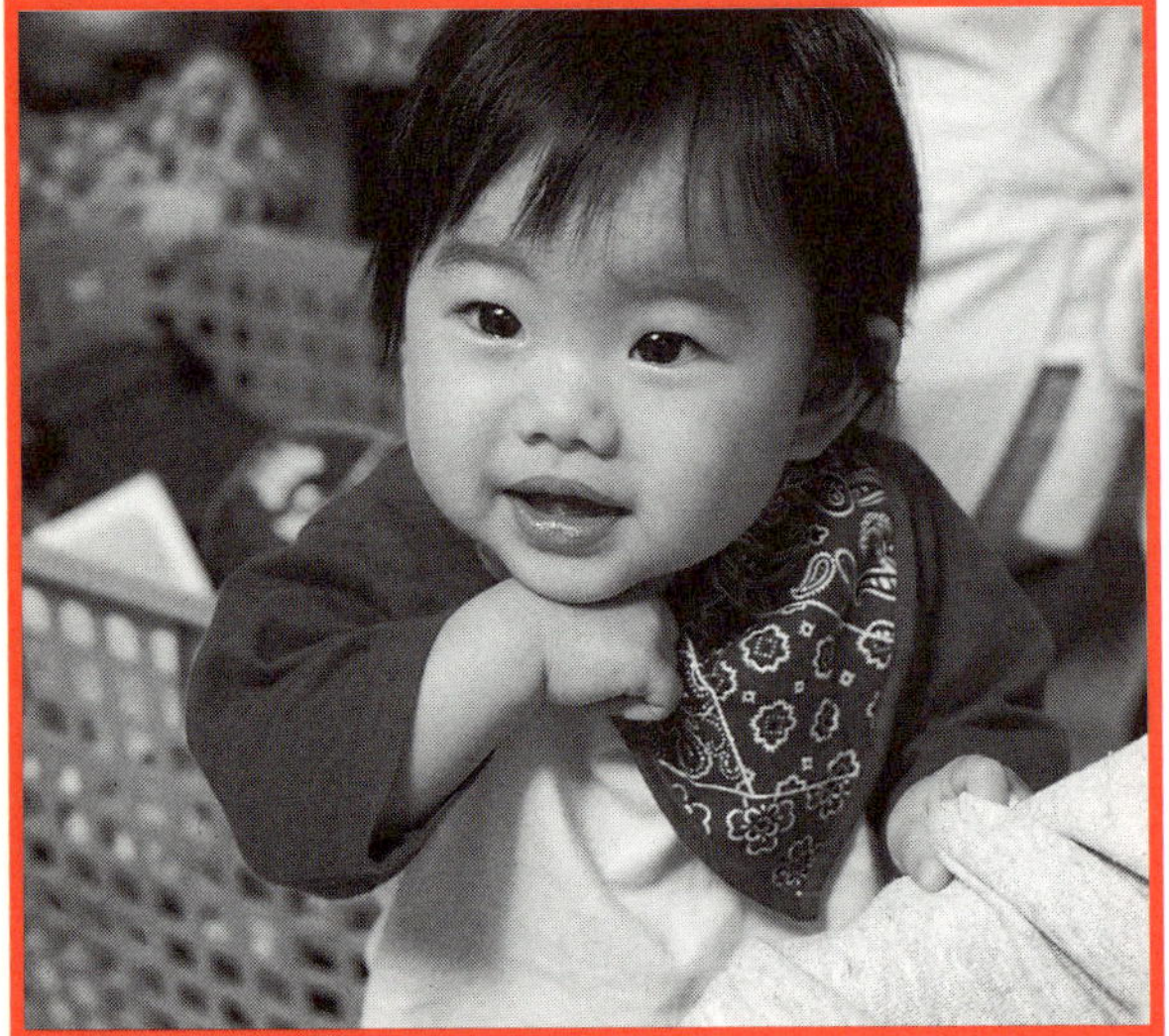

母乳育児のすばらしさ

人間の赤ちゃんには人間のおっぱい

哺乳動物は、哺乳という言葉からもわかるように、母乳で子どもを育てるということが特徴です。自然界では、ゾウの赤ちゃんはゾウのお母さんの母乳で、ライオンの赤ちゃんはライオンのお母さんの母乳で育てられています。ゾウがゾウらしく、ライオンがライオンらしく育つためには、その種特有の成分が必要となるからです。人間の赤ちゃんも人間のお母さんの母乳で育てられるべきなのですが、いま、日本の赤ちゃんの3分の2は、多い少ないはありますが、牛の母乳、つまり牛乳から作られた人工ミルクで育てられています。人間だけが母乳が出にくいのでしょうか。いいえ、そんなことはありません。人間も、人間の母乳で育てられなければ、現在まで生き延びてはこられなかったのです。

人間の母乳は人間の子にとって最適な成分になっていますが、さらに、その子どもにはそのお母さんの母乳がいちばんなのです。たとえば、未熟児を生んだお母さんは小さな赤ちゃんが早く健康に大きくなるような成分の母乳を分泌しますし、お母さんが感染症にかかった場合、そのお母さんの母乳には、子どもをその感染症から守るかのように、母乳中に抗体を分泌します。また、赤ちゃんが病気

哺乳類の乳汁の組成

種	水分（%）	含有率（%）			
		脂肪	タンパク質	乳糖	灰分
ヒト	88.0	3.8	1.0	7.0	0.2
ウシ	87.4	3.7	3.4	4.8	0.7
ゾウ	83.4	6.7	3.4	6.4	0.4
ライオン	64.5	18.9	12.5	2.7	1.4
アザラシ	32.3	53.2	11.2	2.6	0.7
クジラ	44.1	42.3	10.9	1.3	1.4

になった場合も同じです。頻繁に赤ちゃんが母乳を飲むことで、赤ちゃんからお母さんへ病原菌が移行し、お母さんはそれに応じて抗体を乳房の中で作りだし、母乳を通して赤ちゃんに与えます。このようにお母さんはまったく自分では気がつきませんが、日々わが子の様子に合わせて、微妙におっぱいの成分を変えているのです。ミルクは同じメーカーのものは成分も味も同じですが、母乳は、人間が一人一人違うように、お母さんによって微妙に異なり、それはその赤ちゃんの必要性に合ったこの世の中で最もぴったりの、そして2つと同じものがなく作られるのです。

日々、母乳が変化しているということを実感できるのは、生まれて最初に出る初乳から移行乳、成乳へと変化していく過程でしょう。最初は黄色いクリーミーな母乳が、だんだん白くなっていき、ついには青みがかった白くさらさらした成乳に変わっていきます。色の変化と同じく、その成分も変化しています。生まれてすぐの赤ちゃんが、この世のいろいろなバイ菌と闘っていくための物質を、初乳はたくさん含んでいます。

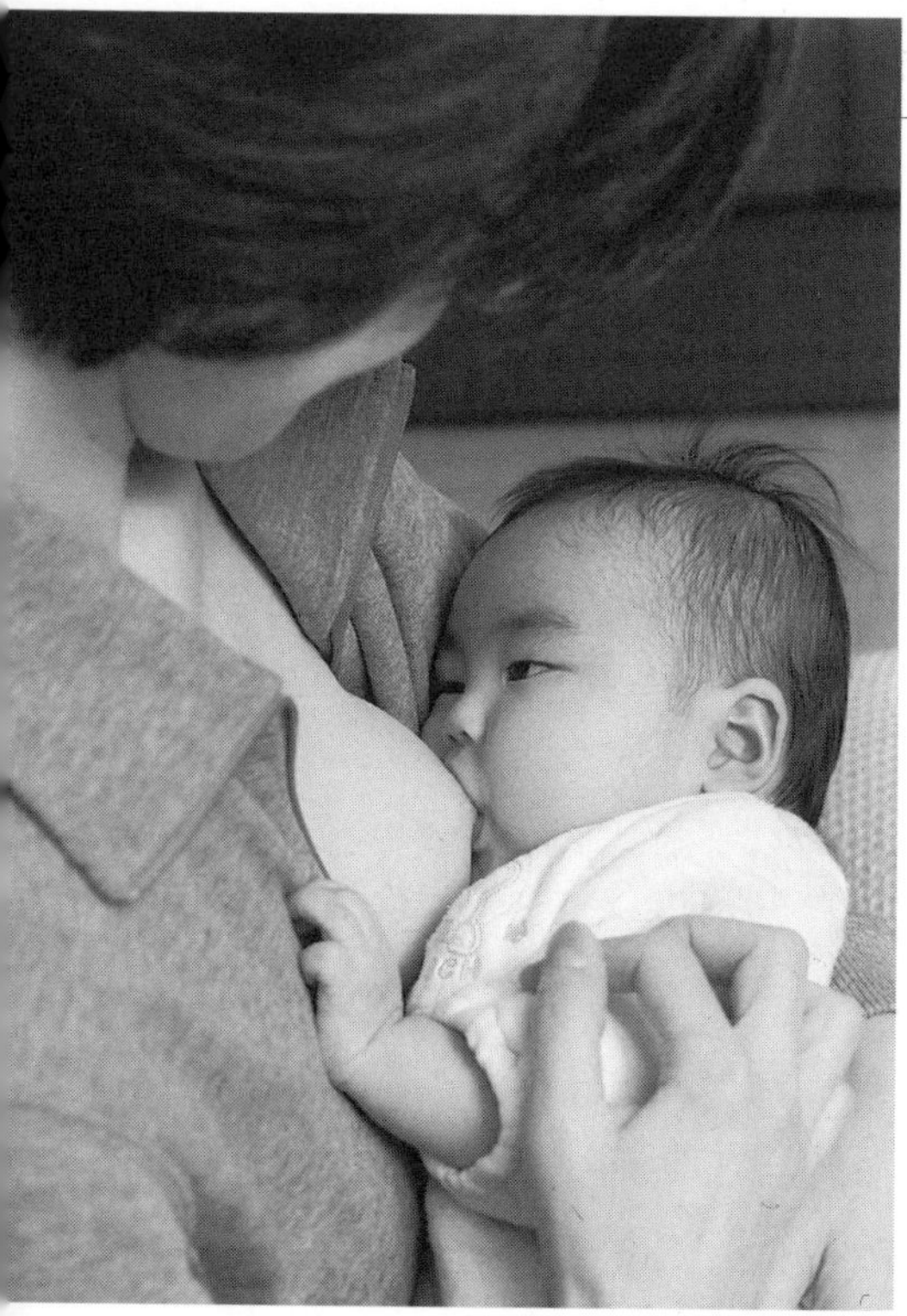

また初乳はカロリーも高く、赤ちゃんが最初少ししか飲めなくても十分なようにできており、ちょっぴり塩味もまじっていて、これは赤ちゃんの胎便を早く排出して、黄疸を防ぐことにも役立っています。

母乳をしぼってみると、なんとなくミルクより薄く見えますね。母乳は約90%が水分です。残りの約10%の中に、脂肪、タンパク質、乳糖、そのほかの栄養成分が含まれています。ほかの動物では、たとえばアザラシの母乳は約50%以上が脂肪で、まるでバターのようにこってりとしています。寒い地域に住む動物は、早く皮下脂肪を蓄えなくてはならないので、脂肪の多い乳汁となっているのです。そしてこのような成分の違いは、飲ませ方にも関係し、アザラシやクジラのような脂肪たっぷりの母乳を飲ませる動物は、1日に2～3回の授乳で、短い期間で大きくなってしまいますし、薄い母乳を出す人間やサルは、頻回にそして長期間母乳を飲ませるのです。動物は、その種が生き残っていくために必要な成分の母乳を分泌しているのですが、では人間が生き残るのにいちばん必要なものは何でしょうか。

人間は脳が特別に発達している動物です。したがって、人間の母乳には赤ちゃんの脳が順調に発達していくための成分が過不足なく含まれていることです。

変化する脂肪

母乳の中でいちばん変化する成分が脂肪です。赤ちゃんの成長につれて、量も質も変化していきますし、1日のうちでも朝は多め、夕方になると少なくなるというように、そして1回の授乳でも、飲ませ始めよりも終わりのほうに向かってだんだん脂肪は多くなるというように変化します。またお母さんの食事の影響をいちばん受けるのも、この脂肪です。（101ページ／「授乳中のお母さんの食事」の項参照）

脂肪の中でも必須脂肪酸と呼ばれるものは、赤ちゃんの神経組織を作るたいせつな働きをしています。また母乳の中には、高濃度のコレステロールが含まれています。大人がコレステロールをとりすぎることは問題ですが、急速に成長する赤ちゃんには必要なものであるといわれています。このように脂肪は、赤ちゃんの脳と神経の発達やエネルギー源としてたいせつなものですが、消化しにくいものでもあります。そのために母乳には、リパーゼという脂肪の消化を助ける酵素がいっしょに含まれていて、赤ちゃんの腸の中で脂肪を消化しやすくしてくれています。このような必須脂肪酸やコレステロール、そしてリパーゼは、母乳中にはたくさん含まれていますが、牛乳にはごく少量しか入っていません。

母乳を甘くする乳糖

母乳と牛乳の味をくらべてみましょう。母乳はほんのりと甘くおいしく感じます。人間の母乳は牛乳の1.5倍の乳糖を含み、ウシ以外の動物の乳汁とくらべても多くなっています。乳糖は自然界では乳腺のみで作られる〝乳の糖〟です。赤ちゃんの場合、活動のためのエネルギー源になるだけでなく、脳や中枢神経を発達させるのに欠かせない成分です。乳糖はほかにも母乳中のカルシウムの吸収をよくする働きがあり、急速に成長する赤ちゃんの骨や歯の発育を助けています。

　また母乳の中には、乳糖以外にオリゴ糖が含まれ、乳糖とともに赤ちゃんの腸の中でビフィィズス菌を成長させて下痢を起こさせるような有害な菌の繁殖を抑えてくれます。母乳の赤ちゃんの便の独特のにおいもこの働きによるものです。そして乳糖は一定の濃度でゆっくりと分解されるので、赤ちゃんの血糖値を急に上げることはなく、もし赤ちゃんが母乳をいっぱい飲みすぎても安全なのです。

特別なタンパク質

　母乳もミルクも、乳汁はカゼインとホエイタンパクという2つのタンパク質から成り立っています。カゼインは赤ちゃんの胃の中で胃酸とまじり合うと、カードという豆腐のようなかたまりを作ります。母乳のカードはやわらかく微細で消化しやすいのとくらべ、ミルクのカードはかたくて大きく、消化しにくいものです。それでミルクを飲んだ赤ちゃんは、消化に時間がかかるのです。

　もう1つのホエイタンパクは、赤ちゃんの体を作るアミノ酸や赤ちゃんを病気から守るためのさまざまな物質からできています。中でもタウリンというアミノ酸は、脳細胞や目の網膜の発達に欠かせないものです。またラクトフェリンというタンパク質は、いろいろな病気から赤ちゃんを守ってくれています。たとえば赤ちゃんに下痢を起こさせる大腸菌は、鉄分を養分に増殖しようとしますが、ラクトフェリンはいち早く鉄分と結びついて、大腸菌の増殖を抑えてくれるという働きを行っています。

また母乳は血液の成分と似ています。母乳中にも血液中にある白血球やリンパ球などが入っていて、赤ちゃんを病気から守っているといわれています。中でも分泌型免疫グロブリンA（SIgA）は、赤ちゃんの腸、気管支、口、鼻、耳などの粘膜に直接作用して、さまざまな細菌やウイルス、アレルゲンの侵入を防いでくれます。したがって、母乳で育つ赤ちゃんには気管支炎や中耳炎、腸炎などが少ないのです。SIgAは特に初乳に多いのですが、これは大人の血清中のSIgA濃度の約20倍も含まれていて、このSIgAがたっぷり入った初乳を飲ませることは、赤ちゃんにやさしく予防注射をすることと同じなのです。このような赤ちゃんを病気から守る物質は初乳にのみ含まれているのではなく、赤ちゃんの成長に合わせて薄くなっていきますが、母乳を飲ませている間じゅうずっとつづくので、母乳を飲んでいる赤ちゃんは丈夫であるといわれるのです。これらの物質は牛乳にはまったくなかったり、ごく少量しか入っていません。そこでミルクでは人工的に添加してあるのですが、やはり人間のお母さんが自然に作ったものと同じというわけにはいきません。

生きている母乳

このほかにも、母乳中にはビタミンやミネラルなども、赤ちゃんがそのときどきに必要な分量だけ、つまり消化能力に合わせて過不足なく実にバランスよく含まれています。ビタミンや鉄分が強化されているというミルクと母乳を比較した表などを見ると、母乳にはこんなに少ないのかと不安になることがありますね。

少ないのではなくて、それが赤ちゃんがいちばん効果的に吸収できる量なのです。多ければよいというものではなく、多すぎることはかえって赤ちゃんの胃腸や腎臓に負担になるのです。

母乳は赤ちゃんにとって最高の食べ物であるばかりでなく、いろいろな病気から守ってくれていることがわかりますが、そのほかにも、母乳で育った子どもは人工乳育ちと違って、病気になっても早く治る、乳幼児突然死症候群が少ない(人工栄養児は母乳栄養児の約4倍)、肥満になりにくい、あごや歯の発達がよい、成人になってからの心疾患やがんが少ない、などのことがわかっています。また、病気だけでなく、心身面の発達でも、母乳で育った子どもは情緒面の安定などいろいろなメリットがあげられています。

脳や情緒の発達が特に重要な人間の赤ちゃんは、母乳で育てるという自然に与えられた巧みな仕組みによって、人間が人間として生きていくための土台作りがなされていきます。お母さんの体から作りだされる母乳は、お母さんのすべてが影響します。気候、体調、食事、睡眠、日常生活のさまざまな環境が影響し合って、母乳の成分や味が日々刻々と変化します。母乳は生きています。その母乳から赤ちゃんはさまざまな刺激を受けながら、心と体を作り上げていきます。

赤ちゃんにとってよいことばかりの母乳育児は、お母さんにとってもたくさんのメリットがあります。母乳を作り、出すために働くホルモンは、産後の子宮の回復を速やかにしますが、同時にお母さんの気持ちをリラックスさせ、自然に赤ちゃんをかわいいと思うような感情を作りだしてくれます。母乳育児をすることによって、お母さんは育児に対する自信や満足感を得ることができるのです。そのうえ、これらホルモンの働きが活発になることで、お母さん自身の免疫力が高まり、元気が出て、健康体になっていきます。授乳中は自然なダイエットができますし、肌の状態もよく、授乳中のお母さんはとてもきれいです。

また長く母乳育児をすることは、お母さんをいろいろな病気から守ってくれるという点も見のがせません。

乳がん、卵巣がん、子宮がんなどの発生には、遺伝や環境、食生活、妊娠回数などさまざまな因子が影響しますが、母乳育児を長くしたお母さんは、これらの病気にかかるリスクが低いといわれています。また、母乳を長く与えていると、骨が弱くなるのではと心配する人もいますが、長く与えたほうが閉経後の骨粗しょう症や骨折は少ないという調査結果もあり、母乳育児は女性の一生の健康に大きくかかわっています。

社会的なメリットもあります。母と子が母乳によって健康でいられることは、家計だけでなく、国の医療費の節約にも通じます。ミルクの製造には貴重な資源やエネルギーを使いますが、母乳は、廃棄物も出さず、環境も汚しません。とても地球にやさしい方法なのです。ミルクも研究されて母乳に近づいたといっても、人工的なものには限界があります。お母さんの胸はこんなすばらしいものを作りだすことができるのです。

おいしい母乳を飲んでいる赤ちゃんの特徴

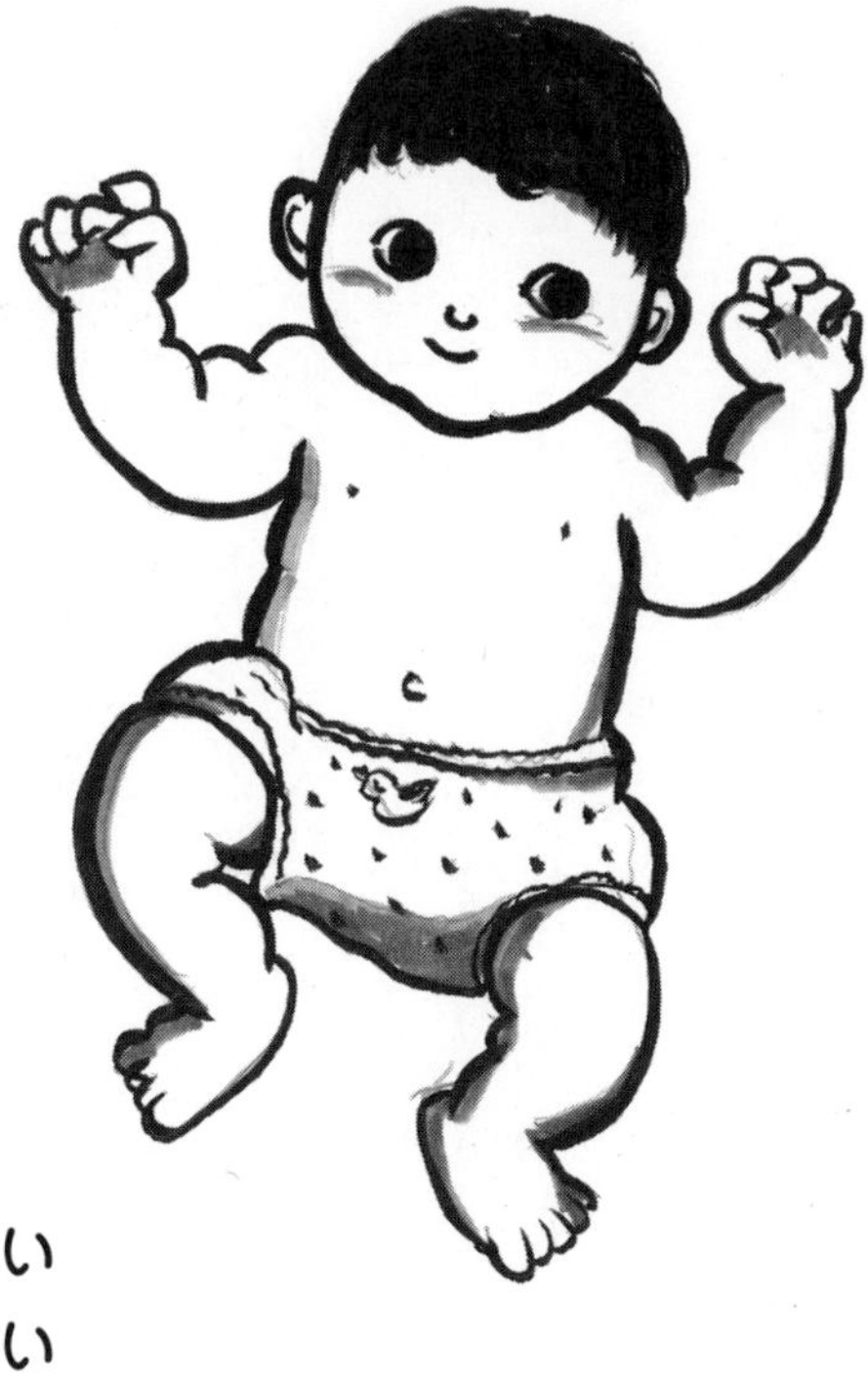

- 全体的なバランスがよい
- 体が引き締まり、いわゆるかた太りの体格
- 顔色がよい、顔が締まっている
- あごやこめかみの筋肉が発達している
- 頭の形がよい
- 動きが機敏で発達が早い
- 胃腸が丈夫で下半身がしっかりする
- 病気になりにくい、かぜをひいても回復が早い
- 情緒が安定して機嫌がよい
- 表情が豊かで、よく笑う

おっぱいは出るもの、出せるもの

人間はだっこしておっぱいをあげる動物

あるお母さんは「息子のりっぱな体を作ったのは、この私の小さな乳房だと思うとほんとうに不思議！」、またほかのお母さんは、「何のために私に2つの乳房がついていたのか、おっぱいを飲ませて初めてわかったわ！」とおっしゃっています。妊娠中、子宮の中では胎盤を通して赤ちゃんをはぐくみ、そして出産してからは自然に乳房から母乳が出て、赤ちゃんを大きくしていく……なんと女性の体は巧みな仕組みを持っているのでしょうか。

ほかの動物がおなかに乳房を持っていることが多いのにくらべ、人間は比較的大きな乳房を胸に持っています。これは、人間は立って向かい合ってコミュニケーションをとる動物だからとか、ちょうどだっこされた赤ちゃんの目の焦点がお母さんの顔の位置に来るようになるためとかいろいろな説があります。はっきりしているのは、生まれてすぐに自分からおっぱいを飲みにいくことができる動物とくらべ、人間の赤ちゃんは生まれてすぐには歩けないので、だっこしておっぱいをあげなければならないということです。人間がみずから立って歩くようになるまで1年とちょっと、お母さんはのべ3000〜4000回もだっこします。だっこしておっぱいを飲ませることは人間が生きていくうえでとてもたいせつな「基本的信頼関係」を築いていく基礎となります。赤ちゃんは、抱かれることで「自分は守られている、愛されている」「この世は信頼できるところだ」ということを全身で感じとっていきます。乳房はお母さんの心と赤ちゃんの心をつなぐ、たいせつな場所なのです。

この不思議な乳房の中はどのようになっているのでしょうか。

乳房は一人一人違います

人間の乳房の大きさや形は、人によってさまざまです。同じ人でも左右の乳房で形も大きさも違いがあります。乳房の大きさは、乳房の中に蓄えられている脂肪の量によって決まります。この脂肪はクッションのように母乳を作りだす乳腺や母乳の通り道である乳管をとり囲んでいます。母乳は、乳腺で作られるので、乳房の大きさと母乳の作られる量は関係ありません。したがって、小さい乳房の人は出ないのではないか、大きい人は、見かけ倒しではないかなどと心配する必要はありません。

人によっては2つの乳房のほかに、わきの下に近い胸の部分やわきの下などにも小さな乳房を発見することがあります。これを副乳といいます。出産後、乳房

が緊満したとき、その小さな乳房からも母乳が出てくることがありますが、冷やしておくと自然に止まって小さくなっていきます

また、乳頭や乳輪の形や大きさ、色などは、人間の顔が一人一人違うように、さまざまです。乳頭が大きい、小さい、平らになっている、陥没している、乳輪が広い、狭い、ピンク、黒いなどなど、どんな大きさや形をしていても、母乳で育てることができます。

私たちは、半球状のふくらみの部分を乳腺体と呼んでいます。そしてほぼ中央に乳輪と乳頭があります。乳輪には、白い粟粒のようなボツボツがありますね。それはモントゴメリー腺といって、乳輪や乳頭を赤ちゃんが頻繁にくわえても乾燥してかさかさにならないように、うるおいを与えるための分泌腺であるといわれています。また、乳輪と乳頭の間を乳頸部と呼び、赤ちゃんがおっぱいを飲んでいるときは、この部分が伸びて赤ちゃんの口の奥深くに乳頭が達します。乳頸部の伸びが悪いと乳頭に亀裂ができてしまいます。乳輪と乳頭は、ほかのところより色が黒くなっています。これは赤ちゃんがおっぱいを見つけやすくするために、色がついたのだといわれていますが、妊娠中黒くなっていた乳輪と乳頭も、産後2カ月ほどたつと、だんだんピンク色に変わっていきます。

乳房の中はどうなっているの?

乳房は、肋骨の上をおおっている大胸筋という大きな筋肉の上にのっかっています。乳房の中の組織は、ちょうどカリフラワーのように見えます。花蕾の部分

●乳腺胞の拡大図●

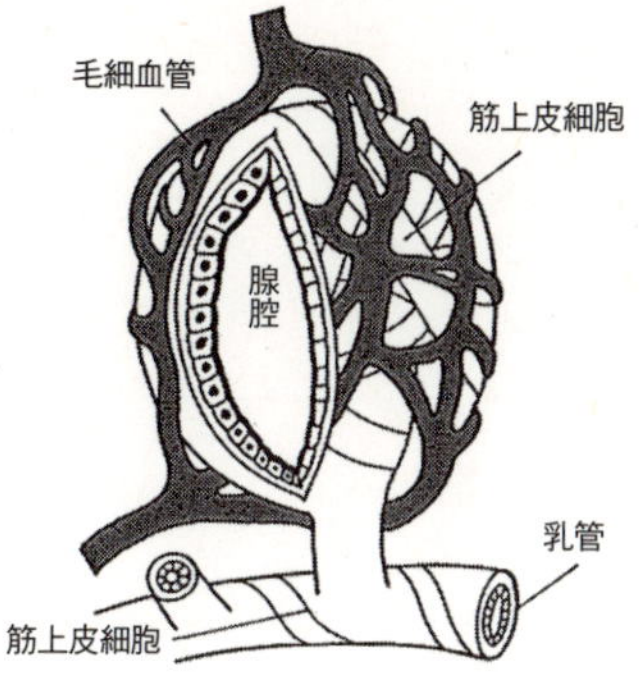

●乳房解剖図●

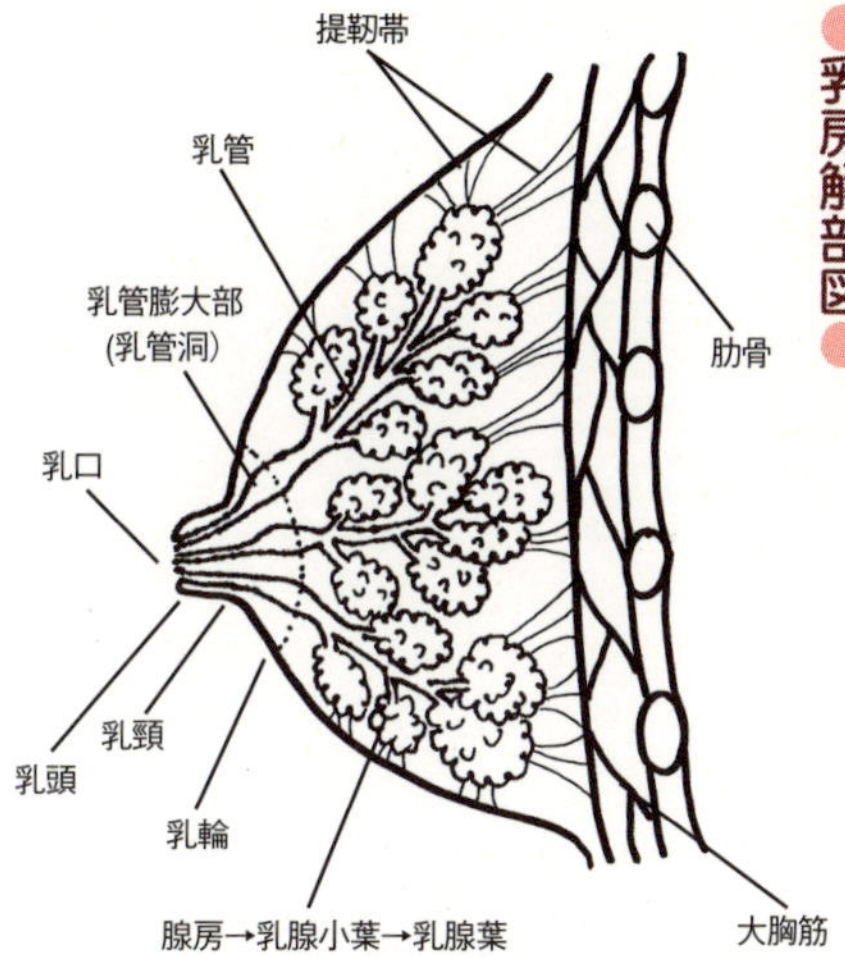

が母乳を作る乳腺と思ってください。乳腺は一つ一つはとても小さな風船のようになっていて、その風船の表面をあみの目のように毛細血管と筋上皮細胞という伸縮性のある帯のようなものがとり巻いています。

この風船のような腺房は、約10~100個集まって、乳腺小葉となり、これが約15~20個の乳腺葉となります。それぞれの乳腺葉から伸びている母乳が流れてくる管は乳管と呼ばれ、カリフラワーの茎の部分のようです。乳管は乳頭の近くまで来ると一時太くなって、母乳の流れを調節する乳管膨大部となり、さらに乳頭を通って、乳頭の先端に開口します。乳頭の先を見ると、点々が見えるかもしれませんが、母乳が通ってきた乳管はとても細く、普通は肉眼では見ることができません。普通は10数本ですが、多い人では20本以上開口しています。

哺乳びんの乳くびは、通常穴は1個で、目に見えるほど大きく、単純な構造です。お母さんの乳房とは作りがかなり違いますね。お母さんの乳頭は、もっと複雑で、繊細にできています。赤ちゃんはそれに合わせて飲みますから、お母さんの乳房から母乳を飲むときと哺乳びんから飲むときでは、飲み方が違います。母乳と哺乳びんを併用していると、混乱してしまう赤ちゃんもいて、お母さんの乳頭を哺乳びんで飲むときのように飲むと、乳頭をゆがめたりつぶしたり、浅飲みになって傷を作ることがあります。

こうして乳腺で作られた母乳は、幾筋もの細い乳管を流れて合流しながら、最後は乳頭の先からシャワーのように赤ちゃんの口の中に出ていきます。

●妊娠前・中・授乳中の乳房●

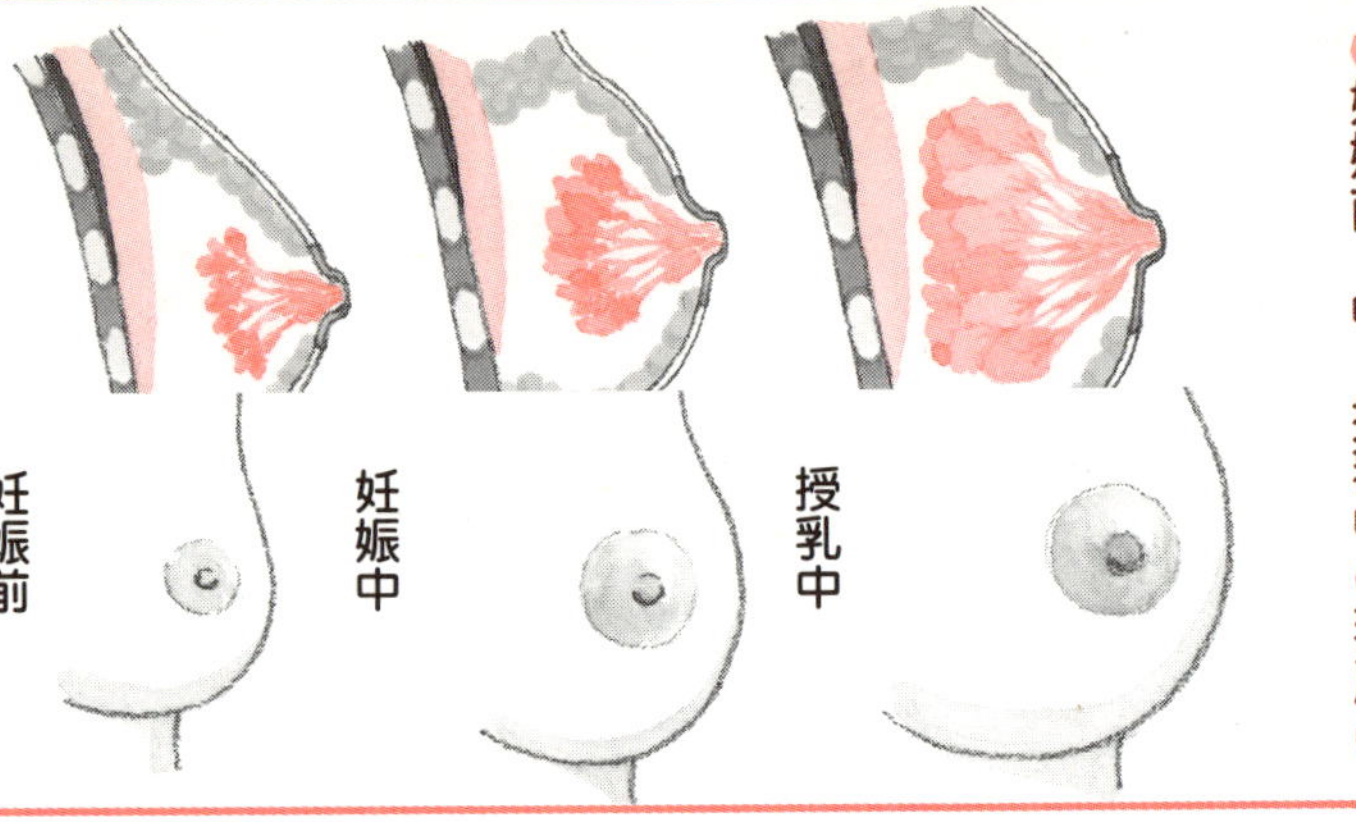

母乳が出る仕組み

女性の乳房は、思春期のころから将来、母乳を与えるための準備が行われていきます（図上）。思春期になると、ホルモンの影響を受けて乳腺が発達し始め、胸がふくらみ始めます。妊娠するとさらにホルモンの働きが活発となって、一段と乳腺は発達し、胸は大きくなります。このとき、乳房を発達させるホルモンや、乳汁を作るためのホルモンも脳から出ていますが、胎盤からは「まだ母乳を出さなくていいよ～」と指令するホルモンが出ているので、母乳は出てきません。出産によって胎盤が出てしまうと、この母乳を「出さなくてもよい」と指令していたホルモンが出なくなるので、そこで初めて本格的に母乳を出し始めます。

このように妊娠中の乳房は、時間をかけて母乳を出す準備をしてきました。出産したらあとはスイッチを入れるだけ。このスイッチの役割が、赤ちゃんが乳頭に吸いつくことです。赤ちゃんが唇と舌を使って乳頭に与えた刺激が、お母さんの脊髄を通って脳に伝わると、脳の脳下垂体前葉というところから、おっぱいを作るホルモンであるプロラクチンが分泌されます。そのプロラクチンの作用によって、お母さんの乳房の中の腺房をとり巻く毛細血管にたくさんの血液が流れると、乳腺細胞が母乳を作りだし、腺房の風船の中（腺腔）に分泌します。このとき約10 mlの母乳を作るのに、500 mlの血液がお母さんの乳房を通過するといわれています。同時にお母さんの脳の脳下垂体後葉からはオキシトシンというホルモンが出ます。このオキシトシンは、乳腺をとり巻く筋上皮細胞をキュッと収縮させ、風船の中に作られた母乳を押し出します。押し出された母乳は乳管を通って、乳管膨大部に達し、そこからさらに乳頭へと運ばれ、赤ちゃんの口の中に入っていき、赤ちゃんはゴックンと母乳を飲み込みます。母乳の出る仕組みはこの繰り返しです（左図参照）。母乳を作るプロラクチンというホルモンは、赤ちゃんが乳頭に吸いついて刺激することによって出てくるホルモンです。出産後すぐから頻繁に飲ませることで、お母さんはたくさんのホルモンを作りだします。なにより赤ちゃんがおっぱいに吸いついて乳頭を刺激するということが、母乳を出す引きがねであり、いちばんたいせつなことなのです。お産をしたらなるべく早く、そして何回も何回も飲ませましょう。これがおっぱいを出すコツです。

ホルモンの働き

母乳を作るホルモンのプロラクチンと、その母乳を乳腺を収縮させて赤ちゃんの口に向かって押し出す役目をするオキシトシンというホルモンは、母乳を出すためにとても重要なホルモンです。この2つのホルモンは、この母乳を出すという役目以外にも、いろいろな働きをしていることがわかってきました。

プロラクチンは、母性を引き出すホルモンといわれています。女性を母親の気持ちにさせ、子どもの世話をしよう、子どもを守ろうとする気持ちにさせます。また、授乳中お母さんをリラックスさせ、眠けを誘う作用があります。このプロラクチンは夜間のほうがよく分泌されるので、夜授乳することは母乳の分泌を高

母乳分泌のメカニズム

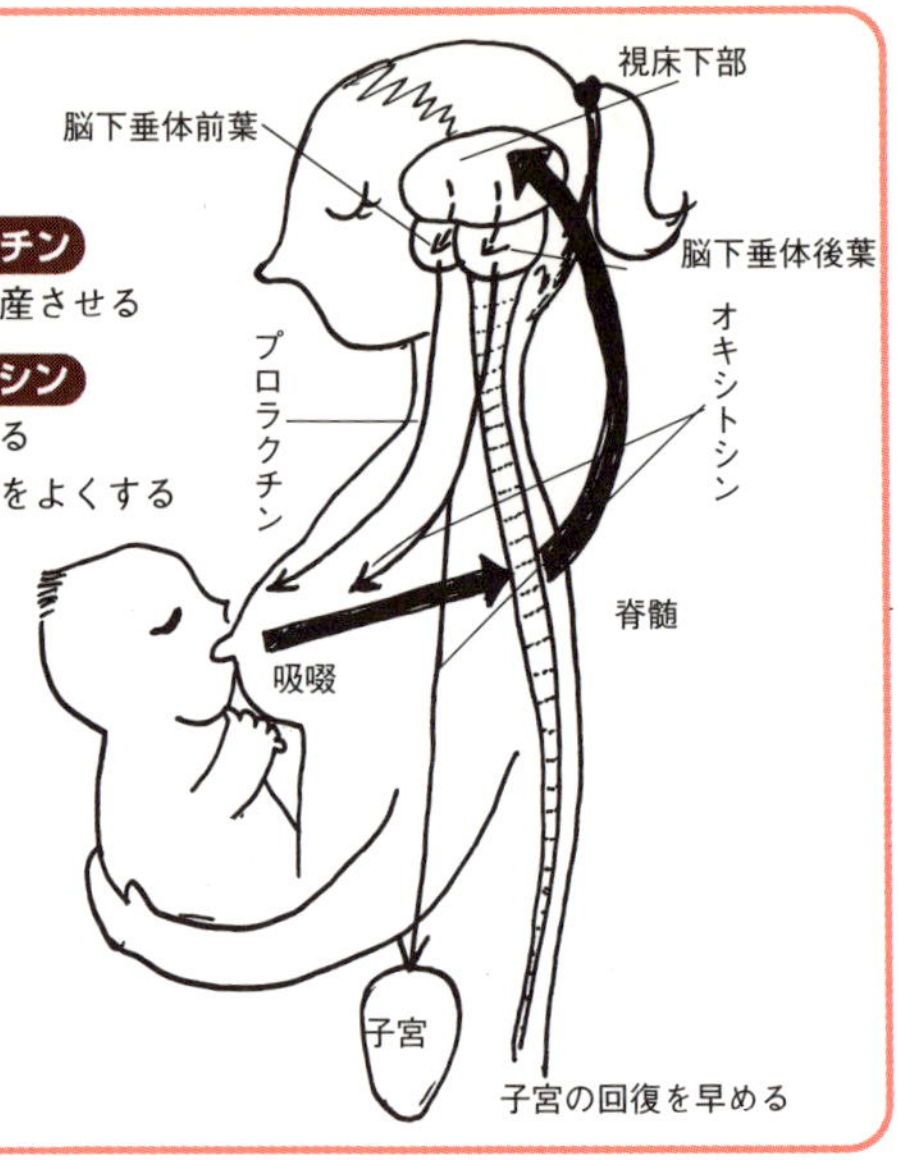

めるうえでたいせつです。授乳中は夜間何度か起こされますが、プロラクチンのおかげで起こされても目が覚めやすく、また授乳が終わるとすぐに眠りにつけるという絶妙な仕組みを作ってくれています。

オキシトシンは、母乳を乳管へ押し出すと同時に、産後の子宮の筋肉も収縮させて、子宮の回復を早める役割もします。そしてオキシトシンは、別名「愛情ホルモン」とも呼ばれ、赤ちゃんのことがたまらなくかわいく思え、自然に深い愛情がわいてくるのを感じさせてくれます。

プロラクチンが赤ちゃんが乳房に吸いついたときに分泌されるのに対して、オキシトシンは、お母さんが赤ちゃんのことを思ったときや、赤ちゃんの泣き声を聞いたときにも分泌されてきます。反対に、お母さんが不安や痛みを感じたり、緊張したり強いストレスがかかったときは、オキシトシンは分泌されなくなってしまいます。しかし乳房の中で母乳は作られているので、お母さんが安心すればまた母乳は出るようになります。

このように母乳育児をしているお母さんは、自然に楽に子育てしていくことができるように、さまざまなホルモンの作用によって助けられています。プロラクチンとオキシトシンのほかにも、副腎皮質ホルモンや甲状腺ホルモンなども授乳中活発に出て、お母さんの気力や体力を作りだしてくれます。母乳育児を行うことでホルモンの分泌を高め、子育てに前向きにとり組み、愛情深くかかわっていくことが無理なく自然にできていく仕組みになっているのです。

自分の体のリズムを感じましょう

母乳を飲ませているお母さんは、そろそろおっぱいの時間かなと思うと胸にツーツツツーというようなお知らせを感じるようになるでしょう。またこの感覚は赤ちゃんが母乳を飲んでいるときは、飲んでいないほうの乳房に感じます。これはオキシトシンの作用によるもので、乳腺で作られた母乳の排乳口（乳口）に向かってほとばしり出てくるような、まるで「わいてくる」「むいてくる」といった感覚です。この感覚を桶谷式では、「催乳感覚」と呼んでいます。人によって感じ方や感じる場所が少しずつ違います。

催乳感覚を感じたときに、赤ちゃんの飲み方を見てください。クチュクチュ、モゴモゴと動いていた口が急に大きくリズミカルにゴックンゴックンというダイナミックな動きに変わります。このときじょうずに飲める赤ちゃんでは、1分間に50～100㎖も飲んでしまいます。この催乳感覚は、授乳中ずっとつづくわけではありません。約30秒、長くても1分くらいで終わります。すると赤ちゃんもその後はまたモグモグクチュクチュ、またはお休みしてしまう子もいます。乳房も赤ちゃんも何分か一休みすると、再びツツーという感覚がやってきて、またゴックンゴックン、そしてお休みタイム。1回の授乳で、このような出したり止めたりを3回くらい繰り返します。おっぱいは出しっぱなしというのではなく、赤ちゃんの胃が急激にふくらんでしまわないように、自然に調節しているようです。このお母さんの感じる催乳感覚のリズムと赤ちゃんの「おっぱいを飲みたい欲求」のリズムが一致し、お母さんと赤ちゃんが一心同体のようになると、授乳のリズムは約2時間から3時間に落ち着いてきて、母子ともに心身健やかに過ごすことができるようになってきます。反対にこの感覚が急に鈍くなったり、感じなくなったりしたときは、乳房機能が低下していたり、お母さんの体調が悪く、強いストレスがあったりします。催乳感覚は、乳房の状態や体調を知るバロメーターといえます。

つきたてのおもちのような乳房

おっぱいを出すためにいちばんたいせつなことは、赤ちゃんにじょうずに何回も飲んでもらうこと、リラックスして母乳を飲ませることだということは、すでにおわかりになったと思います。そしてさらにおいしい母乳をたくさん作るためには、乳房をいつもやわらかく保っておくことです。

桶谷式手技を創案した桶谷そとみ先生は、おいしい母乳をたくさん出すためには、お乳のふもと、つまり母乳が作られるところの乳腺の後面と大胸筋の間に適度のゆるみがあることがたいせつであるということに気づきました。そしてここの部分を、乳房の「基底部」と名づけました。母乳の出にくい人、よくトラブルを起こす人は、この基底部がかたくなって、ゆるみがなくなっているのです。また、現代人は急激な食生活の変化や運動不足、肩や腕を部分的に使う仕事をする人が多く、基底部はかたくなりがちです。この基底部を桶谷式手技によってやわらかくすると、乳房全体がつきたてのおもちのようにやわらかくなり、乳頭と乳輪の間の乳頸部がよく伸びるようになって、赤ちゃんが母乳を飲みやすくなります。また、乳房全体の血流もよくなり、お母さんは肩から背中にかけてすっと楽になり、全身爽快となります。そしておいしい母乳が出るようになるのです。一般に乳房をマッサージするというと、乳腺体を押したり、もんだり、こねたりが行われますが、乳腺体は、細い乳管や毛細血管、神経があみの目のように走り、密集しているところ。いくら脂肪のクッションで守られているといっても、女性にとってはとてもデリケートな部分です。桶谷式手技は、このデリケートな部分を保護しながら、そのもっと根元の部分を操作して血液やリンパの流れをよくするものなのです。

基底部は、お母さんの体質や体調、食事、生活全般、そして赤ちゃんの飲み方をよく反映しています。たとえば、夜間授乳しないでいると、たまったおっぱいによって基底部が圧迫されてきてかたくなり、母乳の出は悪くなっていきます。このようなとき、桶谷式手技を行い、基底部の状態をよくすると、母乳の出方は回復しますが、その後またおっぱいをためたままにしておくと、乳房の状態はまた悪くなってしまいます。おっぱいはよく飲ませて、いつもつきたてのおもちのように乳房をやわらかくしておくことがたいせつです。

妊娠中＆出産直後の母乳育児

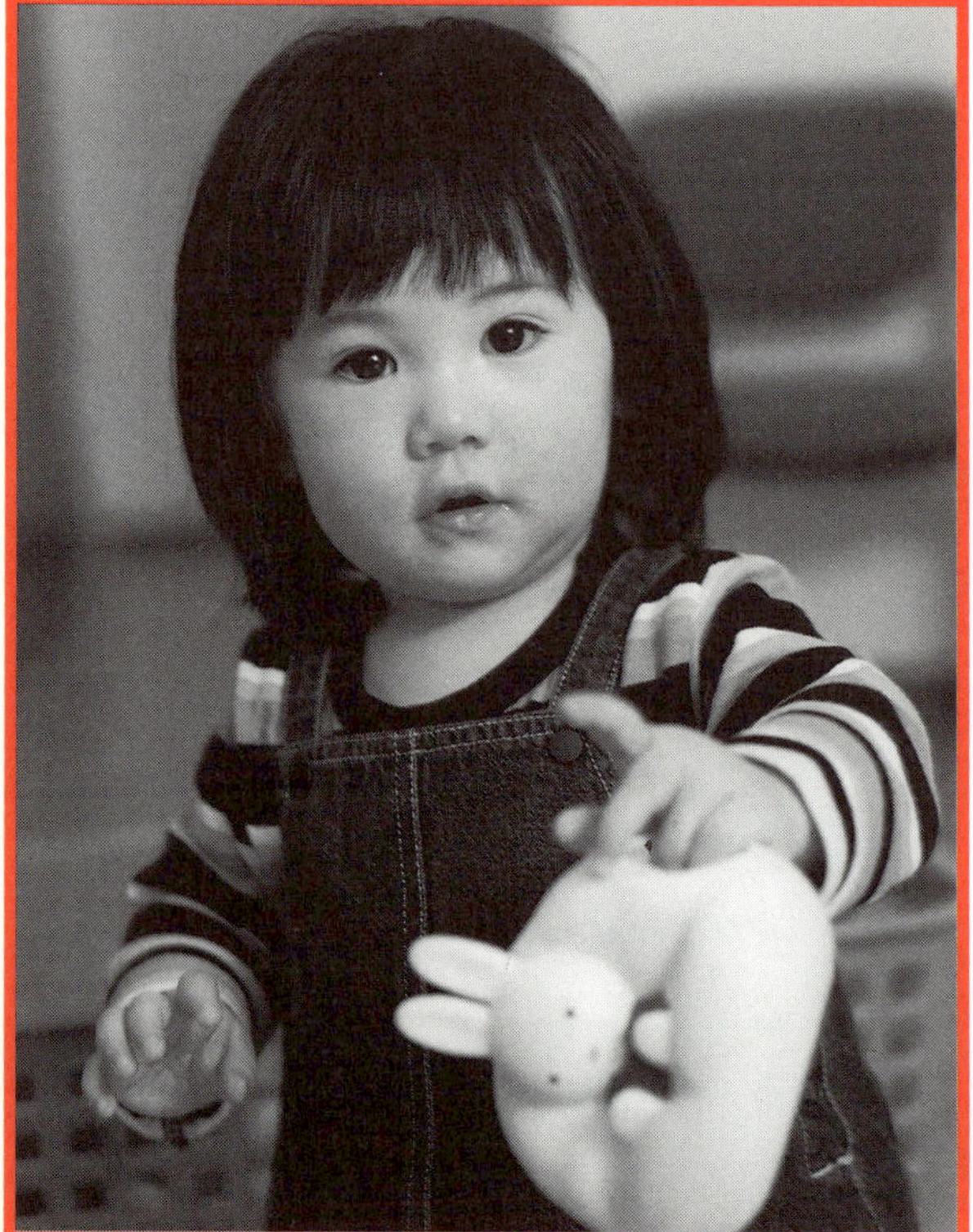

妊娠した日から始まる母乳育児

ほとんどの女性は、赤ちゃんが生まれたら母乳で育てたいと考えています。この本を手にとったあなたも同じでしょう。「赤ちゃんを母乳で育てたい」と思うことは、妊娠した女性にとっては、体の中からわき上がるとても自然な気持ちで尊いものです。この気持ちをたいせつにしましょう。「母乳で育てようと思いますか?」という質問に「母乳が出たら、母乳で育てたい」と答える女性はとても多いのですが、一方では「私にもおっぱいは出るかしら?」「ちゃんと母乳で育てられるかしら?」と不安があるのでしょう。

本来、女性は出産したら、だれでも母乳育児ができるようになっています。「私の赤ちゃんは私の母乳で育てよう」という心構えを妊娠中からぜひ持ちましょう。生まれてきた赤ちゃんを母乳で育てるというごく自然な行為のために、妊娠中はすでに胎内の赤ちゃんの発育に伴って、乳房も授乳の準備を始めていますし、産後の不規則な生活に耐えられるように、体のリズムも変化していきます。快適に妊娠中を過ごし、自然な出産をし、生まれてすぐから母乳を飲ませることができれば、だれもがスムーズに母乳育児をスタートすることができるでしょう。

しかし実際に、周りに母乳育児をしている人が少なくなった現代社会では、どうすれば母乳育児ができるようになるのか、なかなか教えてくれる人を見つけることができません。おばあちゃんたちも、ミルク全盛時代に子育てをしているので、母乳育児についてはよくわからないという人が多いようです。情報が氾濫している現代ですが、妊娠中から母乳育児について正しい知識を持つことは、出産後、母乳育児をつづけていくうえで、大きな力になります。

妊娠すると乳房に変化があらわれます

妊娠すると乳房は母乳を出すための準備を始めます。ホルモンの影響で乳腺が張り、乳輪や乳頭は黒ずみ、乳頭は敏感になってきます。妊娠後半期に入ると、乳房は徐々に大きくなり、乳腺も発達してきます。人によっては妊娠線が乳房にもあらわれます。大きくなっていく乳房に合わせて、ゆったりと包み込むような伸縮性のあるブラジャーや乳帯を選ぶこともたいせつです。

乳房の発達に伴って、乳頭から乳汁がもれ出たり、白いおっぱいのかたまりのようなものが乳頭の先についていることもあります。妊娠中は、乳房をマッサージしたり、搾乳するなど、特別な乳房の手当てをする必要はありません。入浴時にきれいに洗っておくだけで十分です。乳頭の先端が陥没している人は、注意深くつまみ上げて外気にふれさせ、乳頭を清潔にしておきましょう。もしおなかが張ってくるような感覚がある場合は中止します。陥没乳頭や扁平乳頭でうまく授乳できるか心配な人や、前回のお子さんのときに授乳させられなかった人は、出産する病院の助産師や近くの桶谷式母乳育児相談室に相談してみてください。このような場合は、出産直後からのケアがたいせつですから、授乳の仕方について、具体的に教えてもらうとよいでしょう。また、母乳育児の知識を深めたいと思っている人も、気楽に相談室に来てください。

おっぱいを出すための妊娠中の食事

妊娠中からよい食生活を送ることは、出産後はおいしい母乳を出すことにつながり、赤ちゃんの離乳食へ、そして家族みんなの健康へとつながっていきます。桶谷式では、できるだけ米と野菜を中心とした、バランスのよい食事をすすめています。現代の日本人の食事では、普通の食事をとっていればカロリーが不足するということはありませんが、カルシウムと鉄分は不足がちですので、努めてとるようにしましょう。カルシウムは牛乳や乳製品に多く含まれますが、牛乳や乳製品はとりすぎると、赤ちゃんのアレルギーの要因になったり、出産後、乳腺が詰まりやすくなったりします。そして丈夫な骨を作るには、カルシウムだけでは不十分で、その他のミネラルも必要になってきます。理想的なミネラルバランス条件を満たす食品は、みそ、おから、のり、ひじき、かんぴょうなどの日本の伝統的食材です。牛乳や乳製品だけに頼らないで、こういったものもじょうずにとり入れていきましょう。鉄分も同様です。レバーだけが鉄分を含む食品ではありません。海草、魚介類、ごま、緑色野菜など、いろいろなものをとり入れて、妊娠中から豊かな食生活を送りましょう。

家族の協力態勢をととのえておきましょう

生まれてくる赤ちゃんの育児や産後の生活について、夫婦でよく話し合っておきましょう。母乳育児をつづけるうえでなによりもまずたいせつなのが、家族の協力です。特に産後1カ月までは、お母さんが赤ちゃんのお世話と授乳に専念できるように、家事を手伝ってくれる人の手配をすませておくと安心です。また、慣れない育児や授乳の悩みなどの話を聞いてくれる人の存在も心強いものです。夫、実母、義母、きょうだい、親戚など気兼ねなく手助けをお願いできる人がベストですが、そうした人の協力がむずかしいようであれば、最寄りの市町村の窓口で相談してみてください。公共もしくは民間のサポートシステムなどの紹介を受けられます。また、出産後は育児サークルに参加したり、母乳育児をしようというお友だちといっしょに、楽しいおしゃべりをしながら、励まし合っていくグループを作るのもいいでしょう。早めに情報を集めておきましょう。

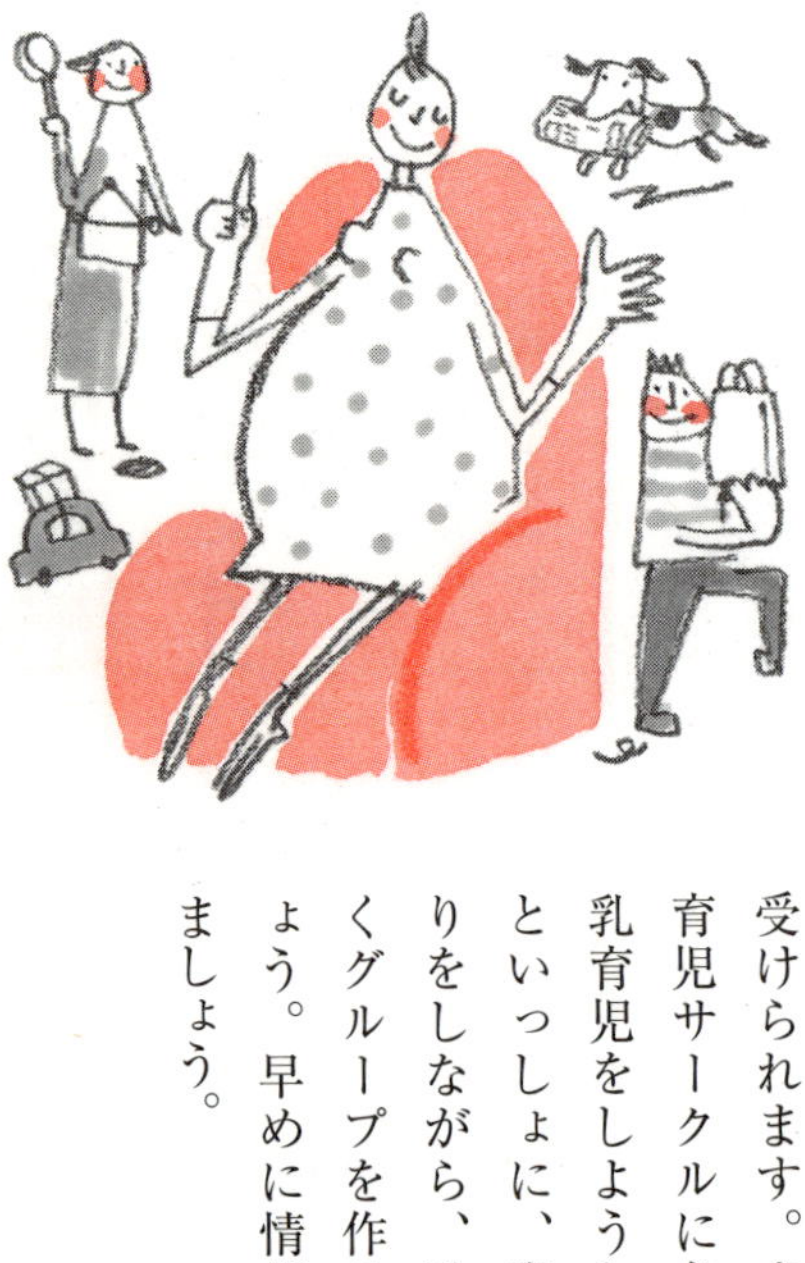

スムーズな母乳育児には、病院選びが重要です

母乳育児が成功するかどうかは、どんな病院で出産するかによって決まる可能性が大きいので、母乳育児をスムーズに始めるために、母乳育児に熱心な病院、産院、助産院を選びましょう。出産施設を選ぶとき、家に近い、病院がきれい、食事が豪華、など選ぶポイントはいろいろありますが、まずは、その施設を退院したお母さんたちがみんな母乳育児をしているかどうか、それを知ることがたいせつです。ご近所の評判を聞いてみることで、ある程度わかりますが、直接自分で病院に、母乳育児ができるかどうかを問い合わせてみましょう。

診察を受けるときは、「私は、赤ちゃんをぜひ母乳で育てたいと思っています」ということを医師と助産師にきちんと伝えましょう。あなたの母乳で育てたいという意思を尊重してくれる医師や助産師なら、きっとその後も力になってくれるはずです。そうではないと感じるときは、なぜ母乳で育てたいのか、医師や助産師とよく話し合ってみてください。あなたの「母乳で育てたい」という一言が、病院の方針を変えるきっかけになるかもしれません。

ここでは、病院を選ぶ際のおおまかなポイントをお話ししましょう。

できるだけ母子同室制の病院を選ぶこと

母子同室とは24時間母と子が同室で過ごすことができるシステムで、赤ちゃんがほしがったらいつでもすぐにおっぱいを飲ませることができます。「産後すぐから赤ちゃんといつもいっしょなんて、疲れてしまうのでは?」と心配されがちですが、母子別室よりも赤ちゃんのペースが早くつかめますし、赤ちゃんもお母さんといっしょにいられる安心感からか、落ち着いて眠ってくれます。もちろん母乳にもよい環境です。

もし母子別室の病院でしたら、赤ちゃんが泣いたときには夜間でも、赤ちゃんを部屋に連れてきてもらうように妊娠中から頼んでおきましょう。

出産後なるべく早く授乳できることがたいせつ

最近では出産直後に、母乳を飲ませる施設がふえました。赤ちゃんは、生まれてすぐから1時間くらいは、「新生児覚醒期」と呼ばれ、はっきりと目を開いて、まるでこの世の中を確認するようなしぐさをします。あたりを見回し、そしてお母さんの顔をじーっと見つめます。妊娠中に聞き慣れたお母さんの声にも反応します。このときに、乳房の近くに抱き寄せると、自分からおっぱいを飲もうとする赤ちゃんは多く、実際じょうずに飲める赤ちゃんもいます。このときの授乳はおっぱいを飲むというより、お母さんと赤ちゃんが初めてふれ合う儀式のようなものです。赤ちゃんは無菌状態の子宮から出て、お母さんの肌にぴったりふれることによって、お母さんの皮膚にある雑菌をもらうと、そのことで逆に危険な病原菌の増殖を抑えることができるといわれています。またお母さんは、こうして生まれた直後の赤ちゃんをさわったり抱いたり、そして見つめ合うことによって、少しずつ赤ちゃんとの一体感を持つようになってきます。出産直後にこのようなふれ合いの時間があった人は、子宮の収縮もよくなり、体の回復も早く、また母乳の分泌もよくなります。

出産直後にこのような機会が持てない場合でも、なるべく早くから母乳を飲ませられるよう、妊娠中から医師や助産師にお話ししてください。

安易にミルクを与えない病院

母乳だけで育てたいと計画していても、時間がきたらすべての赤ちゃんに糖水やミルクを哺乳びんで飲ませる方法を行っている病院もあります。そうすると糖水やミルクを飲んだ分、赤ちゃんは母乳を飲んでくれません。出産して最初の数日は、母乳がたっぷり出る人は少ないのですが、この間赤ちゃんは胎内で水分と栄養を蓄えたうえで生まれてくるので、1日に何回も何回も乳房に吸いつかせながら、母乳が出るのを待つことが可能です。母乳を出すのに、出産後最初の1週間はとてもたいせつな時期です。なにか医学的な問題が赤ちゃんに起きない限り、母乳だけで育てることを見守り、励ましてくれる医師や助産師のいる病院を選びたいものです。

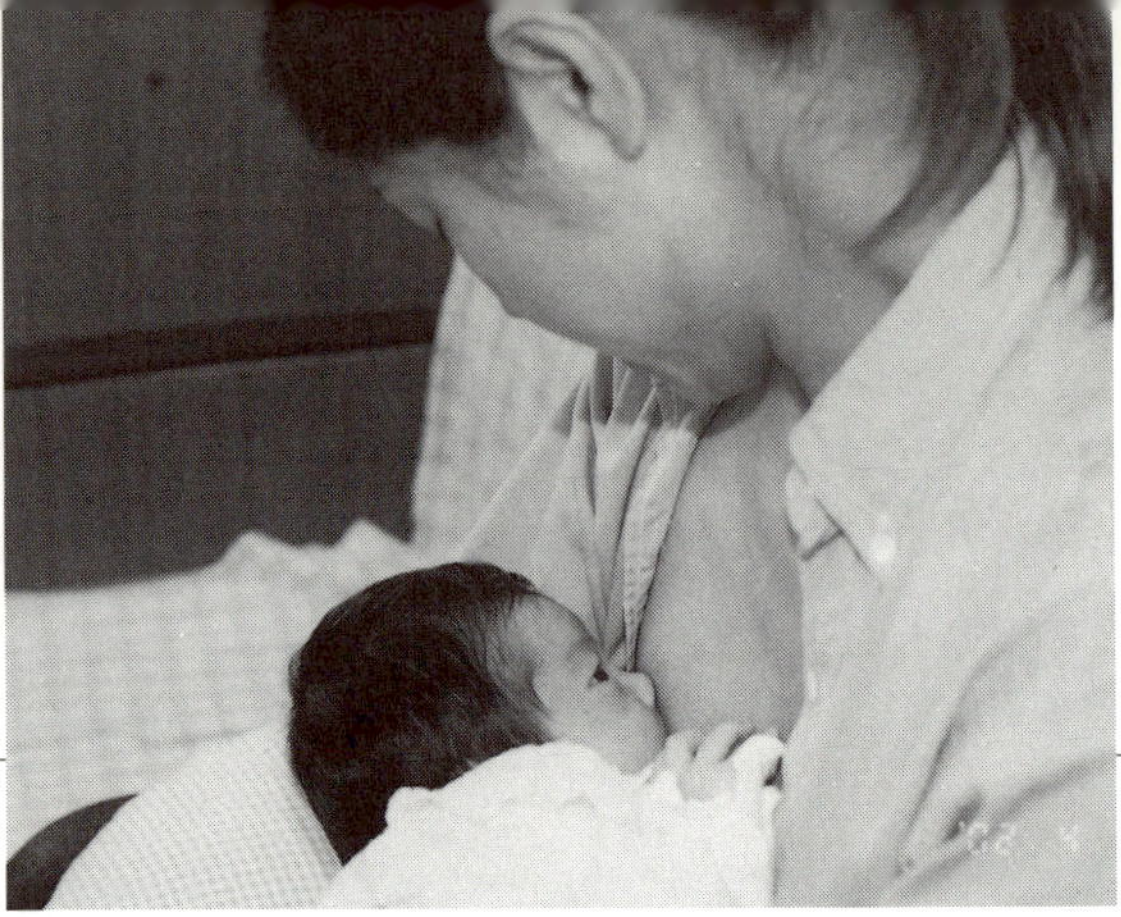

できるだけ自然分娩を

女性にとって、妊娠、出産は病気ではありません。自然な生理的営みです。その一連の流れの中に母乳育児はあります。出産のときに使う薬によっては、その後の母と子のリズムをくずし、スムーズな母乳育児のスタートができにくくなってしまうことがあります。なるべく促進剤などの薬を使うことなく、また病院の都合や医学的適応がないのに帝王切開をするということのない、自然分娩を方針に掲げている病院を選びましょう。夫の立ち会いもできるといいですね。

病院によっては、バースプランを書くことをすすめているところもあります。私はどんなお産がしたいのか、そして赤ちゃんをどのように育てたいのか、病院にしてほしいこと、してほしくないことを書いて提出します。バースプランをすすめていない病院でも提出してみましょう。医師や助産師はできるだけ希望がかなうように、努力してくれるでしょう。もちろん自然分娩を希望していても、実際の経過によっては母体や赤ちゃんの安全を優先する場合も出てきます。自然分娩ができなかったとしても、母乳を飲ませることは可能です。

母乳育児に理解を示し、お母さんを見守り励ましてくれる施設を選ぶところから、母乳育児は始まっています。病院によっては、「赤ちゃんにやさしい病院」のように100%近くの赤ちゃんが母乳だけというところもあれば、全員がミルクを飲ませられながら、退院していくところもあります。出産する施設を選ぶということは、よいスタートを切るうえでとても重要なことなのです。

この10カ条に書かれていることが全部守られている病院は、母乳育児を推進している病院であり、ＷＨＯ／ユニセフが「赤ちゃんにやさしい病院」として認定しています。

母乳育児成功のための10カ条

産科医療機関と新生児のためのケアを提供するすべての施設は：

1．母乳育児推進の方針を文書にし、すべての関係職員がいつでも確認できるようにする。

2．この方針を実施するうえで必要な知識と技術をすべての関係職員に指導する。

3．すべての妊婦に母乳育児の利点と授乳の方法を教える。

4．母親が出産後30分以内に母乳を飲ませられるように援助する。

5．母乳の飲ませ方をその場で具体的に指導する。また、もし赤ちゃんを母親から離して収容しなければならない場合にも、母親に母乳の分泌を維持する方法を教える。

6．医学的に必要でないかぎり、新生児には母乳以外の栄養や水分を与えないようにする。

7．母子同室にする。母親と赤ちゃんが終日いっしょにいられるようにする。

8．赤ちゃんがほしがるときはいつでも、母親が母乳を飲ませられるようにする。

9．母乳で育てている赤ちゃんにゴムの乳くびやおしゃぶりを与えない。

10．母乳で育てる母親のための支援グループ作りを助け、母親が退院するときにそれらのグループを紹介する。

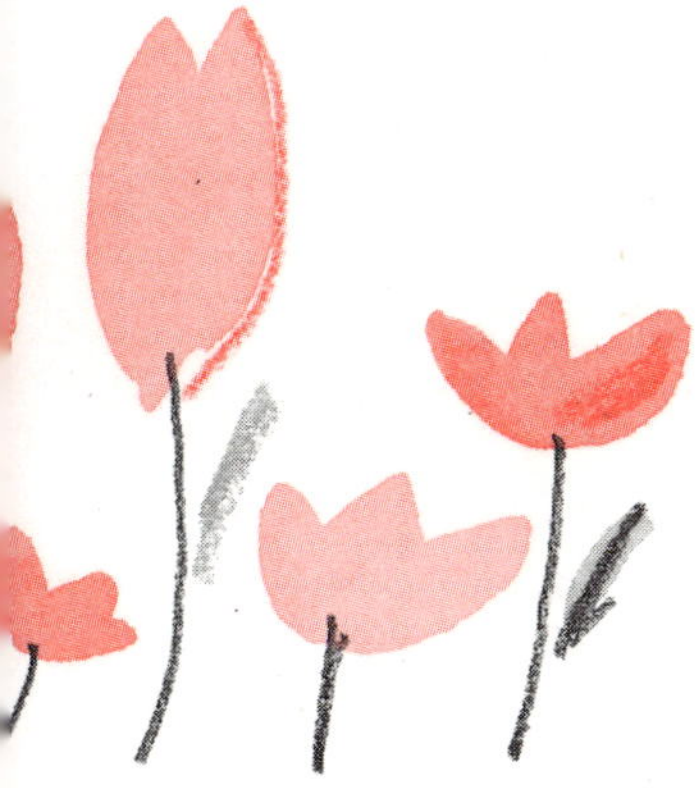

赤ちゃん誕生！
いよいよおっぱいの出番です

ご出産、おめでとうございます。かわいい赤ちゃんに、ついに会うことができましたね。

ここでは、おっぱいをいつから飲ませたらいいか、入院中の乳房の変化、赤ちゃんの経過など、これから始まる授乳について説明します。

初めての授乳

赤ちゃんが生まれて初めて口にするものは、お母さんのおっぱいでありますように……。最近では赤ちゃんが生まれた直後に、お母さんのおっぱいを飲ませる病院がふえてきました。赤ちゃんが生まれたら、できるだけ早くおっぱいをくわえさせましょう。なめるだけでもいいのです。「自分のおっぱいはこれ」ということを覚えてもらうのが目的なので、最初からじょうずに飲めなくても問題ありません。

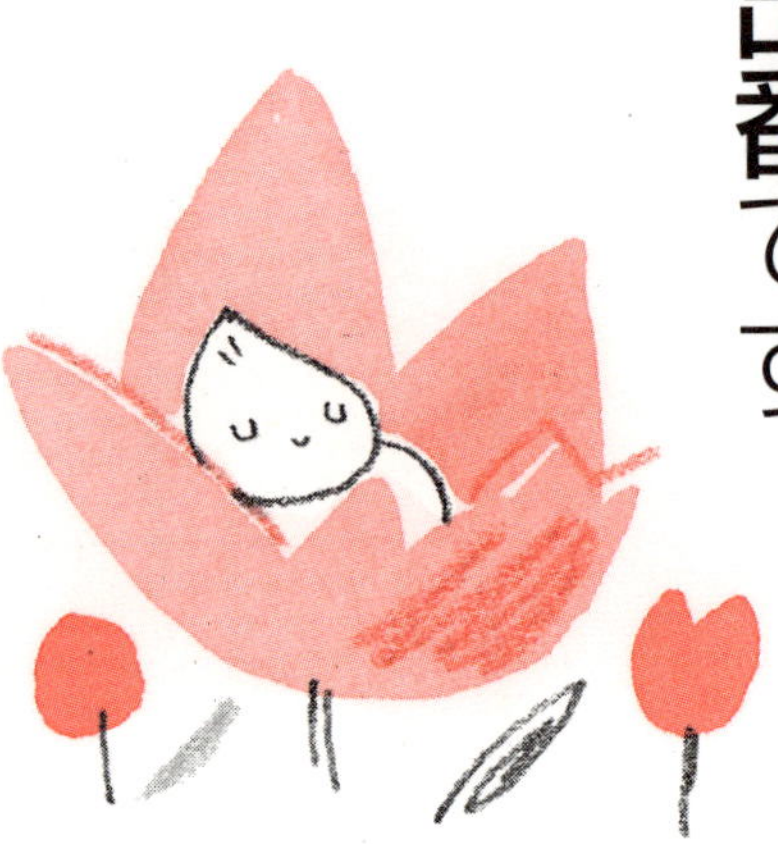

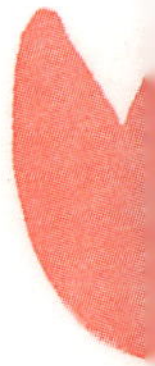

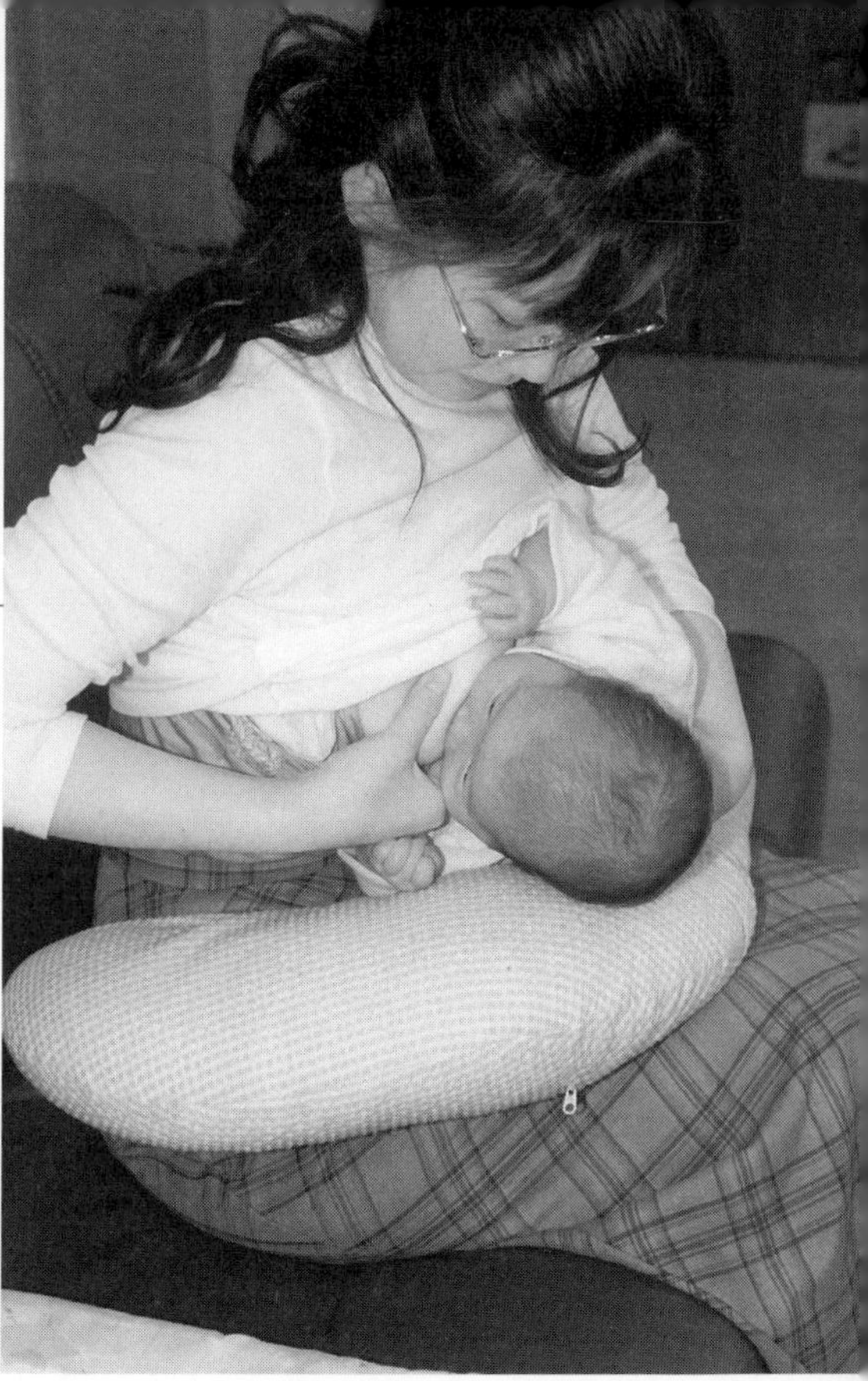

「はい、おっぱいよ」と声かけをしながら。枕やクッションを使うと楽です。

出生直後から約1時間の新生児覚醒期が終わると、赤ちゃんは眠りの世界へと入っていきます。お母さんもいっしょに休み、お産の疲れをいやしましょう。そして次に赤ちゃんが目覚めたら、また、おっぱいをあげてみてください。

お母さんと赤ちゃんの体調がよければ、入院中はいっしょに過ごしましょう。出産した日の夜は、お母さんは疲れてはいても興奮して眠れないことが多いため、赤ちゃんがそばにいたほうが母子ともに安心して休むことができるようです。母子同室というのは、とても自然なスタイルなのです。

赤ちゃんが口をチュパチュパしていたり、泣き始めたら、まずはおっぱいを含ませてみましょう。そうすることで乳頭への刺激が脳に伝わり、母乳分泌が活発になります。吸わせる回数は多いほどよいので、赤ちゃんがほしそうにしたら、時間を気にせず飲ませてみましょう。飲ませ方がよくないと乳頭を痛めてしまうことがありますので、じょうずに抱いて飲ませましょう。

母子同室ができない場合は、赤ちゃんが泣いたらすぐに呼んでもらうか、連れてきてもらうようにお願いしておくとよいと思います。

もし、お母さんがとても疲れていて、赤ちゃんをそばにおくのが心配なときや、精神的、肉体的につらいと感じるときには、助産師さんや看護師さんに赤ちゃんを頼んで、しっかり休むこともたいせつです。

乳房の変化

人はみなそれぞれ顔立ちが違うように、乳房、乳頭の形にも違いがあります。乳房が大きめだったり小さめだったり、乳くびが長かったり短かったり……。母乳の分泌も、早い人、ゆっくりな人、多い人、少なめな人などさまざまです。入院中、多くのお母さんといっしょにおっぱいを飲ませていると、ついほかの人とくらべてしまいがちですが、どんな人でも必ず母乳は出ますので、根気よく授乳をつづけていきましょう。

また、生まれたばかりの赤ちゃんにも個性があります。おっぱいのくわえ方や飲み方のじょうず、へた、力強い、弱い、たくさん飲む子、少しで満足する子など。体格にも大柄、小柄があり、性格もせっかち、のんびり、泣き虫と、生まれたときからみな違うのです。でも、どの子もやがては自分のペースでおっぱいを飲めるようになりますので、あせらずくらべず見守っていきます。

出産当日～2日目ごろまでは、乳房はあまり変化がなく、乳汁の分泌もごくわずかです。搾乳しても、透明か黄色の初乳がジワーっと出る程度。「赤ちゃんはおなかがすかないだろうか」と心配になりますが、このころの赤ちゃんは、まだ生理的に多くの母乳を必要としないのです。

また、赤ちゃんのほうも、乳頭のくわえ方や飲み方がへたな子や、眠ってばかりいる、おっぱいを飲んでいるか抱いていないと泣きつづける子などさまざまで、授乳のリズムが確立しない時期です。お母さんと赤ちゃんにとっては、授乳の練習の時期と考え、飲みたそうにしていたらおっぱいをくわえさせてみましょう。

産後3日目ぐらいから、いわゆる「張ってくる」感じが出てきます。乳腺が活動を開始し、拡張が始まった状態で、透明か黄色を帯びた初乳が分泌されますが、まだ分泌量はわずかです。

赤ちゃんのほうは少しずつですが、力強くおっぱいを飲むことができるようになります。ときには、おっぱいを飲んだあと、満足そうに眠ってしまうこともあります。この時期は、哺乳量よりも排泄する量のほうが多いため、一時的に体重が減っていきます。新生児黄疸も出てくるころです。（50ページ／「新生児の生理」の項参照）

授乳のリズムはまちまちですが、引きつづき1日何回でもおっぱいをくわえさせます。3時間以上眠っているときは、オムツをかえたりして起こし、授乳するようにします。どうしても眠って飲まなかったときは、搾乳をしておっぱいをためないようにしておきましょう。

4～5日目になると、不規則ですが催乳感覚がわかる人も出てきます。乳汁分泌が活発になってきますが、乳房はまだかためで、飲まれても張った感じはあまり変わりません。乳汁は、黄色から少し白っぽくなってきます。赤ちゃんの飲み方もだんだんじょうずになるころですが、体重はいちばん減るころで、黄疸も強くなってきます。

6〜7日目になると乳汁分泌は活発になり、催乳感覚を感じる人もいますが、乳房はまだかためです。母乳は、初乳から移行乳、成乳へ色も白っぽくなっています。赤ちゃんの飲み方もかなりじょうずになり、体重もふえてきます。黄疸はまだ残っています。授乳のリズムはまだ不規則ですが、2時間半〜3時間以内に授乳するように心がけていきましょう。

以上がお産入院中の一般的な経過ですが、これは個人差が大きいので、くれぐれもあせらないこと。「ほしがったら飲ませる」を繰り返すうちに、授乳のペースがつかめてくるはずです。

よく「おっぱいが張る」といいますが、おっぱいは張らなくても授乳には問題なく、むしろ、張っていると乳頭がかたくて伸びないため、赤ちゃんにとっては飲みにくいようです。張ってかたくなる前に飲ませてあげます。

また、入院中に母乳の出がよくなくても、退院してからよくなることも多いので、気長に飲ませていきましょう。

初乳の味をみてみましょう

免疫成分が豊富に含まれている初乳。試しにちょっと味見してみませんか？味は感じられないか、かすかな塩味がして、甘みはありません。この塩分は、赤ちゃんの胎便の排泄を促す重要な働きを果たします。

産後3〜4日して母乳の分泌が多くなると　わずかに甘みが出てきます。この母乳は、やがてあっさりとした甘みの成乳へと変わっていきます。

新生児の生理

お母さんの胎内で羊水に包まれて10カ月間過ごしてきた赤ちゃんにとって、「誕生」は最大の環境変化です。生後1週間は早期新生児期と呼ばれ、胎外生活への適応期間でもあります。この適応過程で起こる変化を見てみましょう。

【生理的体重減少】

赤ちゃんの体は約75～80％が水分ですが、出生後、便や尿、涙や汗などによって水分はかなり失われていきます。母乳は多くの場合3～4日目ごろにならないと、きちんと分泌されないため、この時期の一時的な体重の減少はごく自然なことなのです。

正期産に入ってからの赤ちゃんであれば、3日分ぐらいの水分と栄養を蓄えて生まれてくるため、お母さんの母乳が分泌してくるまで自前の養分で待つことができる仕組みになっています。ですからこの時期に赤ちゃんの体重が一時的に減ったからといって、あわててミルクを与える必要はありません。

生理的体重減少は、全体重の約10％前後が目安ですが、もっと減る場合もあります。赤ちゃんが元気で1～2週間で出生体重に戻れば、まず問題ありません。

【新生児黄疸】

血液中の赤血球は、肝臓で壊されてビリルビンとなり、消化管に排出され便に排泄される仕組みになっています。新生児は循環赤血球量が多く、寿命は60～90日と短い（成人は120日）ため、ビリルビンが多く産生されます。ところが、まだ処理機能が未熟なため、ビリルビンが血液中に入り込んで黄疸という症状につながるのです。ほとんどの新生児に見られる、一時的な生理現象です。

産後4日目ごろからビリルビン代謝機能の働きが活発になり、黄疸は消失していきます。黄疸が強度だったり長引く場合には医師の治療を受けますが、母乳をつづけながら治療することも可能です。「母乳性黄疸」といって母乳の赤ちゃんは黄疸が長引くこともありますが、この場合も母乳をやめる必要はありません。しかし、赤ちゃんの状態によっては一時母乳を中止するように指示されることがあります。よくなればすぐに母乳を再開できますのでその間は搾乳をしておきましょう。

【胎便】

産後間もない赤ちゃんの便は胎便といいます。黒緑色のべったりした特徴的な便ですが、初乳を頻繁に飲ませることにより、胎便の排泄を促し、それによって黄疸を軽減することができます。

次に、移行便といわれる黄緑色の便になり、しばらくすると母乳の子の特徴である

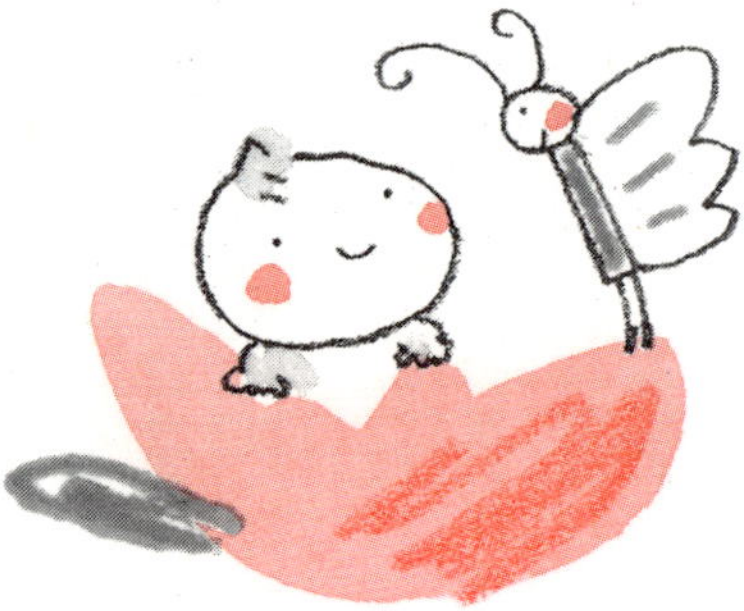

のり湿布の作り方と当て方

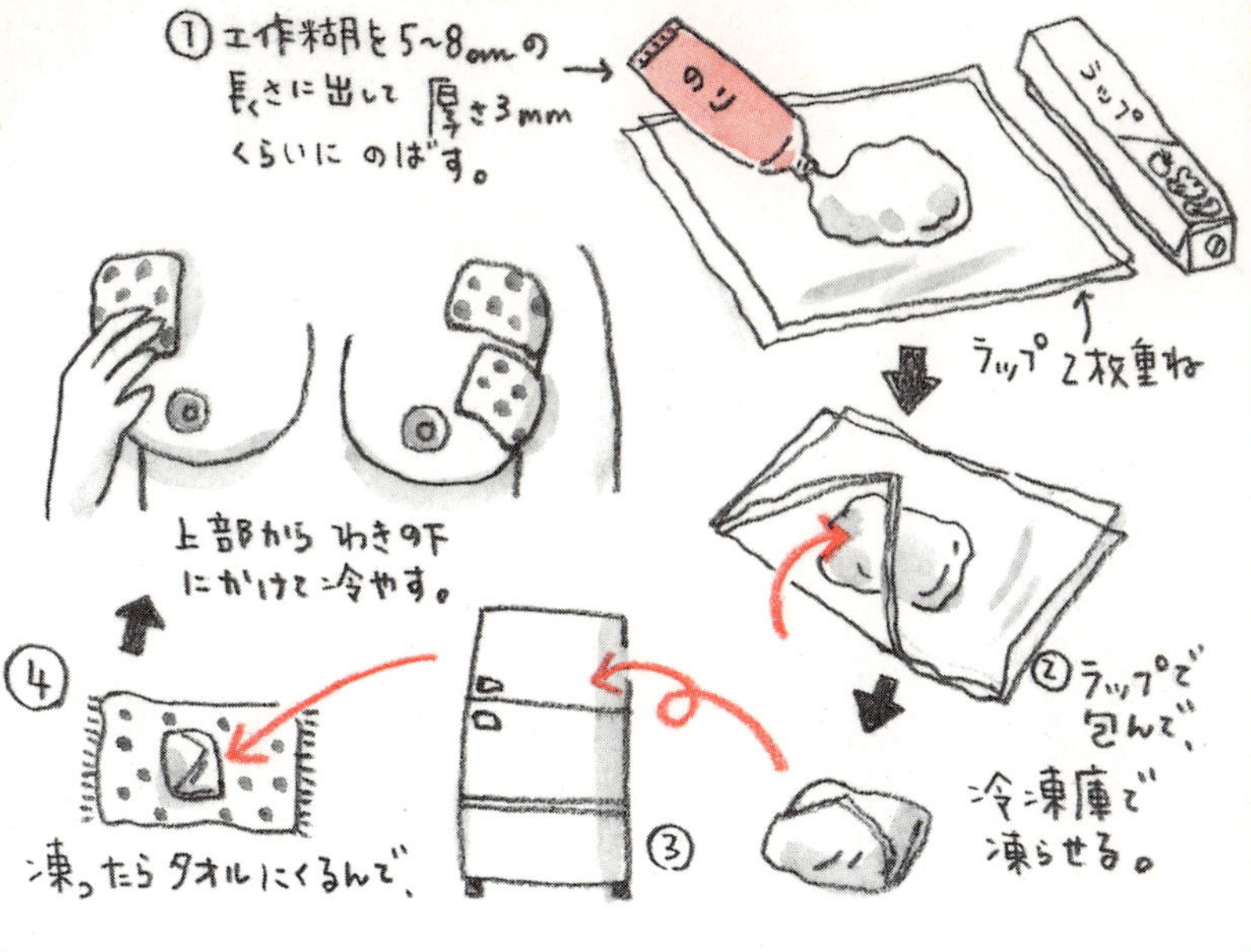
①工作糊を5~8cmの長さに出して厚さ3mmくらいにのばす。
のり
ラップ
ラップ2枚重ね
②ラップで包んで、
冷凍庫で凍らせる。
③
凍ったらタオルにくるんで、
④
上部からわきの下にかけて冷やす。

黄色みの強い水様便になります。便の回数は1日に1～2回から十数回まで、個人差があります。

入院中のトラブルと対応

【乳房緊満のとき】

乳房が急激に張って、熱とともに痛みを伴うことがあります。そんなときは、授乳や搾乳で母乳を排出します。乳房が熱を持っている場合は、軽く冷湿布をします。乳房の血管の走行を考えて、乳房の上部からわきの下にかけて冷やすと効果的です。その際に注意したいのは、冷やしっぱなしにしないで、必ず3時間以内に授乳か搾乳でおっぱいを排出することです。また、氷や保冷剤で強く冷やすと、かえって乳腺をかたくしますので、タオルで包んで当て、ソフトに冷やしましょう。のり湿布を使う際には、ハンカチなどにくるんで使用し、患部を急激に冷やさないようにします。

こうした乳房緊満は、高カロリー食を控えて授乳を繰り返すことで、しだいにおさまってきます。

予防対策としては、母子同室で3時間以上あけずに授乳することと、乳管が開通して乳汁の流通がよくなるまでは高カロリーな食事を避けることが有効です。

【乳汁分泌不足】

入院中から分泌不足の判断をすることは困難です。赤ちゃんにおっぱいを飲ませていれば、3～4日目ごろから分泌が開始する人が多いのですが、退院してから始まる人もいます。産後7日目の時点では、分泌不足かどうかの判断はまだできません。この時期にたいせつなことは、繰り返し直接授乳をすることと、極力ミルクを足さないということです。

【帝王切開の場合】

帝王切開で出産した場合も、母乳育児への支障はまったくありませんので、できる限り早く赤ちゃんをそばに連れてきてもらい、おっぱいを飲ませましょう。体も左右になら動かせるので手伝ってもらって、添い寝をする形で抱いて、くわえさせてみましょう。なめてもらうだけでもいいのです。赤ちゃんが「自分のおっぱいはこれだ」とわかればいいのですから。

病院の方針もさまざまだとは思いますが、できるだけ早くから母子同室にし、自由に母乳を飲ませることができると、母乳の分泌が促進されて母乳育児がスムーズに進むことでしょう。

おなかの傷に赤ちゃんが当たって痛いときは、逆抱きをするか、クッションなどを利用して、お母さんが寝たまま横向きになって飲ませるとよいでしょう。帝王切開で生まれた赤ちゃんは、出産時に加わるストレスが少ない分、誕生後3日間ぐらいは自分がまだ胎内にいるのか、胎外にいるのかわからない時期であるといわれています。そんな関係からかこの時期には積極的におっぱいを飲まない赤ちゃんもいますが、あせらずに飲ませる練習を繰り返してください。

退院直後の生活

最近は4〜6日で退院という施設が多いようです。この時期はまだ赤ちゃんの授乳のリズムはまちまちですし、お母さんのおっぱいも分泌がこの時期はまだ不十分。育児にも不慣れで、まだまだ不安なことも多いでしょう。

でも、だいじょうぶ。少しずつ赤ちゃんのいる生活にも慣れていくことでしょうから、あせらず、ゆったりした気持ちで赤ちゃんと接することが、なによりたいせつです。

母乳育児のポイントは、赤ちゃんに繰り返し母乳を飲んでもらうことにつきます。赤ちゃんを出産した体には母乳を分泌する仕組みが備わっていることを信じて、前向きに母乳育児にとり組んでいきましょう。

そして、もしなにか不安なことがあれば、一人で悩まずに母乳外来や母乳育児相談室の助産師に気軽に相談してください。

母乳育児 Q&A

おっぱいに血が！

Q **初乳を飲ませようとしたら、おっぱいに血液がまじっていました。このまま赤ちゃんに飲ませてもだいじょうぶでしょうか。**

A 母乳はお母さんの血液から作られますが、最初のころは血液を白い乳汁に変えるための働きが乳房の中でうまく機能せず、赤または茶色い血液がまじることもあります。これは、飲ませたり、搾乳したりしているうちに、1週間くらいできれいな母乳になっていきますし、元がお母さんの血液ですから、このまま赤ちゃんに飲ませても問題はありません。

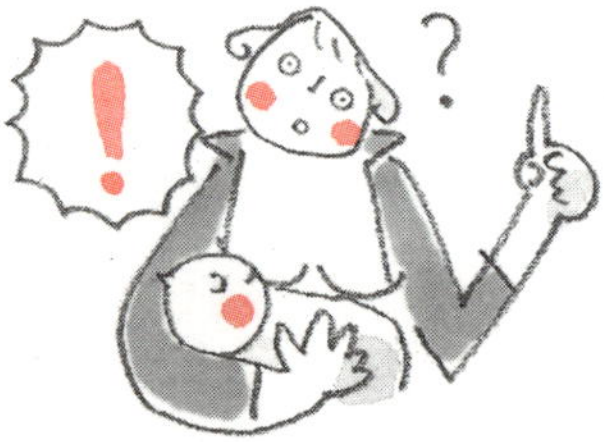

また、赤ちゃんがおっぱいを吐いたとき、母乳中の血液の小さなかたまりをいっしょに吐くことがたまにあります。

乳房を強打したときにも出血することがあります。湿布をしながら授乳しているうちに治りますが、このかたまりが乳管に詰まると乳腺炎のような症状になることもあります。

でも、どこも痛くなく、乳頭に傷もしこりもないのに乳管から出血する場合は、早期の乳がんの可能性も考え、早めに乳房専門の病院で受診しましょう。授乳中に乳がんになるのはごくまれですが、可能性がないわけではありませんので。乳がんは自分で見つけることができるがんで、早く発見すれば確実に治せるものですから、授乳中も断乳後も自分の乳房に関心を持って、毎月乳がんの自己検診を行いましょう。

「あたりまえ」のたいせつさに気づいて

宮城県　相澤淳子さん
宏輔くん（1才）

私が出産した病院は、母子同室が基本。出産当日の夜から同室になる予定でしたが、40才で初産だったこともあり、当日くらいはゆっくり休みたくて、翌日から母子同室をお願いしました。でも、同じ病室のお母さんたちはすべて赤ちゃんといっしょ。私だけ母子別室にしたところで、赤ちゃんの泣き声とお母さんのあやす声がひっきりなしに聞こえて、とても「ゆっくり休む」状態ではありませんでした。

翌日から希望どおり個室に移り、母子同室がスタート。おっぱいにオムツがえ、入浴、着がえと、次々にやることがあって大忙し。泣き顔までかわいいわが子を見ながら、「よし、頑張るぞ」と気合いを入れていたのですが、4日目の夜、睡眠不足のあまり、息子を一晩看護師さんに預けたのです。

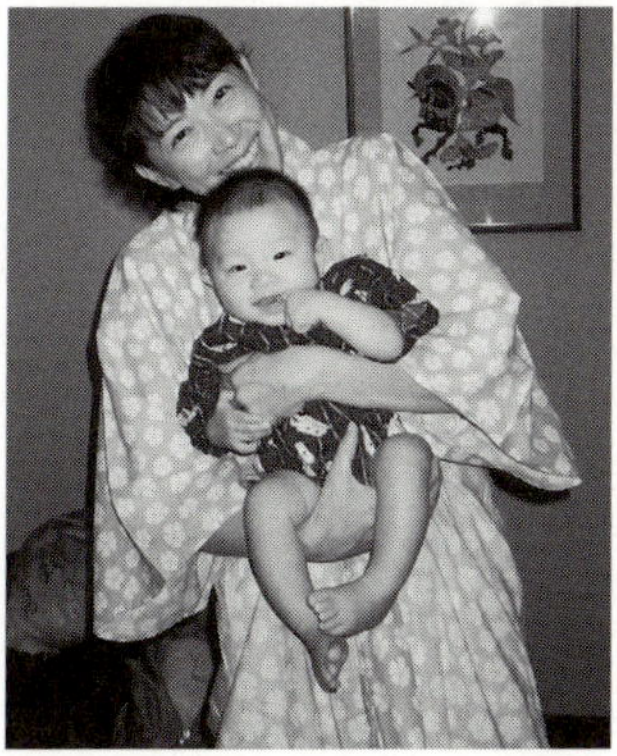

ところが、いざ息子と離れてみると、息子のことが気になって全然寝つけず、朝方、ブドウ糖では満足しない息子が口をチュパチュパさせながら看護師さんに連れてこられるまで、ほとんど一睡もできませんでした。

母と子がいっしょにいるというあたりまえのことが、実はとても重要なことなんですね。息子もまた私といっしょにいることを望み、私のおっぱいを求めていたのだということが一晩離れてみてよくわかり、いとしさが倍増した気がします。

出産直後からの母子同室は、たしかに肉体的にハードな一面もありますが、いつでも母乳を与えられるというメリットとともに、母子のきずな作りを深める効果もあるんですね。息子をこんなにかわいく感じるのも、授乳の効果かな。

生まれた瞬間からずっといっしょ

宮城県　久場祥子さん
大祐くん（6カ月）

母子同室の場合も産後数時間から1日は母子が別室で過ごすそうですが、私はわが子が生まれた瞬間からひとときも離れることなくそばにいてあげたいと思い、病院にお願いしていました。夫と2人で力を合わせたお産の末、元気な産声とともに生まれてきた大祐。言葉にならない感動の中、助産師さんが息子を胸の上にのせてくれ、すぐにおっぱいをくわえさせてくれたのです。出産後30分以内にこうして母乳を吸わせるのは、今後の母乳育児にとてもプラスなのだとか。まだよく出ない私のおっぱいを、さぐりながらしっかり吸いついてくれた息子。母親としての誇りと幸せでいっぱいでした。

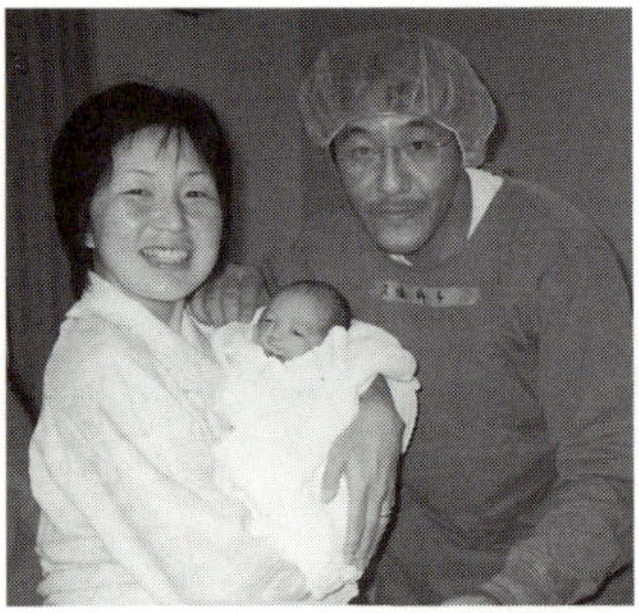

産後2時間は親子3人で静かに過ごし、そのあとは希望どおりの母子同室。幸せいっぱいで、疲れや眠けも感じません。助産師さんに「おっぱいをほしがったら飲ませていいわよ」と言われていたので、それが待ち遠しくて……。

生後4時間たって目覚めた息子は、声を出しながら口を動かし始めたので、わくわくしながらおっぱいをくわえさせてみました。ゴクゴクと吸ってくれた息子は、吸っているうちにトロンとしてきて、またすやすや。かわいい寝顔を見つめながら、授乳を通して母親としての自覚がはぐくまれていくことを実感しました。

時間ごとに授乳するのではなく、赤ちゃんがおっぱいをほしがるそぶりを察して授乳する。授乳というのは、赤ちゃんの主体性を尊重するとても自然な営みなのですね。出産直後からいっしょに過ごしたせいか、2日目から母乳の出もすごくよく、大祐もすくすくと成長しています。自分の母乳でわが子が大きくなっていくのを見るのは、母親として最大の喜びです。

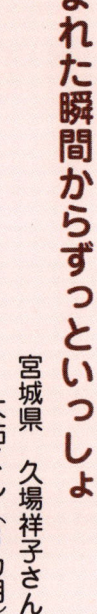

じょうずな抱き方、飲ませ方

母乳育児をスムーズに継続していくうえで、じょうずな抱き方、飲ませ方をマスターすることはとてもたいせつです。基本的な抱き方や飲ませ方についての知識を持ち、それを実践することが、母乳育児成功への近道です。

髪を束ねるゴムを長めの輪にして首にかけ、洋服をひっかけると乳房が出しやすく、スマートです。

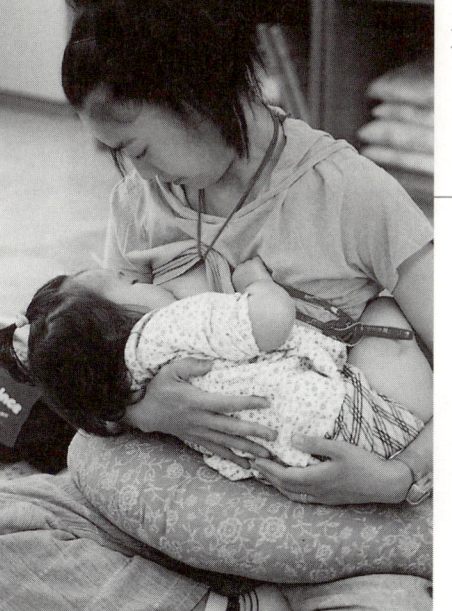

授乳の準備と注意

・つめは短く切りましょう。

・手洗いをしっかりと行いましょう。

乳頭を消毒したり、ふいたりする必要はありません。ふきすぎると、モントゴメリー腺からの分泌液をふきとってしまうことにより、乳頭、乳輪が乾燥し、切れやすくなるからです。

・飲ませやすい服装で授乳をしましょう。

両方の乳房を出しやすい服装がおすすめです。授乳はいちばんのスキンシップです。しっかりと肌と肌のふれ合いを楽しみましょう。前あきの服でなくても、髪の毛を束ねるゴムなどを使えば授乳しやすくなりま

す。（写真参照）

・お母さんがゆったりとくつろげるような場所で授乳をしましょう。

　母乳で育てることのよさは、いつでもどこでもおっぱいを飲ませることができるということですね。おっぱいはお母さんがリラックスすると分泌がよくなりますので、授乳の場所は、お母さんが楽な姿勢で、ゆっくりと飲ませられる場所を選びましょう。また、クッションや枕などを使うと、さらに楽に授乳できます。

（写真参照）

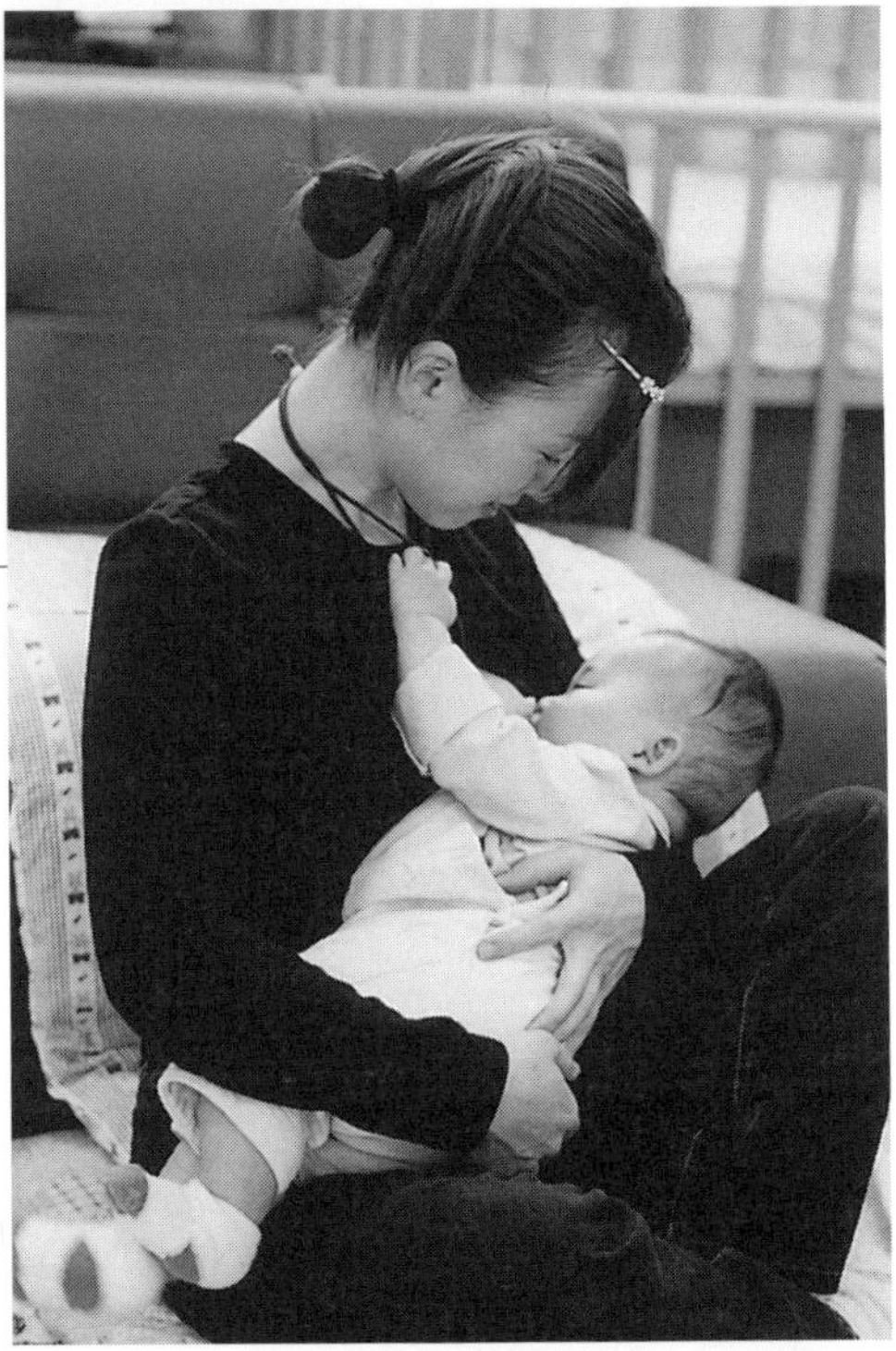

楽な姿勢でリラックス授乳を。あぐらをかくとぐあいがよいようです。

・前搾乳をしましょう。

　赤ちゃんが飲みやすいように、母乳を飲ませる前に少し搾乳をして乳頭をやわらかくしましょう。たくさんしぼり出すことが目的ではありません。自分の乳頭のどこに排乳口が開いていて母乳が出ているのかを確認しましょう。乳頭がやわらかくなったら準備完了です。でも、乳頭や乳輪がかたい場合や、赤ちゃんがむせ返ってしまうほど母乳がよく出るお母さんの場合は、この前搾乳をしっかりと行ったほうがよいでしょう。母乳の出のよいお母さんは、勢いよく乳汁がわいてきたら、その勢いが少しおさまったところで授乳を開始すると、赤ちゃんも飲みやすいようです。

搾乳の要領

①乳輪の輪郭部に、図のように親指と人さし指を当てる。

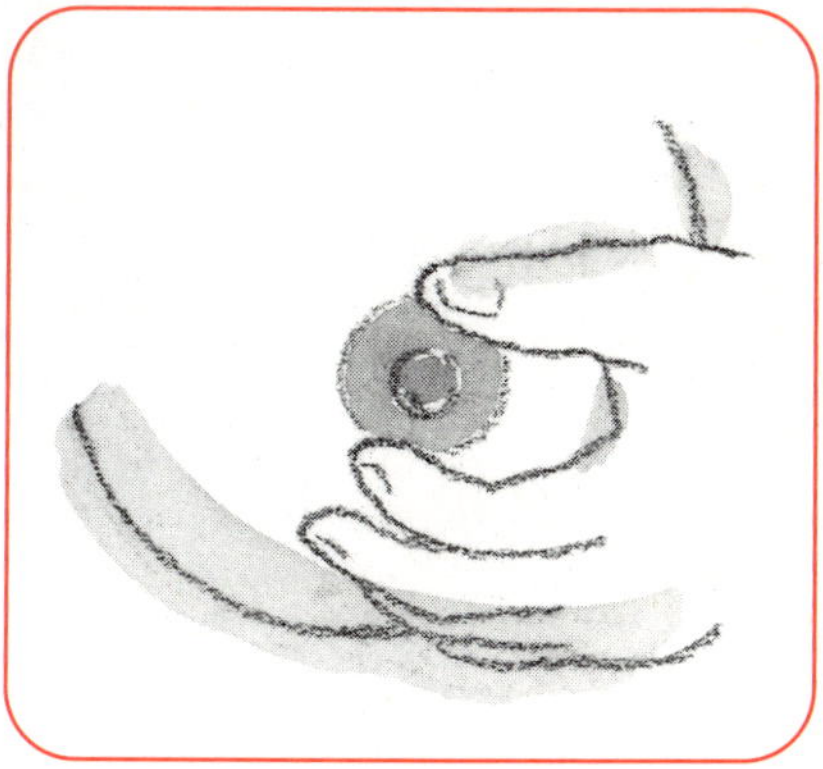

②親指と人さし指の腹を乳頸部で軽く打ち合わせる。

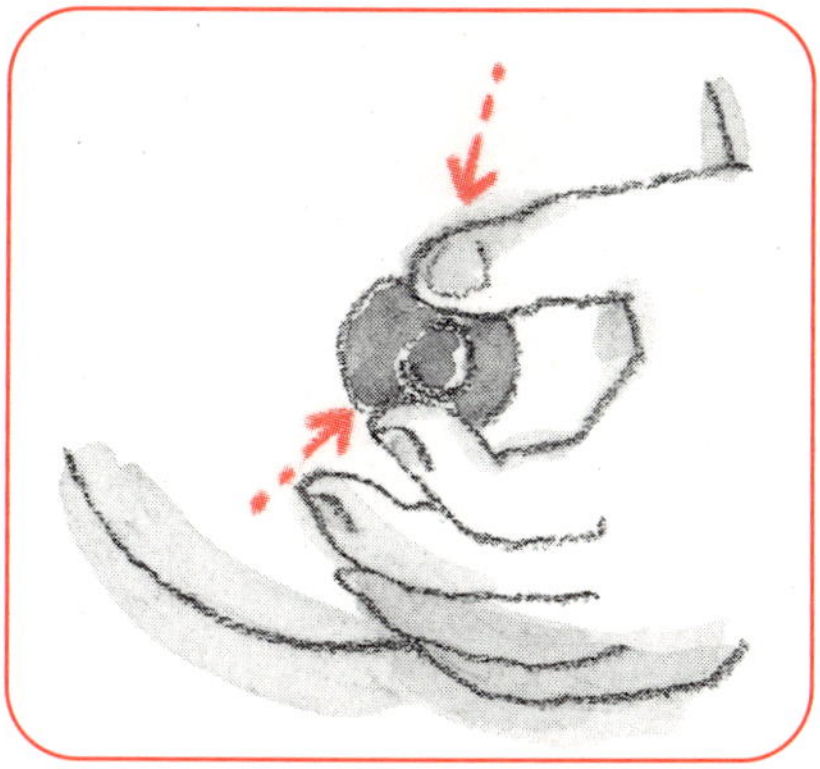

搾乳の仕方

①手を洗いましょう。
②乳頭から2～3㎝離れた場所（乳輪と乳腺体の境目くらいの位置）に親指と人さし指を当てます。
③指で乳輪を軽く外に開くように押し（図1）、親指と人さし指の腹をリズミカルに打ち合わせます。（図2）
④いろいろな方向から搾乳しましょう。

乳頭をひねったり、引っぱったり、しごいたり、つまんだりすると、組織を痛めてかたくなり、赤ちゃんが飲みづらくなるのでやめましょう。痛くないように、やさしく搾乳してください。

【特別に搾乳が必要な場合】

赤ちゃんが未熟児だったり、何らかの理由でお母さんと赤ちゃんがいっしょにいられない場合、陥没乳頭などですぐに赤ちゃんが乳頭にじょうずに吸いつけない場合、また、お母さんが仕事で飲ませられないときには、搾乳が必要となります。搾乳のポイントは、次のとおりです。

・搾乳しやすい容器を煮沸消毒して使用します。乳頭は消毒する必要はありません。

・できるだけ手で搾乳をしましょう。搾乳器で強く乳頭を引っぱると、乳頭や乳輪の奥の組織を痛めてしまいます。

・左右交互に搾乳しましょう。乳汁の出が少なくなってきたら反対の乳房を搾乳します。

・搾乳は1回の時間を長くすることよりも、回数を多くすることがたいせつです。

・冷凍母乳の作り方は「働くお母さんの母乳育児」（182ページ）を参照してください。

いろいろな抱き方

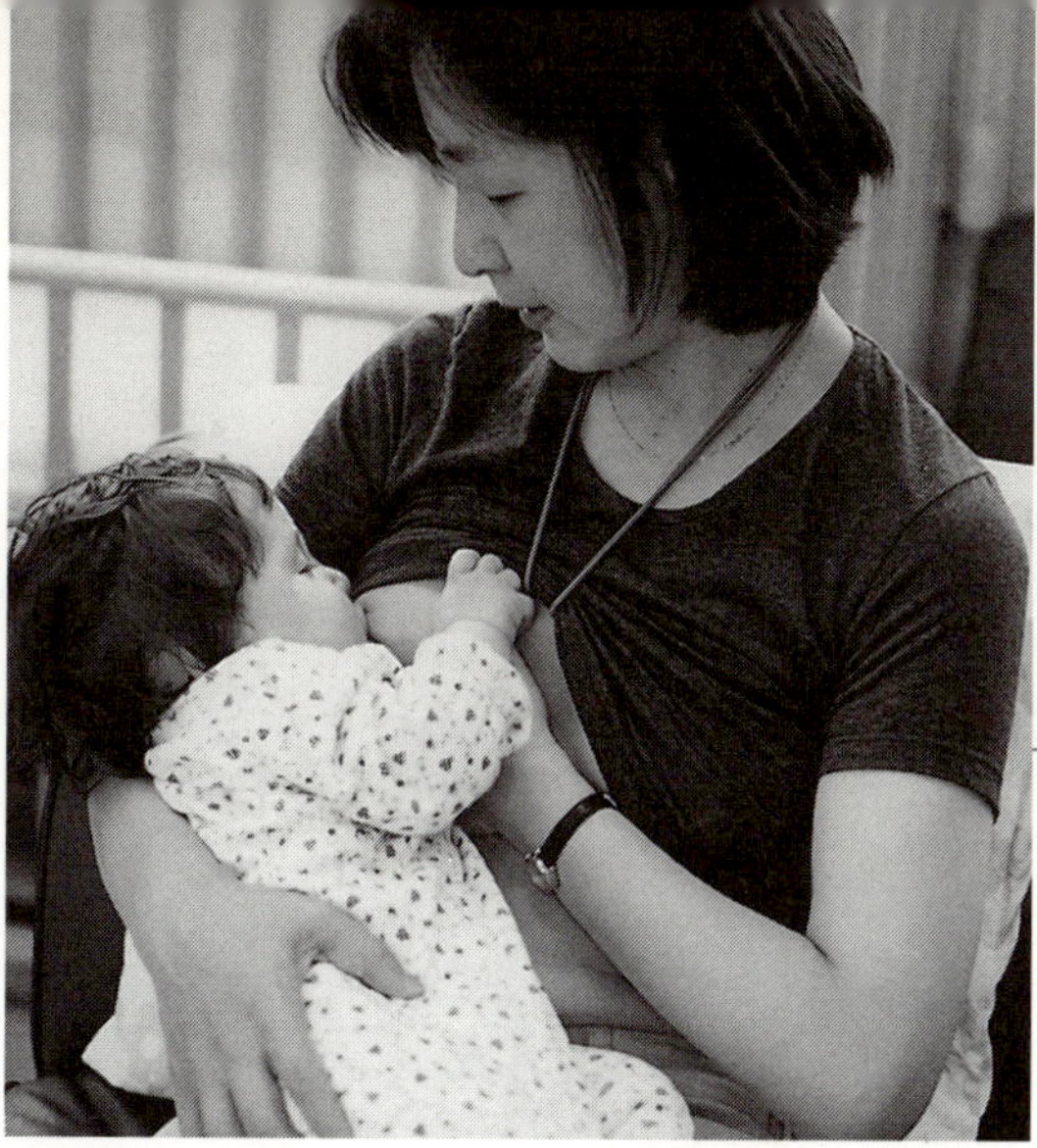

赤ちゃんの顔とお母さんの体がまっすぐに向かい合うように抱き、お母さんの右ひじの内側に赤ちゃんの頭をのせ、同じ腕を赤ちゃんの背中に沿わせ、手のひらでおしりを支えます。

新生児の場合、1日に10回以上授乳することも珍しくありません。お母さんが緊張していたり、肩に力が入りすぎていると、肩こりや腱鞘炎などの原因になるので、余分な力を入れないよう、楽な姿勢で行いましょう。

また、乳頭亀裂の原因は頻繁な授乳が原因だと思われがちですが、実は飲ませ方や抱き方が原因となっていることが多いのです。お母さんと赤ちゃんにとって、授乳は初めての共同作業です。お母さんがじょうずにリードして、負担の少ない抱き方を心がけましょう。

ここでは、基本的な2つの抱き方を紹介します。赤ちゃんが大きくなったら、赤ちゃんに合わせて抱き方をアレンジしてみてください。

【普通抱き】
右乳房を飲ませる場合

①まず赤ちゃんのおなかとお母さんのおなかがぴったり向き合うようにだっこします。赤ちゃんの頭をお母さんの右ひじにのせて腕で軽く抱きかかえます。その同じ腕を赤ちゃんの背中に添わせて手のひらでおしりを支えましょう。

このとき赤ちゃんが首だけを内側に向けていたり、うつむいていたり、のけぞっていたりしないように、顔と体がまっすぐにお母さんと向かい合うようにしてください。

②赤ちゃんの口が、お母さんの乳頭の高さに来るようにします。赤ちゃ

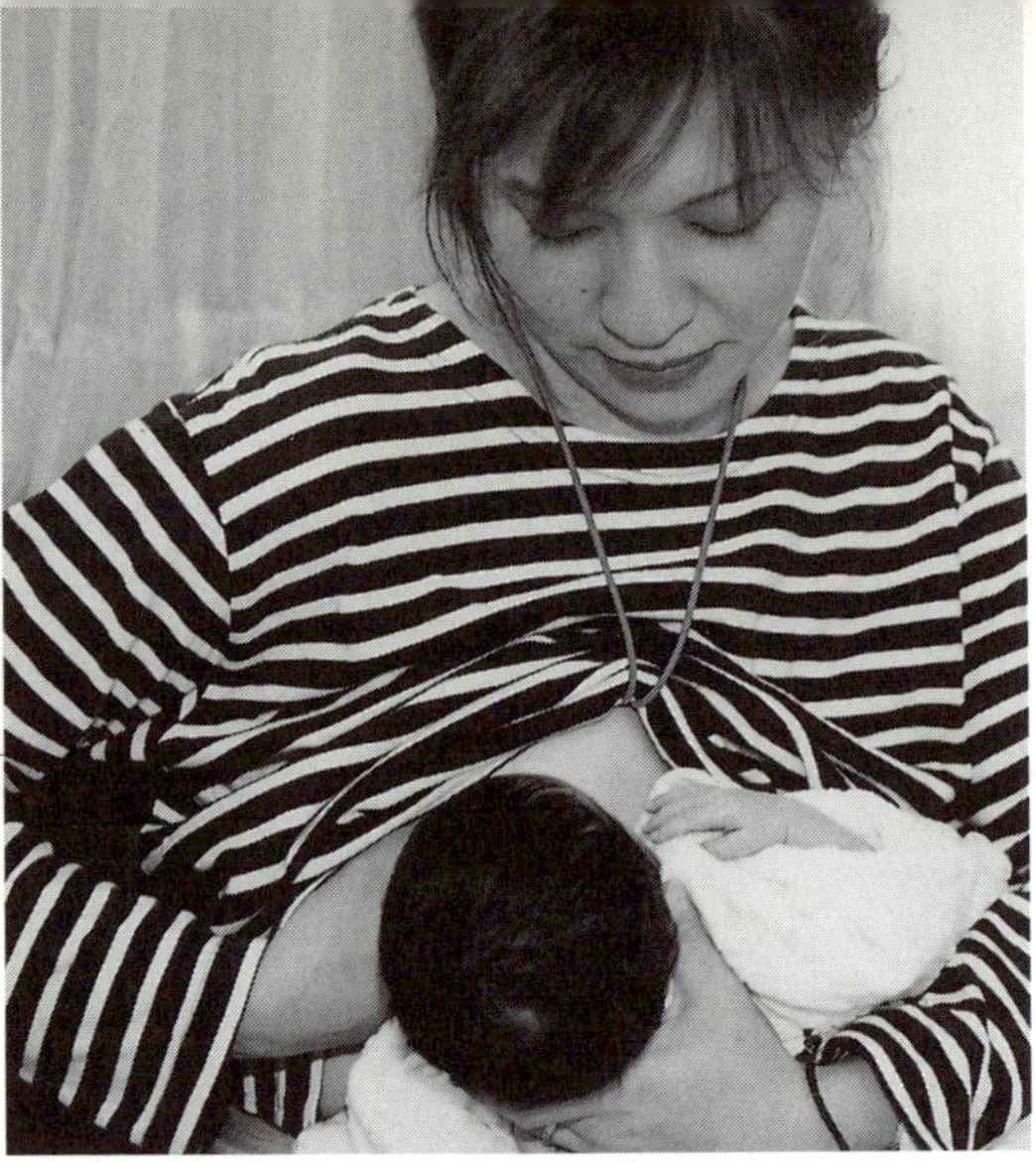

右の手のひらで乳房をつけ根から支えて持ち上げると、赤ちゃんの口の中に乳頭が入りやすくなります。

んが小さいときは、お母さんのひざの上に枕やクッションをおいて調節してください。

③お母さんは前かがみになりすぎないように、そして肩の力は抜きましょう。

④左手でおっぱいを大きく持って支えます。飲ませるとき、おっぱいを赤ちゃんの口のほうに持っていくのではなく、赤ちゃんを手前に引き寄せるようにします。

⑤左の乳房を飲ませるときは、いままでとは反対の手を使います。

【逆抱き（フットボール抱き）】

赤ちゃんが普通抱きでじょうずに飲めなくて、乳頭をゆがめたり、つぶしたりしてしまうときに、この逆抱きで飲ませてみましょう（次ページ写真）。また、乳房の外側に乳汁がたまってかたくなりやすいときに、この方法でじょうずに飲めると、すっきりします。逆抱きで飲ませる場合、乳輪、乳頭の伸びがよくないと、かえって乳頭をゆがめることになったり、乳房によっては、腕を大きく後方に引くことによって、乳房が外側に引っぱられるので、よく乳頭の形を観察しながら行ってください。

右乳房を飲ませる場合

①赤ちゃんの体がお母さんの右側にきて、赤ちゃんの口と乳頭が同じ高さになるように、お母さんの右わきにクッションや枕などを重ねておきましょう。右手で

赤ちゃんの頭の後ろを支えます。このときも、赤ちゃんの背中から頭がまっすぐになるようにしましょう。

②左手で右乳房を大きく持って支え、赤ちゃんに乳頭をくわえさせます。

③左の乳房を飲ませるときは、左右反対の手を使います。

じょうずな飲ませ方

赤ちゃんの口と飲み方をよく観察しましょう。赤ちゃんの口は乳輪が見えなくなるくらい大きく開いて深く乳頭をくわえているでしょうか。赤ちゃんの舌は下の歯ぐきよりも前に出て、お母さんの乳頭をしっかりくわえて、舌を波打つように動かして飲んでいるでしょうか。赤ちゃんの唇が哺乳びんの乳くびをくわえるのと同じようにおちょぼ口で浅く乳頭をとらえていると、母乳はじょうずに飲めません。

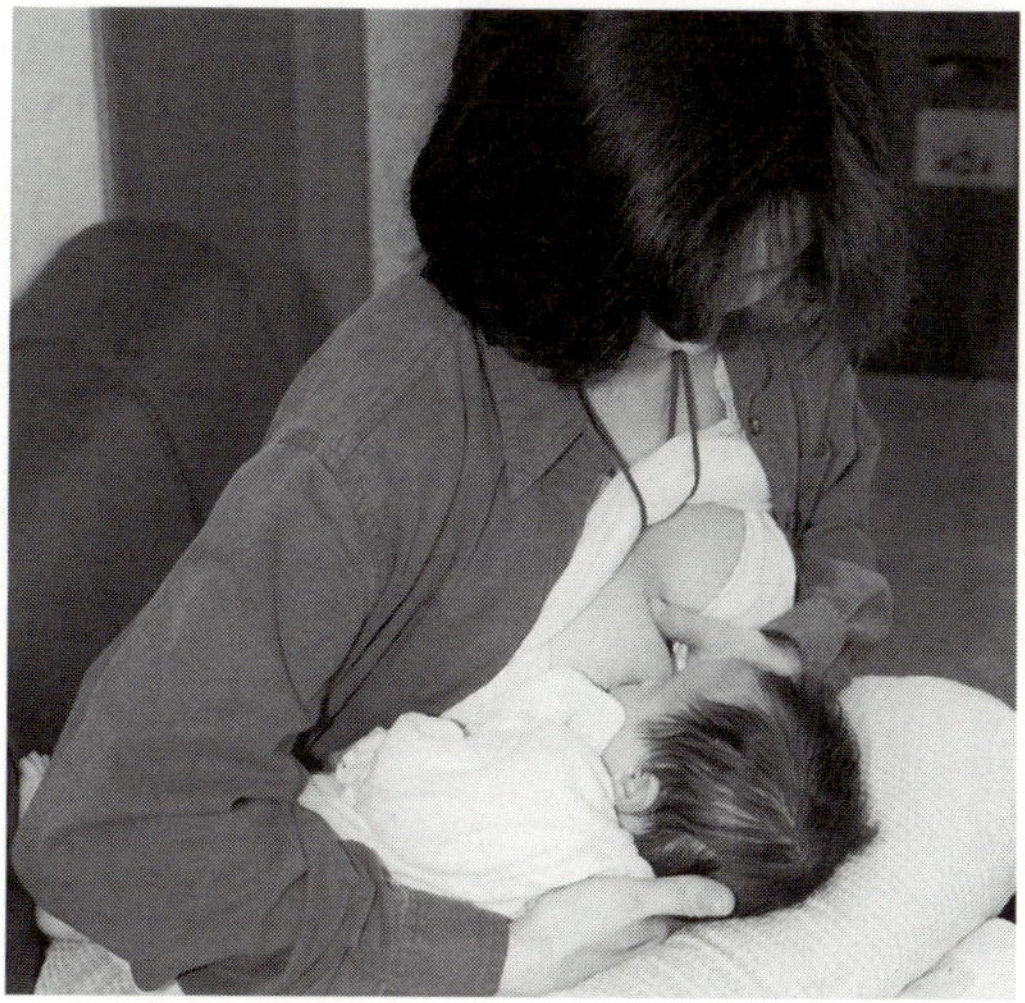

フットボールをかかえるように逆抱きにすると、乳頭をゆがめずに飲ませられます。

授乳時にツコンツコンという音

がしている場合は、乳頭を浅くくわえた飲み方をしているかもしれません。乳頭の亀裂の原因になることが多いので、もう一度くわえさせ直しましょう。また、新生児期の赤ちゃんが授乳前に首を振るしぐさをするときは、おっぱいをいやがって「イヤイヤ」をしているわけではなく、一生懸命おっぱいをさがしているのです。じょうずに乳頭がくわえられるようにサポートをしてください。

【じょうずなくわえさせ方】

おっぱいをくわえさせるときは、赤ちゃんに大きな口をあけてもらいましょう。そして赤ちゃんが口を開いたら、乳頭の先を赤ちゃんの口の奥に向かって、まっすぐの方向か、上あごのカーブに沿って入れてください。このとき、お母さんの乳房を赤ちゃんの口へ持っていくというよりも、赤ちゃんをお母さんの乳房に引き寄せて、乳頭を赤ちゃんの舌の上にのせてあげると、飲みやすくなります。

赤ちゃんがおっぱいをくわえたら、赤ちゃんの口の開き方をよく観察してみてください。赤ちゃんの唇が朝顔の花のようにきれいに開いていますか。乳輪の下にある乳管膨大部というところまで赤ちゃんにくわえてもらう必要があります。唇が巻き込んでいたら、お母さんの指で唇を外へ開いてあげてください。

また、下唇は目では確認できませんが、指で赤ちゃんの下あごを軽く下方へ引いてあげると口が大きく開き、下唇が外側に開きます。このとき、赤ちゃんが母乳を飲んでいるリズムをじゃましないようにしましょう。うまくいかなかったときはもう一度始めからくわえさせ直しましょう。

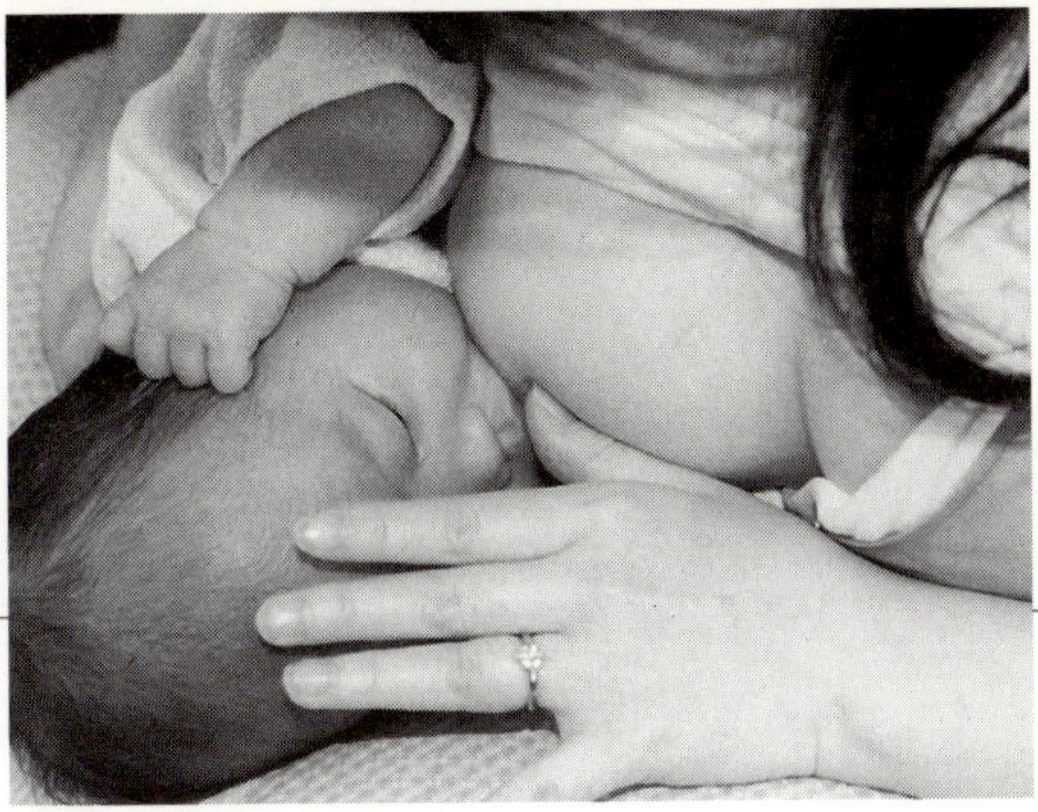

このように上唇を外側にめくって、口を大きく開いて飲んでほしいのです。（65ページ）

【飲ませ始めは左右交互に】

乳房の状態と母乳分泌量が左右同じになるように、飲ませ始めは交互にします。しかし、どこか痛いところやかたいところ、赤ちゃんがいやがる側があったら、そちらから先に飲ませましょう。ただし、どんなに調子が悪くても、いつも同じ側の乳房からばかり飲ませるのではなく、乳房の状態を見ながら、何回かに1回は調子のよい側からも飲ませてください。赤ちゃんの哺乳力は最初のほうが強いので、いつも同じ側からばかり最初に飲ませていると、そちらの乳房の母乳分泌ばかりがよくなって、乳房に左右差が出てきますので、なるべく交互に飲ませ始めましょう。

【自分の乳頭をしっかり観察して】

赤ちゃんがおっぱいを飲み終わって乳頭をはずしたとき、すぐに乳頭の形を見てください。

赤ちゃんがじょうずに母乳を飲んだときは、乳頭の形は丸くなっています。乳頭がつぶれていないか、上の方だけ三角にとがっていないか、よく観察してみてください。一部分がとがっていたり、ぺちゃんこになっていたりすると、乳頭亀裂や乳腺炎の原因になることがあるからです。このような場合は、飲ませ方をもう一度工夫しましょう。赤ちゃんに深くくわえてもらい、普通抱き、逆抱きを組み合わせ、赤ちゃんの口の向きを変えて、飲み残しがないよういろいろな方向から飲んでもらいましょう。

飲み方の違いと乳頭の変形

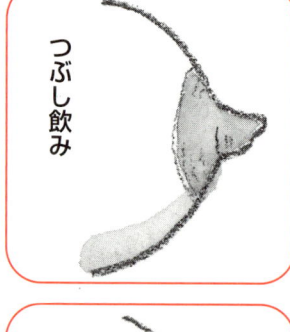

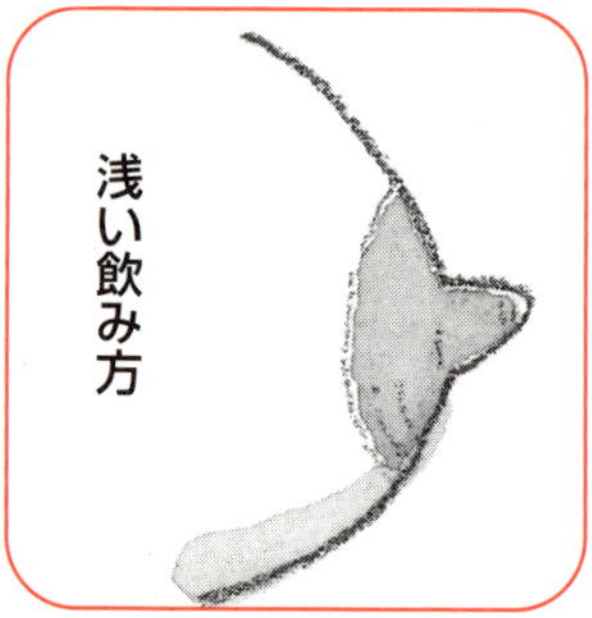

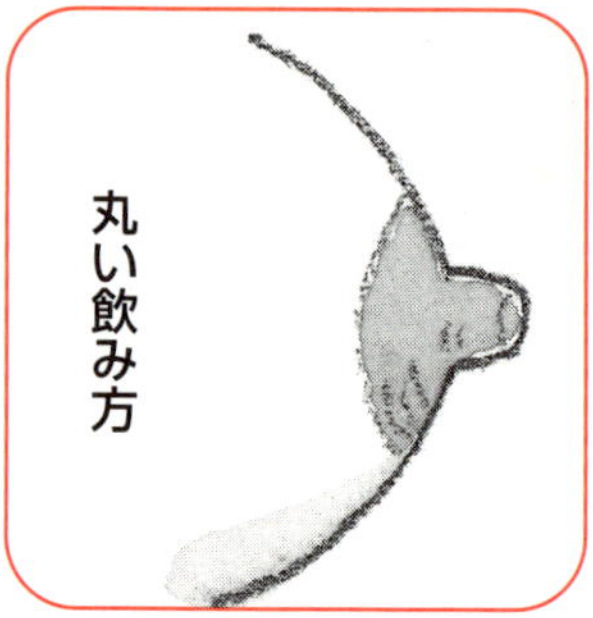

【催乳感覚に合わせた飲ませ方】

赤ちゃんがじょうずに飲み、母乳が本格的に出るようになると、お母さんは催乳感覚を感じるようになるでしょう。母乳は、お母さんの催乳感覚（32ページ／「自分の体のリズムを感じましょう」の項参照）に合わせて赤ちゃんの飲むリズムが作られます。赤ちゃんは、クチュクチュクチュと最初に乳頭を刺激するように口を動かし、その後に数秒間ジーッとしている時間があります。乳頭を刺激し、プロラクチンやオキシトシンというホルモンの分泌を促し、母乳がわき出てくるのを待っているようです。しばらくすると、赤ちゃんは口を大きく動かし、顔と体全体でゴクンゴクンとわいてきた母乳を飲みます。このとき、お母さんは飲まれていないほうの乳房に、ツツーツツツーという催乳感覚を感じるでしょう。赤ちゃんがゴクンゴクンと飲んでいる間、反対側の乳房からポタポタと母乳が落ち

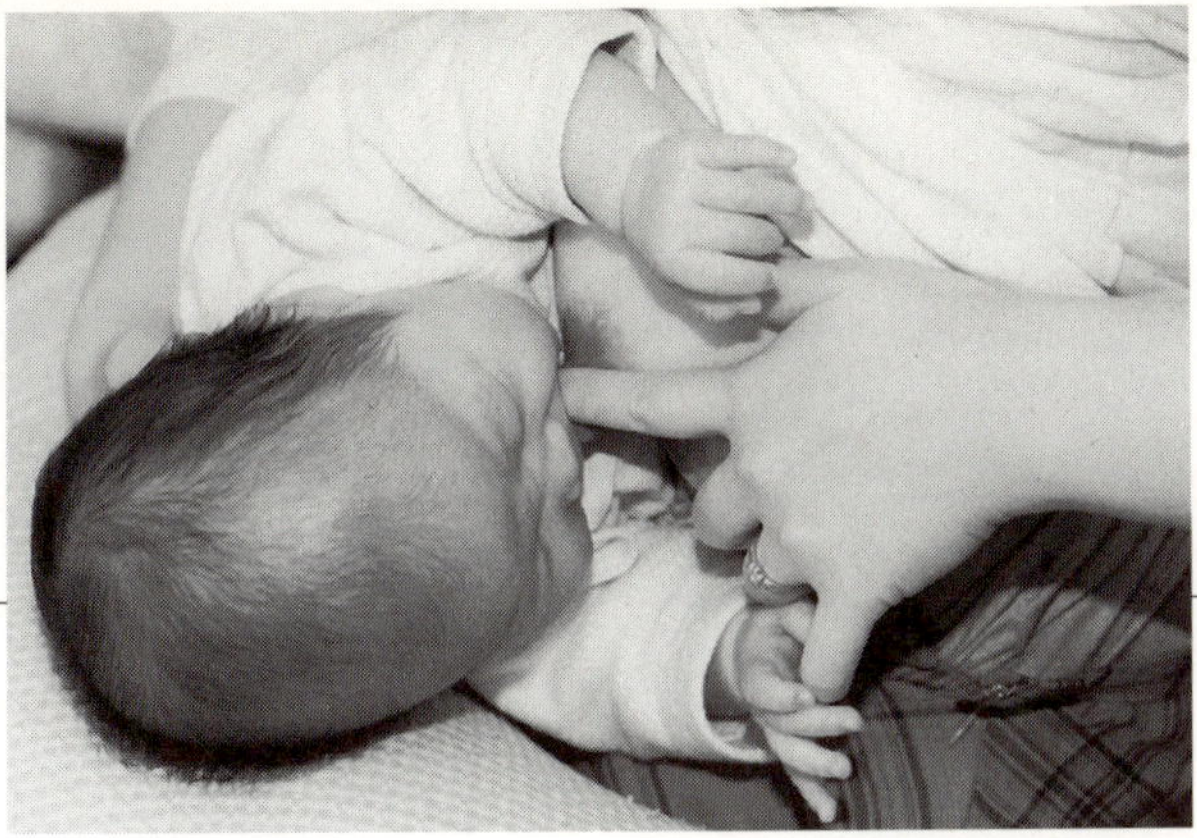

乳頭のはずし方。引っぱらず、人さし指を口の中にさし入れると簡単。

る人もあります。

約30秒から1分、あるいはもっと長いときもありますが、ゴクンゴクンという飲み方が終わると、しばらく赤ちゃんは、モグモグというような飲み方に変わったり、中にはウトウトまどろんだりします。何分かすると、2度目の催乳感覚が来ますので、今度は反対側の乳房を飲ませましょう。赤ちゃんによっては、片一方のおっぱいだけで満足して眠ってしまうことがありますので、そういうときは、早めに反対側にかえましょう。

1回の授乳で人にもよりますが、2～3回の催乳感覚を感じる人が多いようです。必ず1回の授乳で、左右の乳房とも飲ませましょう。

【授乳中の乳頭のはずし方】

赤ちゃんの口から乳頭をはずすとき、引っぱって離すと乳頭を痛めてしまいます。無理に引っぱろうとせず、必ず手を添えてはずしてください。お母さんの人さし指を、赤ちゃんの唇の端から歯ぐきと舌の間にそっと入れると簡単にはずれます。(写真参照)

【げっぷについて】

じょうずに母乳を飲んだ赤ちゃんはあまりげっぷをしません。しかしツクンツクン、カポンカポンと空気が入るような音を立てておっぱいを飲む赤ちゃんや、乳頭を浅くくわえて飲んでいる場合は、空気を飲み込んでいることがあるので、げっぷをさせる必要があります。

【授乳間隔】

飲ませたあと、すぐにまたほしがるようなときは、赤ちゃんがほしがるままに与えてもかまいません。

乳汁分泌がまだ十分でないお母さんは、授乳によって何度も刺激を与えることで、プロラクチンの分泌を促進し、母乳の分泌量の増加へとつながります。そして母乳分泌が順調になってくると、お母さんの催乳感覚と赤ちゃんの欲求が一致し、自然のリズムができてきます。

母乳だけで育っている赤ちゃんには、母乳以外の水分は必要ありません。おふろ上がりも、白湯《さゆ》ではなく、母乳を飲ませましょう。離乳食が始まる前には、果汁やお茶も必要ありません。発熱や下痢、便秘のときは、いつもより多く母乳を飲ませてあげてください。

ミルクを足さなくてはならないとき、陥没や扁平乳頭で赤ちゃんが直接お母さんの乳頭に吸いつけないなど、赤ちゃんがじょうずに飲めなくて、搾乳した母乳やミルクを飲ませなくてはいけないときは、哺乳びんではなくスプーンやおちょこ、小さなコップを使って与えることをおすすめします。最初はだらだらこぼすほうが多いかもしれませんが、練習を重ねるうちに舌の動かし方がじょうずになって、お母さんの乳頭を赤ちゃんの舌でうまくとらえて、深く含むことができるようになります。

スプーン授乳。哺乳びんの乳くびと違って、舌の使い方を覚えるので好適。

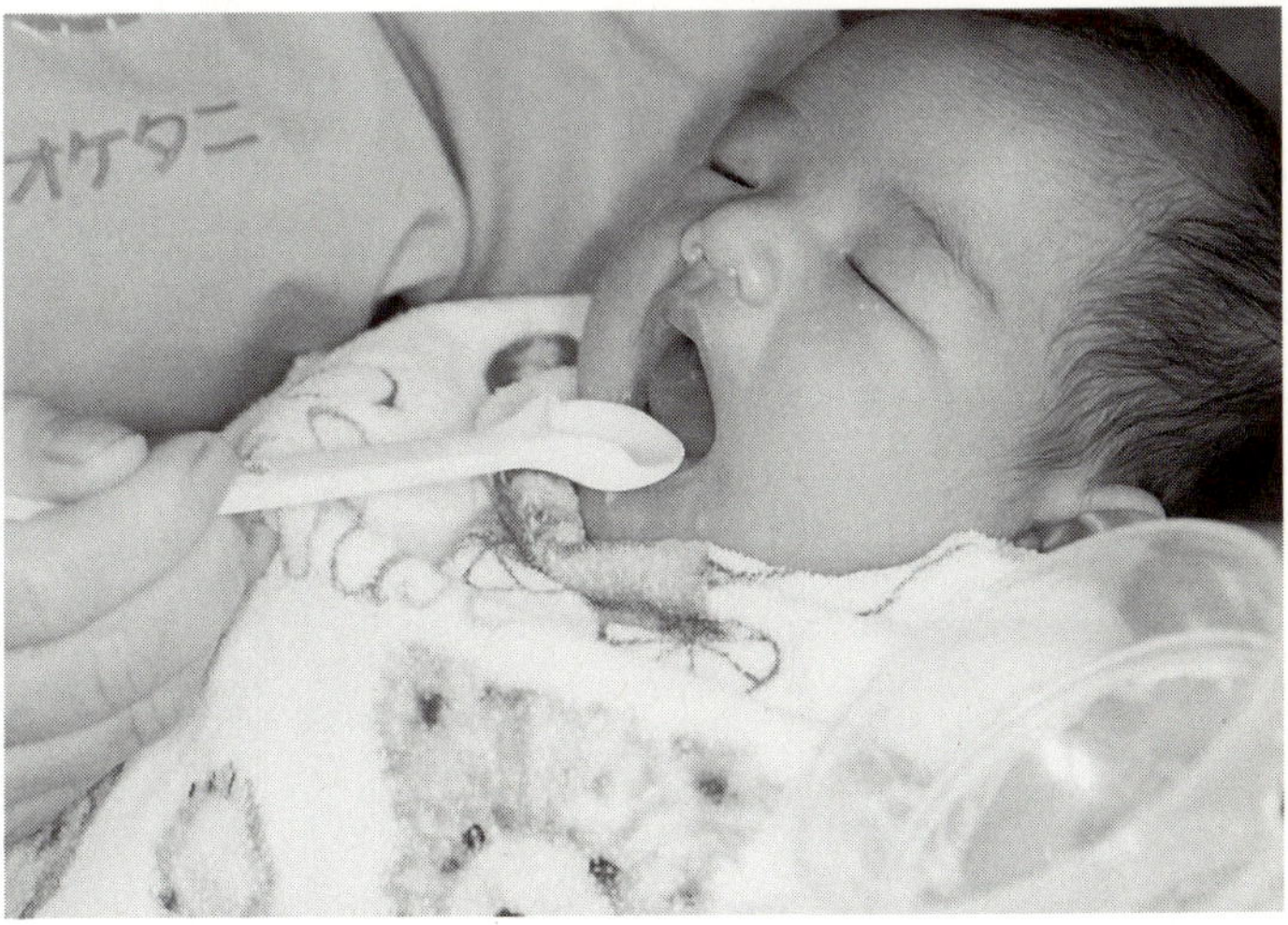

【スプーンの使い方】

ティースプーンまたは離乳食用のスプーンに母乳かミルクを3分の1程度すくい、赤ちゃんの下唇にスプーンの先端を当てます（写真）。赤ちゃんが口をあけ、舌を出してきたら、軽くスプーンを傾けて、スプーンをなめさせるようにして飲ませます。舌の使い方を覚えさせるように、少しずつ根気よく練習しましょう。

【母乳相談室の使い方】

赤ちゃんに直接授乳できないときや、赤ちゃんが大きく口をあけてくれないとき、桶谷式とピジョン㈱で共同開発した『母乳相談室』の哺乳器の使用をおすすめします（写真）。

お母さんは両手を使いやすいように、あぐらをかいたり、クッションを使って赤ちゃんを安定した状態で抱ける姿勢にし、赤ちゃんの舌の上に『母乳相談室』の乳くびをのせます。赤ちゃんが舌で乳くびをとらえたら、口の中に深く入れ、上唇、下唇を巻き込まないようにめくり、哺乳器『母乳相談室』を使っての授乳。
広口びんでキャップも大きいので、赤ちゃんは大きく口をあけて飲みます。

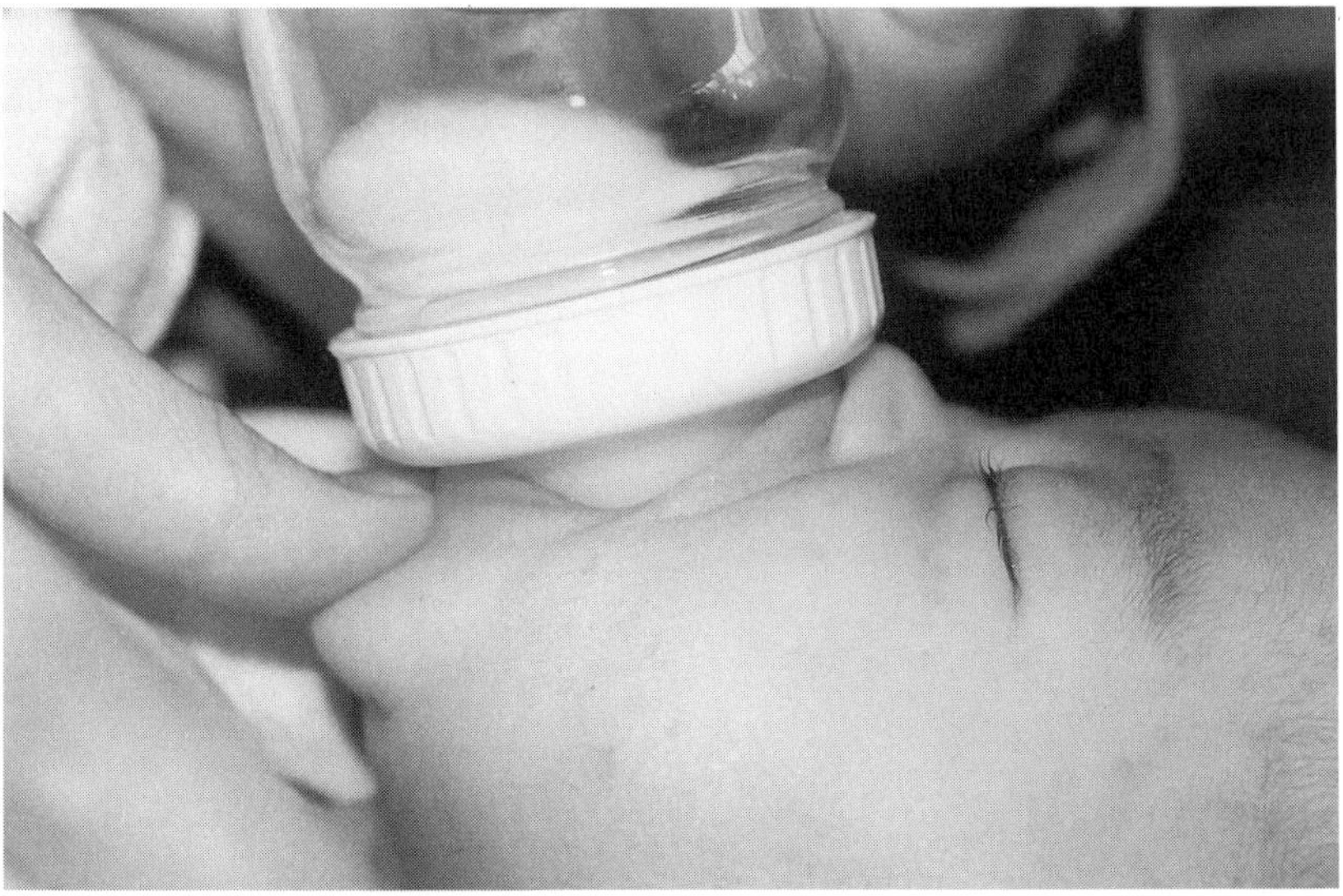

大きな口をあけて飲むトレーニングをします。浅く飲んでしまう赤ちゃんは、何度か口を大きく開かせて、唇を外側にめくり直してください。

哺乳器を使用する場合も、スプーンを使う場合も、赤ちゃんに母乳を与えるときのようにしっかり抱きながら、目を見ながら授乳をするようにしましょう。授乳の時間はお母さんと赤ちゃんにとっていちばんのスキンシップの場であることにかわりないのですから。

母乳育児Q&A

げっぷと嘔吐

Q **生後1カ月の赤ちゃんを母乳で育てていますが、げっぷがなかなか出ません。絶対出さないとだめですか。しばらくしてからだらだらと吐くことがあります。どうしたらいいのでしょう。**

A 赤ちゃんの胃は大人の胃とは形が違うので、授乳の際に空気をいっしょに飲み込んでしまうと、吐きやすくなります。母乳の場合は、たまったおっぱいを飲んだり、乳頭のくわえ方が浅いときに空気をいっしょに飲み込んでしまってげっぷが出ますが、じょうずに深くくわえていたり、おいしいおっぱいを飲ませていると、ミルクの赤ちゃんにくらべてげっぷはそれほど出ないものです。

でも、念のために、授乳後しばらくはたて抱きにするか、横向きに寝かせる、やや上体を高くするといったフォローをしておきましょう。こうしておけば、もしあとで吐いたときにも安心です。

授乳後、だらだら吐いてしまうのはそれほど心配ありません。おっぱいを飲みすぎてしまった場合も吐くことがありますが、その後はすっきりとした顔をしています。胃が発達してくると、吐く回数は減少してきます。

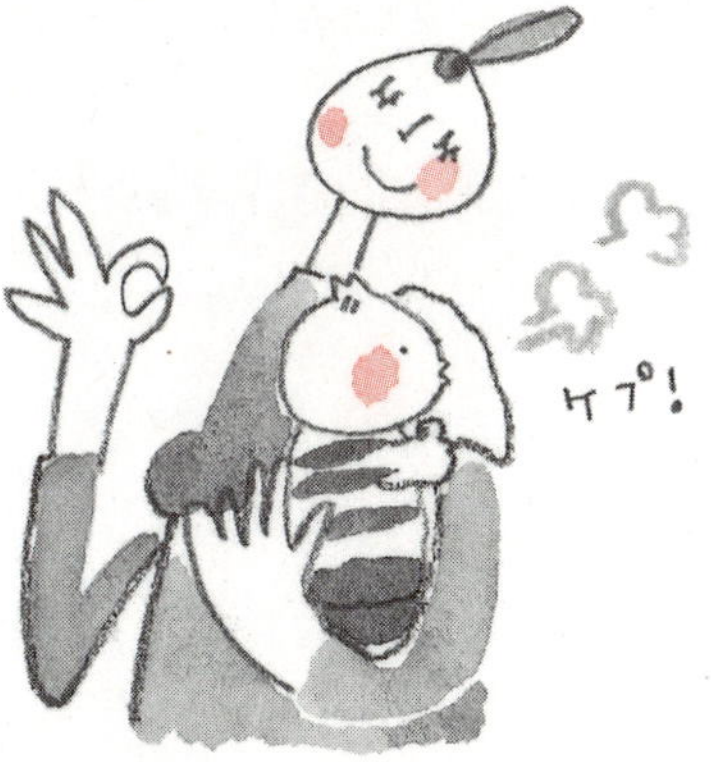

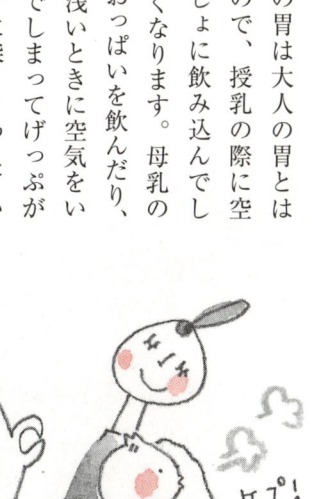

授乳後の嘔吐の大半は、胃の構造上の問題で、特に心配ありませんが、授乳直後に毎回噴水のように勢いよく吐く場合は、医師に相談してください。

退院から1カ月の過ごし方＆母乳不足が心配なとき

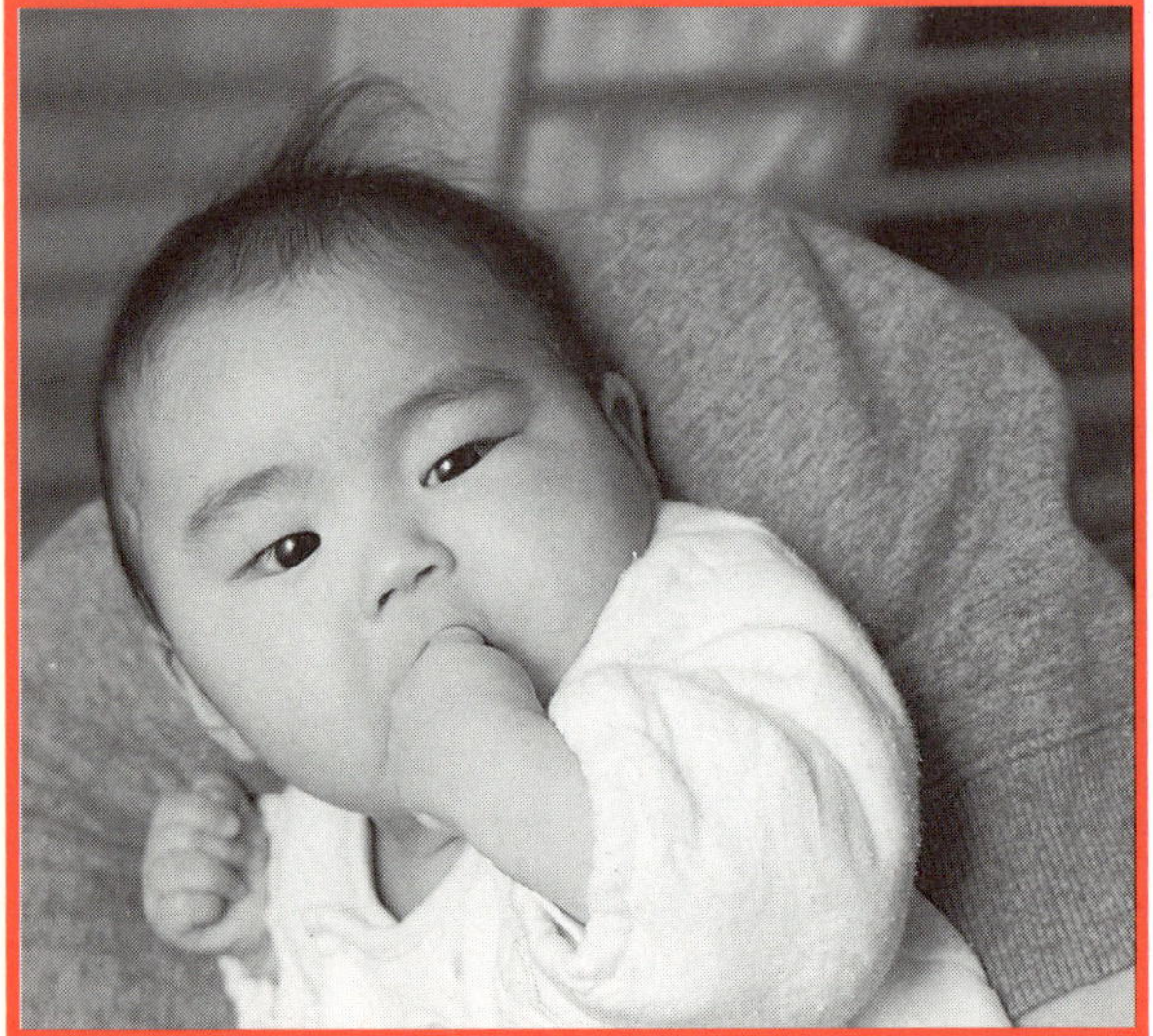

退院から1カ月が決め手です

赤ちゃんはよく泣くもの

なんといっても周囲の大人をオロオロさせてしまうのが、赤ちゃんの泣き声ですね。赤ちゃんはなんといって泣いているのでしょうか。特に1カ月未満の赤ちゃんの泣き声は、「おぎゃあ～おぎゃあ～！」としか聞こえなくて、おっぱいなのか、オムツなのか、耳をそばだてて聞いてもわかりません。

では、生まれたばかりの赤ちゃんはただ泣くか、眠るかだけの状態でいるのでしょうか。

新生児の意識状態には、睡眠に2段階、目を覚ましているときは4段階あるといわれています。睡眠の段階は、深く眠っている状態のときと、浅い眠りの2つです。深くぐっすり眠っている段階は、手足もだらりとしていて、ほっぺをつついても、大きな音を立てても、何をしても起きません。次に眠っているのに、おっぱいを飲んでいるかのように唇をチュボチュボ吸ったり、にやっと笑ったり、手足を動かしたりという浅い睡眠の段階があります。よく見ると眼球をこまかく

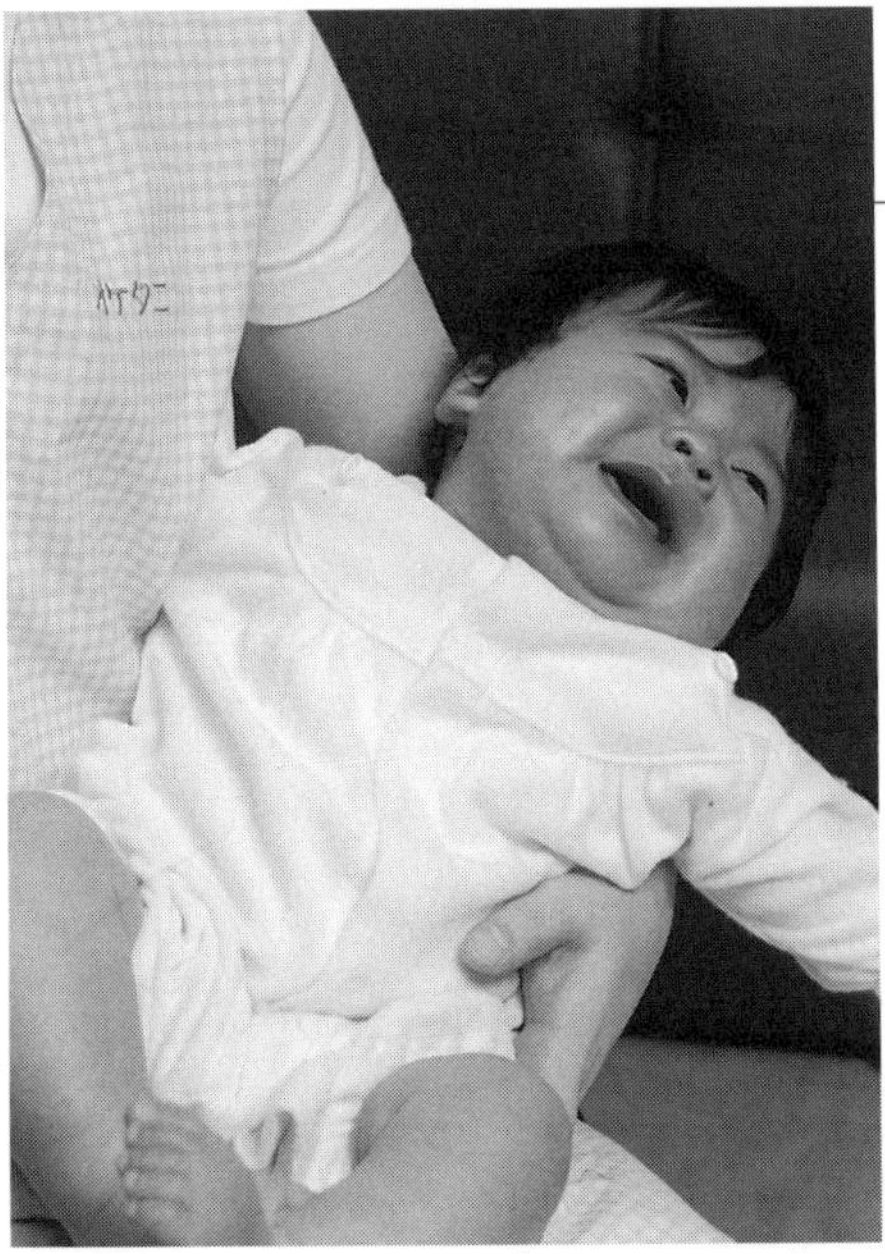

動かしています。このような睡眠はレム睡眠と呼ばれ、夢を見ているときの状態です。レム睡眠が睡眠に占める割合は、大人では約15～20％と少ないのですが、新生児は約50％といわれています。新生児は1日のほとんどを眠っていてもこの深い睡眠とレム睡眠を30分交代に繰り返しています。大人はすぐに深い睡眠に入ることができますが、赤ちゃんはまずレム睡眠をへたあとでしか深い睡眠に入れません。おっぱいを飲んでウトウトしているからと、布団の上にそっとおろしたとたん、目がパチッと開いて、泣かれてしまうということはよくありますね。深い眠りに入るまでの20～30分はだっこして揺らしていることが必要なのです。なぜ赤ちゃんにはこんな浅い睡眠が1時間ごとなのでしょうか。それは赤ちゃんは脳を自分自身で刺激しながら発達させているのです。昔から「寝ぐちの子（眠るまでぐずぐずしている子）は頭がよい」といわれますが、それにはこんな理由があったのですね。

赤ちゃんが目を覚ましているときの状態には、4つの段階があることはお話ししました。まず眠そうな半居眠り状態、目はあけていますが、ボーッとした状態です。話しかけたりしてもあまり反応しません。次の段階では、赤ちゃんは輝きのある目をしてしっかりと起きています。ジーッと集中してお母さんを見たりします。このときは、赤ちゃんは、「なんでもわかっているよ！」「なんでもできるよ！」という顔をしていますね。実際、赤ちゃんはいろいろなものがよく見えています。特に20～25㎝くらいのところがいちばんよく見えるようで、おっぱいを飲んでいるときの、ちょうどお母さんの顔との距離です。耳もよく聞こえていますし、においや味にも敏感です。最も発達しているのは、触覚で、さわられ、なでられることが大好きです。

赤ちゃんはだっこされていると、この覚醒している状態の時間はふえます。このときかまってもらえないと、次の段階に入り、ぐずぐずし始め、手足をニョキニョキ、活発に動かし、泣きだす準備を始めます。そしてついに最終段階、全身をかたく緊張させて大きな口をあけ、「どうしてこんな小さな体でこんな大きな声が出るの？」と思うほどの泣き声を上げます。赤ちゃんも自分がどうして泣き始めたのかもうこの段階まで来て

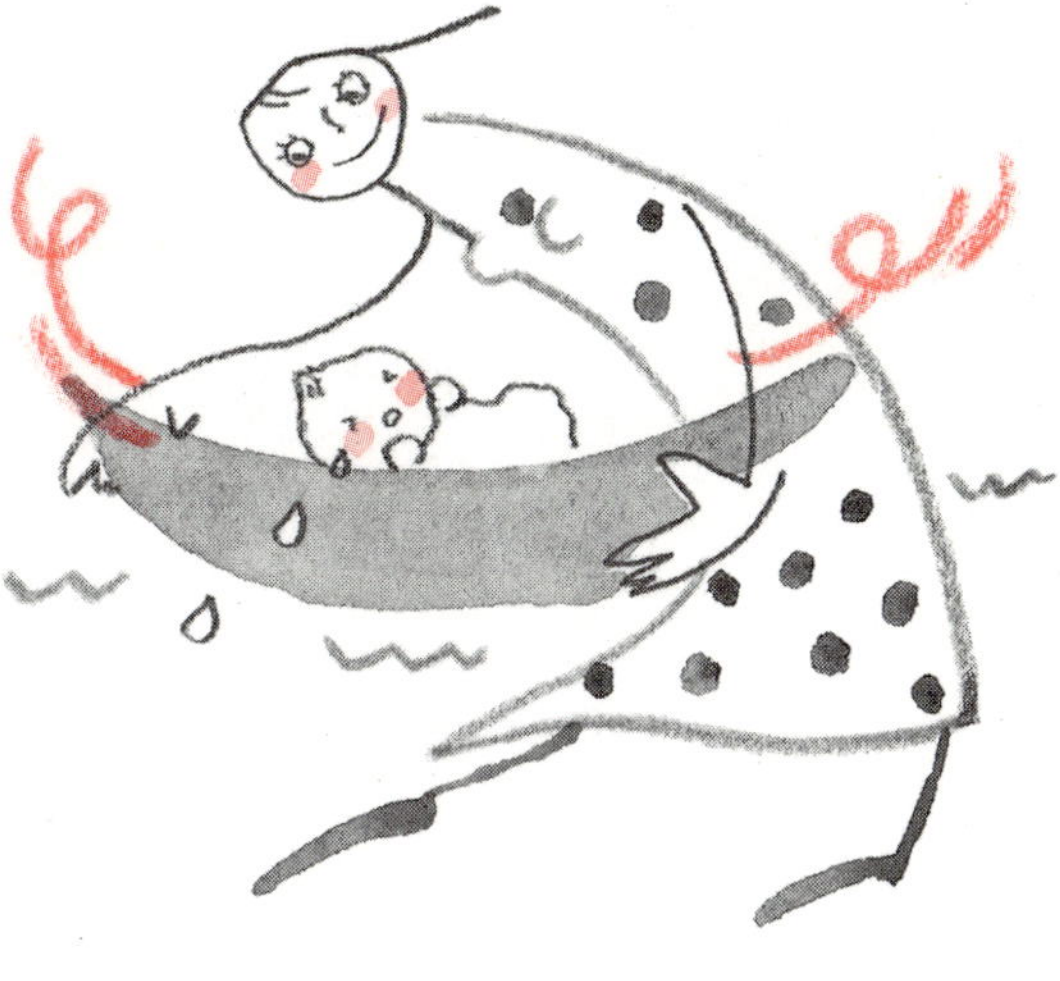

しまうとわかりません。おっぱいを飲ませようとしても、まずはだっこして揺すってあやさないとおさまりません。お母さんは赤ちゃんがこの最終段階に行ってしまう前に、オムツをかえたり、おっぱいを飲ませたり世話をすると、大泣きされずにすみます。ではこの最終段階のオギャーまで行ってしまったら、お母さんはどうしたらいいのでしょうか。まずはだっこ、そしておっぱいとオムツ。この3つで、赤ちゃんのほとんどの要求は満たしてあげることができます。このように赤ちゃんは眠るか泣くかだけではなく、いろいろな状態にいるのです。

「泣く」ことと母乳不足について

赤ちゃんが泣くと、お母さんは「もしかするとおっぱいが足りないから?」と心配になりますね。でも、ほんとうにそうでしょうか。このころの赤ちゃんは、十分な量の母乳を飲んだあとにミルクを与えても、勢いよく飲みだすこともあります。出生後1カ月ごろまでは、唇にふれたものに反射的に吸いつく「原始反射」が残っているため、母乳をたっぷり飲んだあとでも反射でミルクを飲んでしまいます。これは母乳が足りなくてミルクをほしがっているわけではないので、誤解しないでください。

中にはよく眠る子もいます。3時間ごとに泣いては飲み、飲んでは眠る子もいます。こういう1カ月を過ごせる人は幸せかもしれません。でも、ほうっておくと5~6時間も眠りつづける子の場合には、しっかり起こして定期的におっぱいを飲ませることも必要です。そうしないと赤ちゃんの体重がふえず、母乳の分泌も悪くなってしまうからです。起こしても飲まない場合は、搾乳しておきましょう。

お母さんの体の変化

出産後、子宮が元の大きさに戻るには4～8週間かかります。母乳育児をしている人は、子宮の戻りもよいのですが、無理は禁物です。産後3週間はいつもパジャマを着て、赤ちゃんが眠っているときは、自分も横になっていましょう。

会陰部の傷や帝王切開の傷も、最初は引きつるような痛みがあるため、すわったり、赤ちゃんをだっこするときもぎごちなく、思うように動けないこともありますが、これもしだいに軽快していきます。

また、産後は、長時間テレビを見たり、こまかい字をたくさん読まないようにしましょう。目の疲れは全身の疲労につながります。出産は病気ではありませんが、この時期はなるべく家事も家族の協力やお手伝いをしてくれる人を得て、お母さんは授乳に専念できるようにしてください。

家族の役割

母乳育児をしているお母さんを支えるには、家族の役割はとても重要です。初めて母乳育児をするお母さんにとって、母乳が足りているかどうかはとても気がかりなこと。そんなとき、家族の一言が不安を増長させてしまうことがあります。お父さんやおばあちゃんは、よく泣く赤ちゃんを見ると、「母乳が足りないのではないか」「ミルクを飲ませてあげようか」などと言ってしまいがち。お母さんと赤ちゃんを気づかっての言葉ですが、これは母乳で頑張ろうとしているお母さんをがっかりさせてしまいます。最初の1カ月は、お母さんと赤ちゃんはなんとかお互いを知ってリズムを合わせようと一生懸命なのです。周りから二人を包み込むように見守ってあげてください。

同時に、産後のお母さんの体をいたわる環境づくりもたいせつです。産褥期は、ホルモンの急激な変化などが原因で、肉体的にも精神的にもふだんとまったく違います。昔から、「床上げ3週間」という言葉がありますが、この時期はお母さんの体も大きく変化すると同時に心も変化し、とても敏感になっています。マタニティブルーになりやすい時期でもあります。ちょっとしたことにわけもなく涙が出たり、自分が母親としてうまく子育てできないと考えて、落ち込んでしまいます。だれでも最初から母親として完璧なわけではありません。育児は「育自」。赤ちゃんといっしょにお母さんも育っていくものなのです。いまはおっぱいを飲ませることだけで手も頭もいっぱいでしょうが、確実に赤ちゃんは成長していきます。育児が楽しいと思える日が必ず来ます。周囲の人たちも「お母さんになったのだからちゃんとしなくては」などと叱咤激励すると、かえってお母さんを落ち込ませてしまいかねないことを理解してください。お母さんが授乳だけに専念していられるように家事を引き受け、赤ちゃんとお母さんをあたたかく見守ってあげましょう。

お父さんの役割

核家族では、お父さんはたくさんの役割をこなさなくてはなりません。母乳をあげること以外ならなんでもできるはずです。オムツ交換、だっこ、おふろなど、赤ちゃんの世話は当然のこと、産後の不安定な時期にある妻の心のケアをするのも、お父さんです。お母さんとなりつつある妻をしっかりサポートすることで、お母さんは安定して赤ちゃんにかかわることができます。そして育児を積極的に行いましょう。「育児は女の仕事」といって何もしないお父さんもいるかもしれませんが、とてもいい経験になります。一人の人間が成長していく過程にかかわることは、会社の仕事と同じくらい、いやそれ以上に興味深いことです。まず育児の中のひとつをプロ並みと自慢できるほどにきわめましょう。赤ちゃんとふれ合う時間が多いほど、父親になった自覚がいっそう強くなるはずです。

上の子どもとのかかわり方について

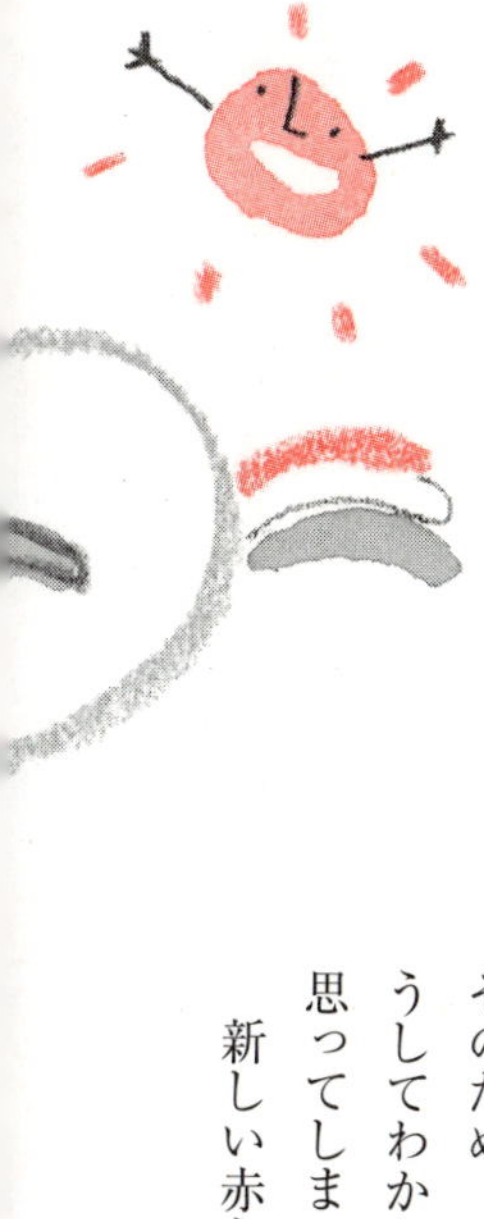

生まれたばかりの赤ちゃんを見ていると、まだまだ小さいと思っていた上の子がとても大きく見えてきます。そのため、つい「大きいのにどうしてわからないのかしら」と思ってしまいがちです。

新しい赤ちゃんを迎えた上の

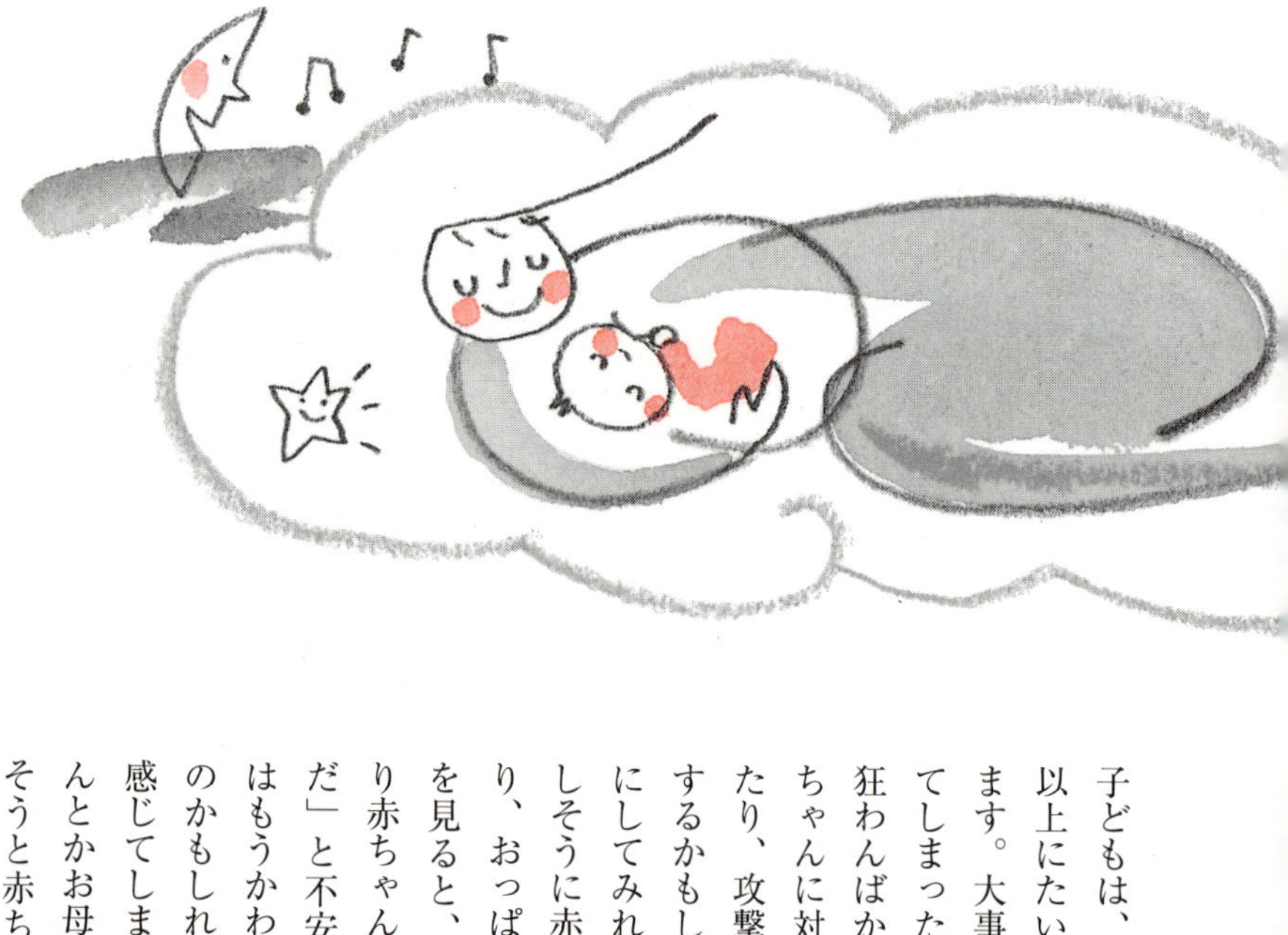

子どもは、大人が想像している以上にたいへんな経験をしています。大事なお母さんをとられてしまったという嫉妬心に気も狂わんばかりです。一時的に赤ちゃんに対してやきもちをやいたり、攻撃的な態度をとったりするかもしれませんが、上の子にしてみれば、お母さんがいとしそうに赤ちゃんをだっこしたり、おっぱいを飲ませている姿を見ると、「お母さんは自分より赤ちゃんのほうがかわいいのだ」と不安になったり、「自分はもうかわいがってもらえないのかもしれない」と、危機感を感じてしまうのです。そしてなんとかお母さんの関心を呼び戻そうと赤ちゃん返りをします。この上の子どもの気持ちをよく

理解してあげましょう。

機会を見つけてぎゅっと抱きしめ、「赤ちゃんもかわいいけれど、あなたのことも大好きよ」と伝えてあげてください。「もうお兄ちゃん、お姉ちゃんになったのだから…」と言って成長させようとしても無意味です。そしてお父さんやおばあちゃんたちに、いままで以上に上の子どもに積極的にかかわってもらい、赤ちゃんにはできない遊びをしてもらいましょう。また「お母さんの頼りになるお手伝いさん」「赤ちゃんの先生」というような役割を与え、できる範囲の小さな仕事を与えます。そのようにして、だんだん赤ちゃんのいる生活に慣れていってもらいましょう。

出産後1カ月は、お母さんが赤ちゃんに一生懸命母乳を飲ませることで、母子一体のリズムを作り上げようとしているたいせつな期間です。お母さんは母親となる過程で、さまざまな心の揺れを経験しています。赤ちゃんに泣かれてへとへとになったり、赤ちゃんがかわいくてかわいくて夢中になって、ほかのことがまったく目に入らない状態になっていたり、自分は何もできないと無力感に打ちのめされていたり。しかしそのような体験の中でも、催乳感覚を感じながら、母乳を飲ませつづけることで、やがてお母さんは赤ちゃんとぴったりとリズムが合い、お互いが健やかに、成長していくことができるようになるのです。

おっぱいが足りないと思っている人

見せかけの母乳不足

たくさんのお母さんが、「自分は母乳だけで赤ちゃんを育てられるだろうか」と心配したり、悩んだりしています。「人間は哺乳動物であり、人間がこの世に誕生してからずっと何万年にもわたって、母乳で赤ちゃんを育ててきたのだから」と思っても、いざ自分のことになるとやはり心配になってしまうのでしょう。

母乳育児に自信をなくす理由は、人それぞれです。乳房が小さいから、パンパンに張らないから、お乳がもれてこないから、飲んでもすぐに泣くから、いつまでもくわえているから、赤ちゃんがまるまると太らないから……。桶谷式の母乳育児相談室に来るお母さんの約50%はこうした相談です。中にはほんとうの分泌不足の人もいますが、ほとんどの人は赤ちゃんを母乳で育てるのに問題のない乳房です。もう少し母乳育児について知識があれば、悩んだり混合栄養やミルクにしなくてもすんだのにと思わずにはいられないこともあります。

赤ちゃんを母乳だけで育てるのに十分分泌のある乳房であるにもかかわらず、

「きっと母乳が足りないに違いない」と心配したり、心配のあまりにミルクを補充していくうちに、ほんとうの母乳不足になってしまう……。

このような場合を、ほんとうの母乳不足と区別するためにも、見せかけの母乳不足、つまり「母乳不足感」と表現しています。母乳不足を心配される方のほとんどが、この母乳不足感なのです。

母乳の量

母乳がどれだけ出ているかを知るにはどうしたらいいのでしょうか。

ミルクを哺乳びんで飲ませるときには飲んだ量がはっきりわかりますが、母乳ではどれだけ飲んだかがわかりません。母乳を飲みながら眠ったり、すぐにまたほしがるときもあって、母乳が足りているかどうかがますますわからなくなってしまいます。

母乳だけで育っている赤ちゃんの飲む母乳量を体重換算測定した研究では、1回に200g以上も飲んでしまうことがあるかと思えば、5gしか飲まないときもあったそうです。赤ちゃんの飲む量にいはとてもムラがあります。特に生まれて間もないころは、毎回じょうずに飲めるとは限りませんので、このようなムラは当然出てきます。病院で、毎回「哺乳量測定」（赤ちゃんの体重を飲ませる前後に測定して、その差で赤ちゃんの飲んだ量を見る方法）を行っていた人は、退院してもそれをしないと不安になってしまいますね。赤ちゃんは1回1回飲む量は違いますが、1日に飲む全量はほぼ毎日一定です。今回飲む量が少なかったからといって、少なかった分ミルクを足してしまうと、次回に十分母乳を飲んでくれなくなります。そしてまた不安になって、ミルクを足してしまうという悪循環に陥ってしまいます。哺乳量を測定することによってお母さんの心配が増加し、それがストレスとなり、ホルモンの分泌を妨げ、結果的に母乳の分泌を悪くする原因になったりもします。野生の動物は、哺乳量測定をしていませんね。

中には、「30分間搾乳をしてみたけれど、少ししか搾乳できなかったので、自分の母乳は足りない」と思い込んでいる人がいますが、赤ちゃんが飲む量と搾乳する量は違います。母乳は赤ちゃんが飲むときに出るものですから、よほどじょうずな人が搾乳しても、赤ちゃんが飲む量ほどはしぼれません。また、ミルクにくらべて母乳は赤ちゃんにとって消化吸収がよいので、赤ちゃんが育つのに必要な量で十分なのです。

では、赤ちゃんが母乳を十分に飲んでいるかどうかを確認するには、どのようにすればよいのでしょう。

母乳が十分出ている証拠

母乳が十分に出ているかどうかを判断するのは、赤ちゃんの様子と母乳の飲み方がいちばんの目安になります。赤ちゃんの機嫌がよく、皮膚の色もよく、手足をよく動かし、元気に力強く泣いているか、母乳を最低でも1日8回以上飲んでいるかをチェックしてみてください。また、赤ちゃんの飲み方に問題があると十分飲めない原因になるため、「じょうずな抱き方、飲ませ方（58ページ～）」を参考に、じょうずに飲ませられているかを確認しましょう。

次の目安がおしっこの量です。「おしっこの量＝飲んだ母乳の量」ではありませんが、赤ちゃんが飲んだおおまかな量を推測することができます。しっかりとぬれたオムツが1日に6回以上あれば、赤ちゃんは十分母乳を飲んでいます。そして、母乳の赤ちゃんの特色である黄色い水っぽいウンチが最初の1カ月間は1日に2〜5回以上、その後はもう少しまとまって出るようになります。

次に目安になるのが、赤ちゃんの体重です。1カ月健診のとき、1日あたり30g以上、1カ月1kg以上ふえていないと「体重のふえがよくない」と判断されることがありますが、WHOによる世界的な標準では、完全に母乳だけで育てられている赤ちゃんの1カ月の体重増加の目安は500g以上です。

「赤ちゃんの体重のふえがよくないから母乳が足りない」と結論づけるのは、正しくないでしょう。母乳をたくさん飲んでいても、小柄な赤ちゃんもいます。たいせつなのは、その子がその子なりのペースでちゃんと成長しているかどうかです。また、体重だけでなく、身長と頭囲もふえているかをチェックしましょう。身長がぐんぐん伸びているときは、赤ちゃんの体重はあまりふえませんが、身長と頭囲が順調にふえていれば、心配ありません。

では、お母さんの乳房ではどのようなことが目安になるのでしょうか。

たとえば、乳房の中に母乳がいっぱいたまって、パンパンに張っていると、なんとなくたくさん出そうな気分になりますね。いつもおっぱいをためてパンパンにしておくと、お母さんの体は、「乳房には十分おっぱいがあるから、作らなくてよい」と判断して、ホルモンを出さなくなっていきます。また夜間授乳しないときがつづくと、たまったおっぱいによって基底部が圧迫されてきて、母乳の出は悪くなっていきます。特に2カ月半ごろから乳房が張らなくなると、「出なくなったのでは」と心配する人がありますが、これも誤解です。頻繁に授乳しているお母さんの乳房はいつもやわらかいものですが、もちろんきちんと母乳は作られています。母乳はためて飲ませるよりも作りながら飲ませたほうが最高においしいので、パンパンに張って母乳をため込んでいる乳房よりも、「張らないけれど、飲ませれば出る」乳房のほうが新鮮でおいしい母乳を飲ませることができるのです。「産地直送」の新鮮なおっぱいを飲ませましょう。

また、小さい乳房の人は母乳をためておく余裕がありませんので、いつも母乳を作りながら飲ませることになります。これも新鮮な母乳を飲ませることになり、赤ちゃんもおいしくて何回も飲むため、ますます分泌がよくなります。日本では昔から小さめの乳房のことを「さし乳」といい、母乳がよく出るよい乳房だといわれてきました。小さめの乳房の人も、自信を持って母乳育児に臨んでください。

乳房は、出産直後は張りやすく大きくなりますが、2カ月を過ぎたころからしだいに張らなくなってきます。このころから、赤ちゃんが乳頭をくわえるとその刺激で母乳を作るという便利なおっぱいに変わってくるからです。したがって、いつもパンパンに張っていた乳房もやわらかく、小さくなっていきますが、分泌される母乳の量は変わりません。張っていなくても赤ちゃんがおっぱいを飲み始めると、反対側の乳房にツツー、ツツツーとまるでモールス信号のような催乳感覚を感じることができれば、ちゃんと母乳を分泌しているのです。

赤ちゃんが母乳を飲むときの音も注意して聞いてみてください。コクコクとかゴックンゴックンなど、のどを鳴らす音が聞こえればだいじょうぶです。

おいしい母乳をたくさん出すために

母乳不足感を解消し、母乳だけで赤ちゃんを育てるためには、以下のことに気をつけましょう。

①頻繁に母乳を飲ませましょう（最低でも1日8回以上）。母乳の分泌にいちばん大きな影響を与えるのは、赤ちゃんの飲み方と飲む回数です。乳房は赤ちゃんが飲む刺激を受けて次々に母乳を作りますので、じょうずに頻繁に赤ちゃんに飲ませることが、母乳の分泌を高めます。もし、おしゃぶりを使っていたら、おしゃぶりを吸う回数だけ母乳を飲む回数が減ってしまうので、おしゃぶりを与えるのはやめましょう。

②夜間も赤ちゃんはおっぱいをほしがります。また夜間のほうがホルモンの働きも盛んで、母乳もよく出ますから、ぜひ飲ませましょう。

③いま、どうしてもミルクを足さなければならない人は、飲ませすぎに注意しましょう。赤ちゃんが長く寝て授乳間隔があきすぎると、母乳の分泌が悪くなるため、必ず赤ちゃんが飲み終わって2時間半以内に次の母乳をほしがる程度の量を足すようにしましょう。

④時間を気にしないで飲ませましょう。何分以内に終了しなければいけないとい

うルールはありません。母乳に含まれる成分も味も、飲み始めと飲み終わりのころでは大幅に変化しています。ゆったり授乳して、すべての味を味わわせ、すべての栄養分を摂取できるようにしてあげてください。

⑤お母さん自身の食事と休養も重要です。栄養バランスのよい食事を規則的にとりましょう。お母さんは健康な生活を心がけ、こまぎれでもいいので睡眠と休養をとるようにしましょう。

⑥リラックスしたおだやかな気分で授乳をしましょう。お母さんがイライラしていると全身が緊張し、血液の循環が悪くなります。お母さんの気持ちは赤ちゃんにも伝わります。赤ちゃんの成長を楽しみながら、のんびりと授乳するのがいちばんです。

⑦家族の協力はたいせつです。お母さんは母乳で赤ちゃんを育てようと一生懸命です。「おっぱい、足りないんじゃないの？」とか「ミルクなら、飲ませてあげられるわよ」など、善意から出た言葉でも、お母さんにはストレスになってしまいます。お母さんの気持ちを尊重しながら、協力しましょう。

⑧適度な運動をしましょう。最近は生活自体も便利になって、全身運動をすることが少ないようです。爽快感があるような軽い体操や散歩などがおすすめです。

⑨桶谷式乳房手技を受けましょう。母乳分泌不足や乳腺炎を改善するばかりでなく、お母さんの乳房の血液の流れをよくすることで全身の血液の循環もよくなり、お母さん自身の体調をととのえる効果もあります。

ほんとうの母乳分泌不足

いままでに述べたことをすべて行ったのに、どうしても母乳の出が少ない、または出ないということがあるでしょうか。

母乳育児に熱心な病院、WHO／ユニセフが認定している「赤ちゃんにやさしい病院」で出産したお母さんたちは退院するときには、ほぼ１００％近くが母乳育児をしています。ほとんどすべての人が母乳育児が可能なのです。

しかし、母乳の分泌量には、個人差があります。また赤ちゃんにも、飲む力が強い子、弱い子もあり、お母さんと赤ちゃんとの組み合わせによっては普通の人の倍の回数を、授乳しなくてはならない人もいます。もし赤ちゃんの体重増加が、3カ月までの赤ちゃんなら1週間で１２５g以下または1カ月で５００g以下であるなど、回数多く飲ませたのに、赤ちゃんの体重がどうしてもふえない、そして赤ちゃんが眠ってばかりいて飲む回数も量も少ない、活気がない、尿や便の回数が少ない、などが見られるときは、赤ちゃんの側に何か原因がないか、病気がないか、小児科医に相談しましょう。

お母さんの側に母乳の出にくい原因がある場合では、ヘビースモーカーや経口避妊薬を飲んでいた人、甲状腺の機能に問題がある人は、母乳の分泌が悪くなることがよく知られています。お産のときお母さんの命にかかわるほどの大量出血で輸血が必要だった人は、全身の健康状態が回復するまでは分泌は少ないことがありますが、多少の貧血なら、治療すれば母乳の分泌量も成分も変わりません。

お産のときに胎盤が完全に出きらないで、子宮の中に残っている場合も分泌量は少なくなることがあります。

また、以前に乳房の美容形成手術を受けたことがあるお母さんの中には、神経や乳管が傷ついている場合もあります。そんなときは、一生懸命赤ちゃんを乳頭に吸いつかせても、その刺激が伝わらず、母乳が分泌されないことになります。ただし、神経や乳管が傷ついているかどうかは実際に母乳を飲ませてみないとわからないので、まずは赤ちゃんにしっかり飲ませてみることです。

では、お母さんになんらかの持病がある場合はどうでしょうか。薬を飲んで治療をしている場合や、その病気によっては母乳の出始めが遅いことがありますが、ほとんどのお母さんは、母乳育児が可能です。母乳育児について主治医とよく相談してみてください。乳がんで片方の乳房しか残されていない場合でも、母乳で育てたというお母さんはたくさんいます。

母乳育児に戻したい

母乳で育てたいと思いながらも、気がついたらほとんどミルクになっていたという人、混合栄養でやっているけれど、できれば母乳だけにしたいと思っている人は、あきらめないでもう一度母乳育児に挑戦しましょう。お母さんの乳房に吸いつくことができる場合は、がんばって頻繁に飲ませてください。それによって分泌を促進し、おいしい母乳になると、赤ちゃんはミルクよりも母乳をほしがるようになります。まず必ずお母さんのおっぱいを飲ませ、それからミルクを飲ませます。ミルクの量は2時間半以内で次をほしがる量に調節してください。母乳は最低でも8回から10回以上飲ませるようにします。回数多く母乳を飲ませられるようになったら、赤ちゃんのおしっこの量を見ながら、無理をしない範囲でミルクの量と回数を減らしていきましょう。

また、すっかり哺乳びんに慣れてしまってお母さんのおっぱいに吸いつこうとしない赤ちゃんの場合、おいしい母乳を出すために1日8回以上授乳する練習と搾乳を行って、乳房に刺激を与えましょう。それと並行して、哺乳びんに慣れてしまった赤ちゃんに飲み方を変えてもらうために、コップでミルクを飲ませる練習をします。うまくお母さんの乳房に吸いつけるようになったら、母乳を頻繁に飲ませながら、少しずつミルクの量を減らしていきます。

こうした方法を行うときは、母乳育児の専門家のアドバイスを受けながらとり育児相談室には、同じ悩みをかかえたお母さんがいっぱいいますから、励まし合ってがんばることができますよ。

舌小帯短縮症のある赤ちゃん

母乳分泌不足の原因のひとつに、赤ちゃんが母乳をうまく飲めないことがあります。乳頭痛や乳頭亀裂が治らない、乳腺炎を繰り返す、一生懸命飲ませても、赤ちゃんの体重がまったくふえないという場合には、赤ちゃんの口の中をよく見てみましょう。舌の下に舌と下あごをつなぐ水かきのような、あるいは筋肉のスジのようなものがつながっていますね。これを舌小帯といいます。

赤ちゃんの舌が唇より突き出ていれば、じょうずに母乳が飲めますが、舌がひきつれて舌の先がハート形になったり、下の歯ぐきのところまでしか出ていない場合は、うまく飲めないことがあります。そのような子は、舌小帯短縮症といわれます。赤ちゃんの舌のつけ根の部分の舌小帯が舌の先端までついていたり、舌小帯が短かったりするため、赤ちゃんの舌がお母さんの乳頭をとらえることができず、うまく飲めないのです。

舌小帯短縮症のほとんどは成長に伴って改善されていきます。桶谷式手技を受け飲ませやすい乳房にととのえたり、「じょうずな抱き方、飲ませ方」の実践も有効です。それでも改善されず、母乳育児の確立や継続を困難にする場合は、専門医（耳鼻科・口腔外科・小児科）に相談しましょう。

2人目を母乳で育ててみて

愛知県　蔵富小百合さん
真吾くん（1才9カ月）

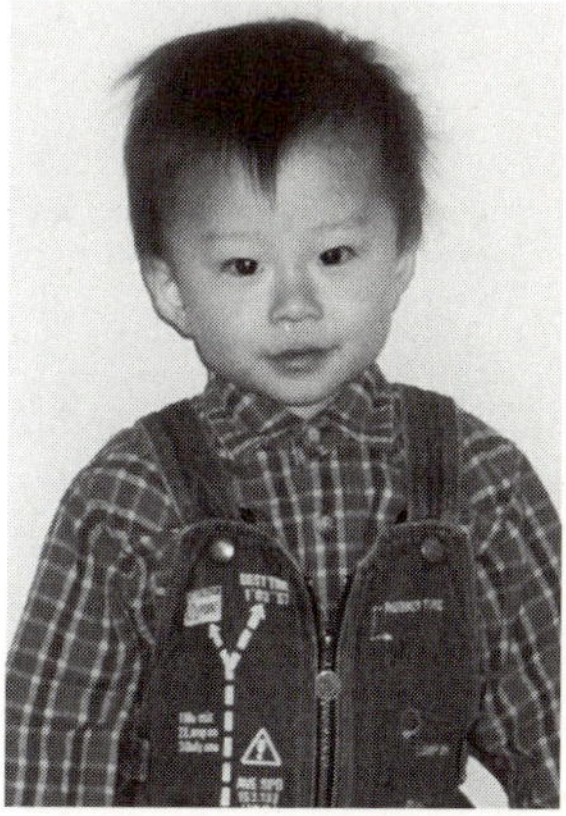

私が桶谷式に通い始めたのは、下の子が生後1カ月半のとき。現在5才になる上の子のときはおっぱいがちゃんと足りているのかが不安で、自己判断でミルクにしてしまったのです。上の子と遊びに行った公園で桶谷式に通っているお母さんと知り合い、初めて桶谷式母乳マッサージの存在を知りました。

初めて手技を受けるときには少し緊張しましたが、いままで産婦人科や保健師さんから受けた乳房マッサージとはまったく違い、ゆっくり乳房をほぐしてもらっているような感じ。まったく痛みがなく、とても楽になりました。

前回自己流で母乳をやめてしまったせいか、乳房の根元がかたいと先生にいわれました。「よく出そうなおっぱいなのにね」と先生に指摘され、上の子に申しわけないことをしたという気持ちでいっぱいになった私は、今回妙に肩に力が入ってしまい、「おっぱい出てますか？足りてない気がするんですけど」と何度も尋ねてしまいました。すると先生は、「心配ならミルクを足してあげなさい。気楽にね」とにっこり。なんだか、すごく気持ちが楽になりました。それからも手技のたびに不安なことの相談に乗っていただくとともに、母乳育児についてもいろいろと教えていただきました。張らないおっぱいだって母乳はしっかり出ていること。むしろかたく張りすぎた乳房からは質の悪い母乳しか出ていないこと。母親の食生活しだいで母乳の味が左右されること。試しに飲酒後の自分の母乳をなめてみたのですが、苦みが強くてほんとうにまずかったです。母親自身の無知が母乳育児を妨げることもあるのだと、実感しました。

重症だった舌小帯を手術。みごとな飲みっぷりに

愛知県　佐藤紀代美さん
みのりちゃん（1才5カ月）

上の子のときには8カ月で母乳が出なくなったので、今度こそずっと母乳で育てようと決意していたのですが、上の子の世話や出かける用事が多く、少しずつおっぱいが出なくなってしまいました。そんなとき、桶谷式母乳育児の指導をしてくれる助産院を紹介してもらい、さっそく訪ねてみました。娘が4カ月半のときでした。

最初は週3回、次に週2回、そして週1回と通って手技を受けるにつれ、母乳の出はどんどんよくなってきたのですが、肝心の娘の飲み方が弱く、うまく飲めないのです。上唇をまくり込んで乳頭をつぶして飲んでいるため、助産院で耳鼻科を紹介していただきました。この耳鼻科は母乳育児を推進していて、舌小帯についてくわしい病院。娘の場合、かなり重症で舌が乳頭にほとんどからまないため、今後の母乳育児のためにも舌小帯と上唇小帯の処置をすすめられました。

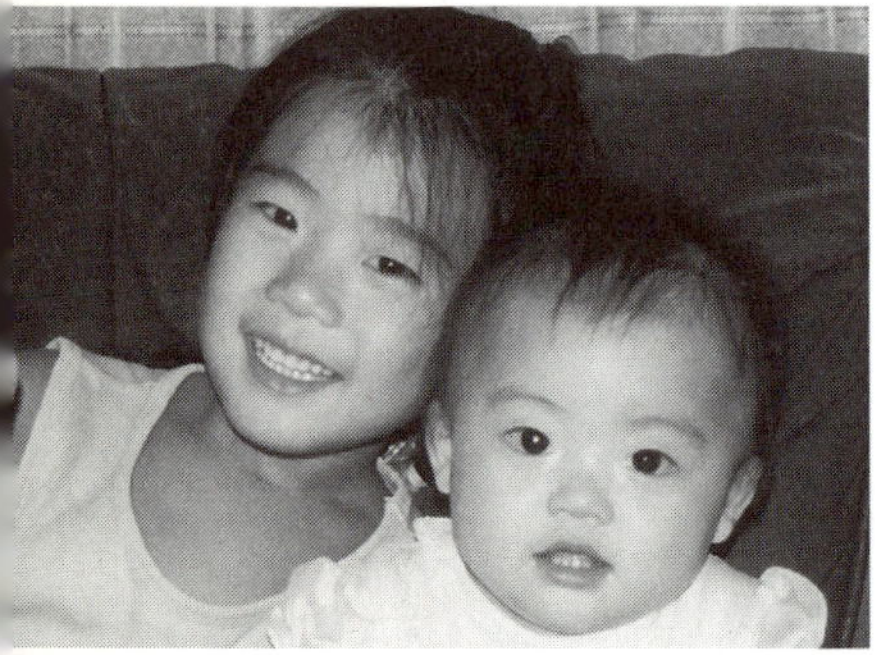

手術は局所麻酔。午前中に耳鼻科の外来で処置してもらい、午後には助産院でおっぱいの飲みを確認してもらって、「問題ない」といわれて安心して帰宅しました。

正直いって、「舌小帯を切る」ということに抵抗がなかったわけではありませんが、麻酔が覚めて3時間たてばふつうどおりに授乳もできるし、処置後は驚くほど力強く飲んでくれるようになったので、この子には必要な処置だったんだと思います。自分だけで育児をしていると、こうした処置の必要性にも気づかず、安易にミルクを与えていたことでしょう。こうした的確なアドバイスをくだった助産院の先生に、とても感謝しています。

母乳育児Q&A 太りすぎの赤ちゃん

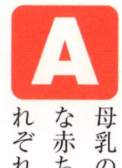

Q **生後４カ月の女の子の母親です。母乳で育てています。娘は体格がよく、４カ月の定期健診では体重が８kg近くありました。ほかの子とくらべるととても大きく、女の子なのでこのまま太りつづけたらどうしようかと思っています。母乳の子は小柄だと聞いていたのですが……。今後は、母乳を飲ませる回数を減らしたほうがいいのでしょうか。**

A 母乳の赤ちゃんだからといって、小柄な赤ちゃんばかりではありません。それぞれ育ち方が違います。小さい子もいれば、大きな子もいます。最初あまり体重がふえない子は6カ月過ぎになるとふえ始めてきますし、あなたの赤ちゃんのように大柄な子は、今後それほど急激な体重の増加は見られないと思います。それにこれから発達して、寝返りやハイハイなど活発に体を動かすようになるにつれ、体が締まってきます。歩き始めるころには、バランスのとれた体つきになっていくでしょう。

ですから、現在体格がいいという理由で母乳の回数を減らす必要はありません。赤ちゃんは自分で必要に応じて飲んでいます。回数を減らすとたまったおっぱいを飲むことになり、赤ちゃんの太り方や体つきもバランスが悪くなりがちです。

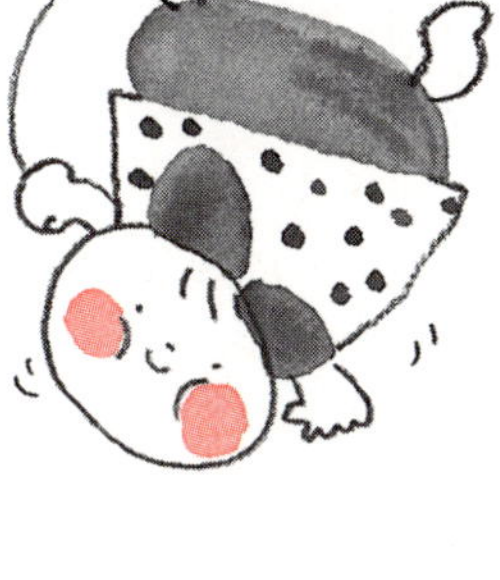

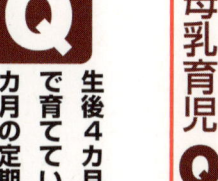

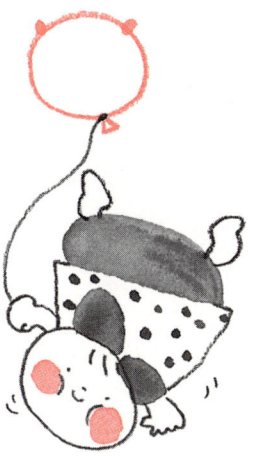

授乳中の
お母さんの食事

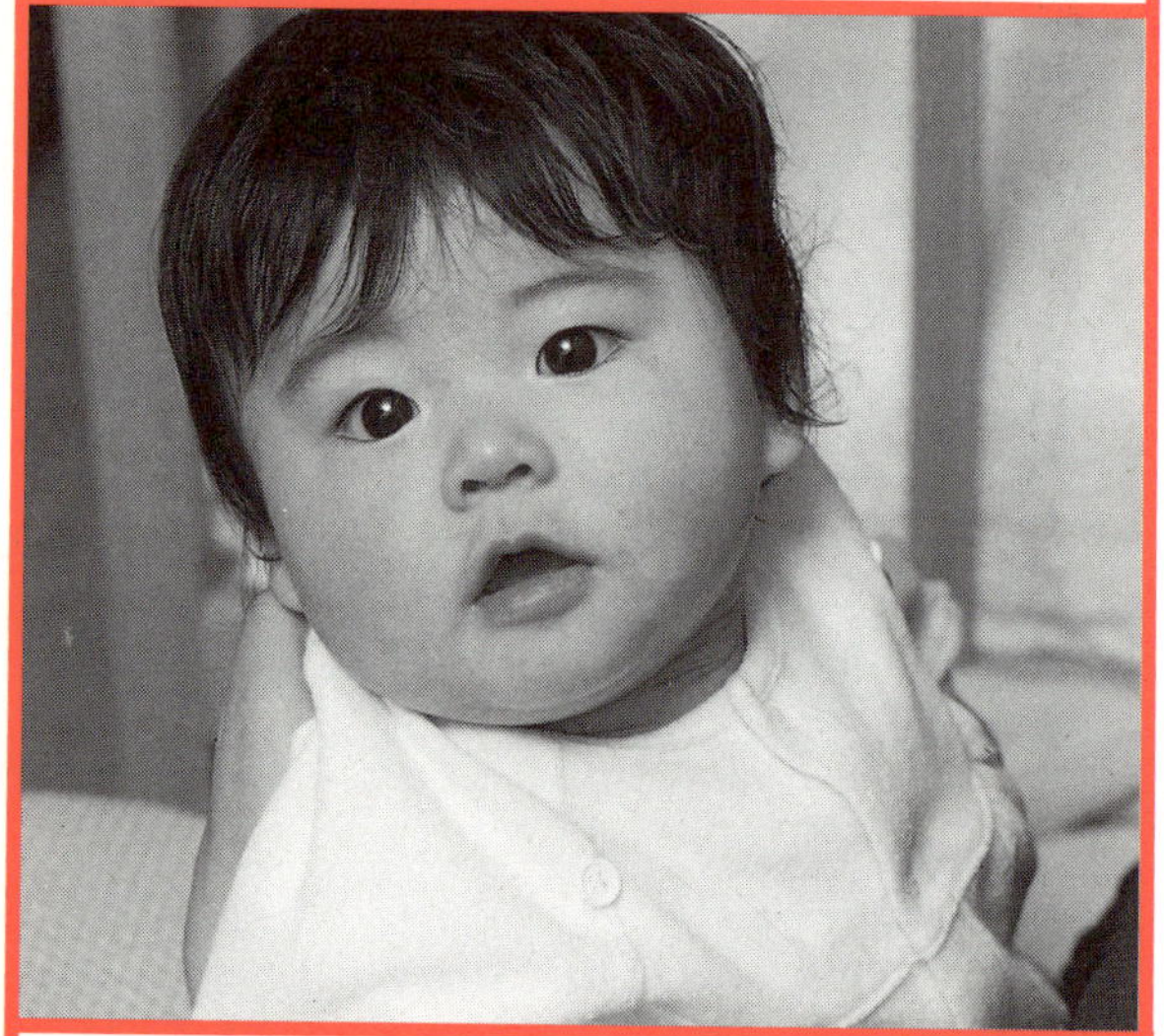

母乳育児のためにはどんな食事がよいのでしょうか

妊娠、出産は食生活を見直すいいチャンス

「おいしい母乳をたくさん出すためには、どんなものを食べたらよいのでしょうか」とは、よく質問されることです。

残念ながら、この食べ物を食べるとよい母乳が作られる、あるいは、この食べ物を食べると悪い母乳になるというものはありません。世界中を見渡してみると、人間は住んでいる地域によって、その食事の内容はたいへん違います。お米や小麦を主食にしている人たち、新鮮な野菜をほとんど食べず、お肉や魚ばかりを食べている人たち、じゃがいもを主食にしている人たちもいます。しかし何を食べていても、人間は母乳を出しつづけ、脈々と子どもを育ててきました。

人間は昔から、その土地でとれるものを十分食べることができれば、ちゃんと母乳が出て、赤ちゃんを育てることができるのです。むしろその土地以外でとれたもの、またその民族が昔からあまり食べてこなかったような食べ物を急にたくさんとるようになったときに体に異変が起きやすくなり、母乳の出が悪くなったり、トラブルが起きたりしてきます。

日本人は長い間、米を主食とし、小魚や野菜を中心とする食生活を送ってきました。しかし現代の食生活を見てみると、急速に欧米型の食事に近くなり、ここ50年間に動物性脂肪と動物性タンパク質の摂取量はそれ以前の3～5倍に達し、パン、牛乳、乳製品、肉類、食肉加工品、油脂類、砂糖を多くとるようになってきました。その結果、日本人の伝統食であるご飯を中心にした和食であれば見られない肥満や心臓病、乳がん、大腸がんなどがふえています。

私たちは、病気になったときなど何か機会がないと、なかなか自分の食生活を振り返ることがありません。そういう意味では、妊娠、出産で新しい家族を迎え入れたこのときがチャンスです。食生活をもう一度見直してみることで、おいしい母乳を出すとともに、家族みんなが健康になり、やがて大人になる赤ちゃんにも健康的な食習慣をつけていくことにもなるのです。

授乳中の食事を考えることで、家族全員の健康を見直してみましょう。

エネルギーはご飯から

妊娠中に女性は10 kgくらい体重がふえますね。3 kgは赤ちゃんに、2 kgは胎盤や羊水や大きくなった子宮に。では残りは？　残りは出産後おっぱいを作るために、乳房や全身の皮下に脂肪として蓄えられます。出産後もし食料が手に入らず、お母さんが何日も食べられなくても、お母さんは自分の脂肪を使ってちゃんと栄養のある母乳を出しつづけることができるようになっています。

出産後はどれくらいのエネルギーが必要でしょうか。一般に授乳中の女性は、妊娠していないときの食事よりも500kcalよけいにとることがすすめられています。桶谷式では、毎食ご飯をたくさん食べることをすすめています。最初はそんなに食べられないと思われるかもしれませんが、母乳が順調に出始めるとお茶わん2杯が軽く食べられるようになります。ご飯は水分も多く、ほかの炭水化物にくらべ消化もよく、インシュリンの分泌を低く抑えて皮下脂肪にもなりにくく、米文化の日本人にぴったりの食品です。朝食は、パンとコーヒーというメニューよりも、ご飯と野菜がいっぱい入ったおみそ汁、それに納豆や小魚という食事のほうが栄養のバランスもすぐれています。パンは食事と食事の間に、おやつとして食べましょう。一般に菓子パンは砂糖や油脂類が多く、お菓子と変わりありません。イースト・フード、乳化剤、保存料などの食品添加物も入っています。パンを主食にした献立は、おかずに生野菜のサラダ、ハムエッグ、乳製品などが多くなり、高脂肪の食事になりやすいのです。

毎食ご飯を2杯食べていても、母乳育児をしているお母さんは肥満になりにくく、自然なダイエットができます。これを機会にすっかりスリムなプロポーションになることも可能ですが、体重は1カ月に2kg以上は減らないように注意しましょう。食事をしっかりとらないでやせてしまうと、お母さんは妊娠中蓄えた脂肪を母乳を出すのに使いきってしまい、その後はお母さんの体の中の脂肪を使って母乳を出そうとするからです。そうすると当然お母さんの体力が低下し、健康状態が悪くなってしまいます。

さあ、授乳中は「朝、昼、夕のご飯は2杯ずつ」を目標に、もりもり食べましょう。

タンパク質と脂肪のとり方

タンパク質は赤ちゃんの成長に欠かせない栄養素です。母乳中のタンパク質はお母さんの食べた食事の影響はあまり受けないといわれています。栄養状態の異なる国のお母さんの母乳中のタンパク質を調べても、ほとんど一定です。したがって授乳中に特別たくさんのタンパク質をとる必要はありません。むしろ動物性タンパク質をたくさん使った食事（焼き肉、ステーキ、ハンバーグなど）やバターや牛乳、卵などをとりすぎることによって、いっしょに脂肪もとりすぎてしまったり、赤ちゃんによってはアレルギーになりやすくなります。

日本人は昔から良質のタンパク質であるとうふや納豆、みそなど大豆製品をよく食べてきました。また動物性タンパク質でも、肉よりむしろ魚介類を多く食べてきた歴史があります。

大豆と大豆製品は、タンパク質のほかにも、ビタミンをはじめとするさまざまな栄養を含んでいます。肉や魚などの動物性タンパク質だけに偏ることなく、大豆、とうふなど植物性のタンパク質もバランスよく食べることがたいせつです。

お母さんが食事としてとる栄養素の中で、母乳の量と質に最も影響するのは脂肪です。そのことは、食事の脂肪酸組成と母乳中の脂肪酸組成が類似することからもわかります。魚をよく食べるお母さんの母乳は、不飽和脂肪酸が多いといわれています。なるべく植物性脂肪や動物性脂肪でも魚を中心にしてバランスよく脂肪をとるようにしましょう。どんなによい食べ物でも食べすぎはいけません。偏りのない食事がたいせつです。

魚は白身魚が授乳中のトラブルが少ないので、おすすめです。たい、ひらめ、きす、さわら、あゆ、さより、たら、かれい、ぼら、ふぐ、すずき、かます、たちうおなど。また、貝類やえび、いか、たこなどもよいでしょう。さば、さんま、いわしなどの青身魚もαリノレン酸のＤＨＡ（ドコサヘキサエン酸）など脳の活性化によい脂肪酸が含まれていますので、とりたい食品です。しかし、これらはとりすぎると乳房トラブルの原因になりがちなので、注意しましょう。また、酸化しやすい脂肪酸ですから、新鮮なものを選びましょう。

日本人が昔から食べている和食は、魚介類、野菜、穀物が多くとれるので、動物性脂肪が抑えられ、脂肪酸のバランスがよい食事となります。こうした食事は、授乳中のお母さんの体調をととのえ、母乳の分泌をスムーズにします。

タンパク質や脂肪をとるときは、肉は霜降りではなく、脂肪の少ない赤身の部分やささみを、魚も脂の少ない白身魚が適当でしょう。これは一時大きな社会問題になったダイオキシン対策にも有効です。ダイオキシンなどの物質は油にとけやすく、食物連鎖の中では、大きな動物の脂肪部分にとけて蓄えられているからです。こうした体に有害な物質をなるべくとらないためにも、脂肪の多い部分を食べるのを避けたり、無農薬や低農薬の野菜を食べることに努めることがたいせつです。

ビタミン、ミネラルのバランス

野菜や果物、海草などは、旬で新鮮なものはその食べ物の持ち味が最高のときで、いちばんおいしいとき。また栄養面のビタミン、ミネラルがいちばん豊富なときでもあります。

果物は便秘や美容に有効で、甘いお菓子を食べるよりはいいのですが、糖分が高く、体を冷やすものが多いので、食べる量をかげんしましょう。母乳がよく出るようになるとのどが渇くので、つい果物を食べすぎてしまいがちなので、注意が必要です。

授乳中、特に必要なミネラルは、鉄分、カルシウム、マグネシウムの3つです。鉄分は、魚介類（マグロの赤身、あさり、しじみ、煮干しなど）、海草類（ひじき、青のり、干しのりなど）、大豆や大豆製品、緑黄色野菜（ほうれんそう、小松菜など）、乾燥野菜（切り干し大根、かんぴょう、ドライフルーツ）などに多く含まれますが、これらはまた和食の食材としてよく使われるものです。

カルシウムは赤ちゃんの健康な歯と骨を作るためにも大切なミネラルです。母乳中のカルシウムはお母さんの摂取量が少ないと、お母さんの骨から母乳へ出ていくので、将来、骨粗しょう症にならないように授乳中には努めて多くとるようにしましょう。

カルシウムというと牛乳や乳製品が代表的ですが、これらを多くとると、アレルギーになりやすくなったり、乳脂肪のとりすぎになったりするので注意が必要いも類から十分に摂取できます。乳製品に頼らなくても、和食なら豆類、穀物、魚介類、野菜類、海草類、いも類から十分に摂取できます。

気をつけなくてはならないのは、リンを多く含むインスタント食品や、タンパク質や砂糖のとりすぎはカルシウムの吸収を妨げてしまいます。また塩分のとりすぎも腎臓からのカルシウムを排泄してしまうので、薄味にすることもたいせつです。

骨の形成には、カルシウムだけでなく、マグネシウム、ビタミン類などが必要となりますが、ミネラル、ビタミンの理想的なバランス条件を満たしているのが植物性食品です。それも、みそ、おから、のり、ひじき、かんぴょうなど日本の伝統的食材に多く含まれているので、これらを意識して食べるようにしましょう。

また、和食をとっていると食物繊維を十分とることができます。食物繊維は、炭水化物、タンパク質、脂質、ビタミン、ミネラルにつづく「第六の栄養素」といわれています。食物繊維は大腸でビフィズス菌を増殖させて腸内環境をよくし、便通をととのえて、コレステロールを便として体外に排出してくれます。食物繊維はよくかまなければなりませんが、よくかむことは脳に刺激を与えて、さまざまなホルモンを活性化させるといわれています。食物繊維が多い食品には、海草類、豆類、きのこ、野菜、いもなどがあり、これらは毎日食べたいものです。

赤ちゃんの飲みはお母さんの食事のバロメーター

出産直後はまだ赤ちゃんもたくさん飲みません。そんなときに一度に高カロリーの食事をすると、乳房がパンパンに張ってしまい、乳房だけでなく、乳輪や乳頭までかたくなって、赤ちゃんが乳頭に吸いつけなくなってしまいます。入院中、お見舞いにケーキなどの洋菓子をいただくことも多いと思いますが、バターや生クリーム、砂糖などをたくさん使っているものは、食べすぎにくれぐれもご注意を。同じように、昔から母乳がよく出るようになると言い伝えられてきたもち、おはぎ、鯉こくなども、赤ちゃんがじょうずに吸いつけるようになり、母乳の分泌が本格的になってから食べたほうが無難です。

母乳はほんのりと甘くておいしいものですが、お母さんが甘いものを食べると甘くなるというものではありません。むしろ体調が悪いときに洋菓子などを食べると、乳腺の流れが悪くなってしこりができたり、熱が出たり、乳腺炎になりやすいこと、また赤ちゃんが母乳をいやがって飲まないなど、トラブルの要因になることが多いので、気をつけましょう。

お母さんの食べたものは、母乳の味や成分に少なからず影響を与えます。にんにくのようなにおいの強い野菜を食べると、赤ちゃんはこれに反応して、母乳をたくさん飲んだという子と、とてもいやがって飲まなかったという子がいます。また、とうがらしをたくさん使った食事を食べたあとでは、赤ちゃんに発疹ができたという報告もあります。

カフェインはコーヒー、お茶、コーラ、チョコレートなどに含まれていて、母乳中にも少量ですが分泌され、赤ちゃんによっては、ぐずったり、寝つきが悪くなったりすることがあります。

お母さんが偏った食事をとったときの赤ちゃんの状態

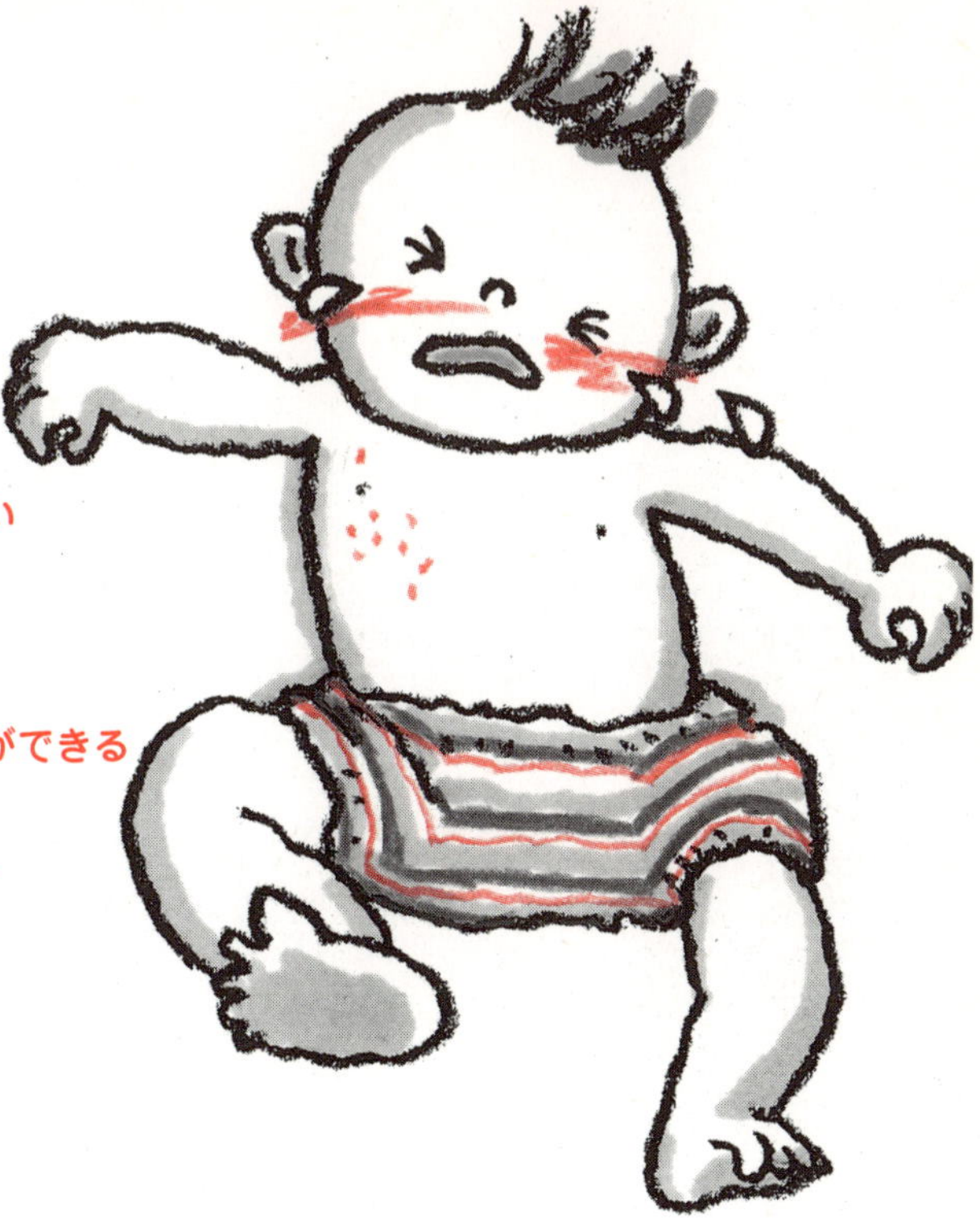

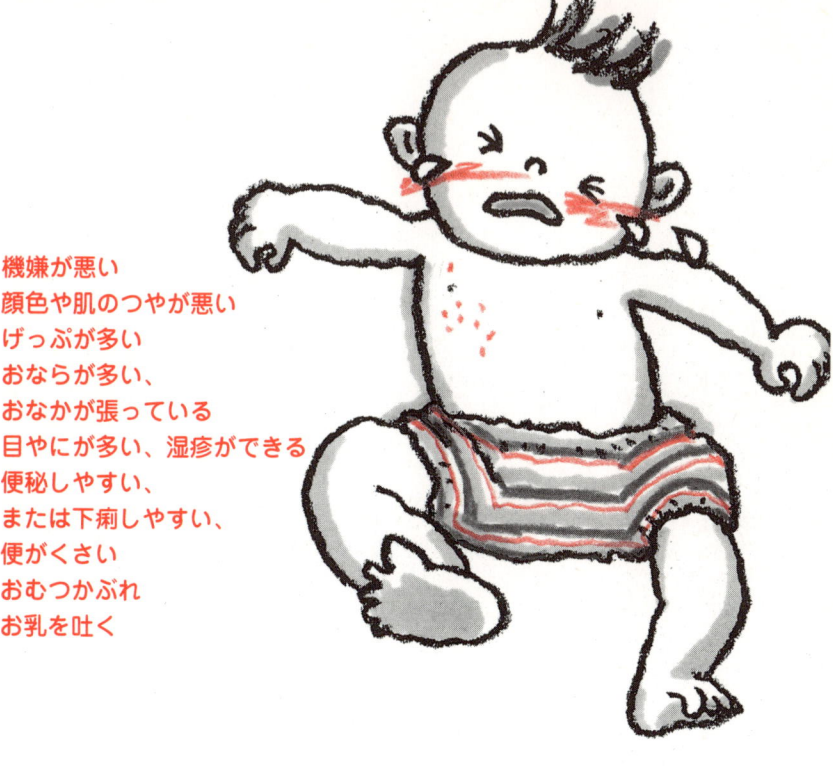

機嫌が悪い
顔色や肌のつやが悪い
げっぷが多い
おならが多い、
おなかが張っている
目やにが多い、湿疹ができる
便秘しやすい、
または下痢しやすい、
便がくさい
おむつかぶれ
お乳を吐く

アルコールは少量なら影響はないといわれていますが、飲みすぎると母乳の分泌を悪くしたり、赤ちゃんにさまざまな変化があらわれてきます。飲まないにこしたことはありません。

タバコは母乳の分泌を悪くしますし、赤ちゃんにも悪い影響が出るので、もしお母さんがタバコを吸うのなら、これを機会にぜひ禁煙に挑戦しましょう。

赤ちゃんによってはお母さんの食べ物の中でアレルギー症状を起こす食べ物があるようです。どんなものを食べたとき、赤ちゃんはおっぱいを飲むのをいやがったでしょうか。また湿疹が出たり、おしりが赤くなったり、目やにが出たり、おならが多かったりと、体に変化があらわれたことがあった

偏った食事をとったときのお母さんの状態

乳房が張って痛い
しこりや乳腺炎症状がある
肩がこる
頭痛
便秘
イライラする

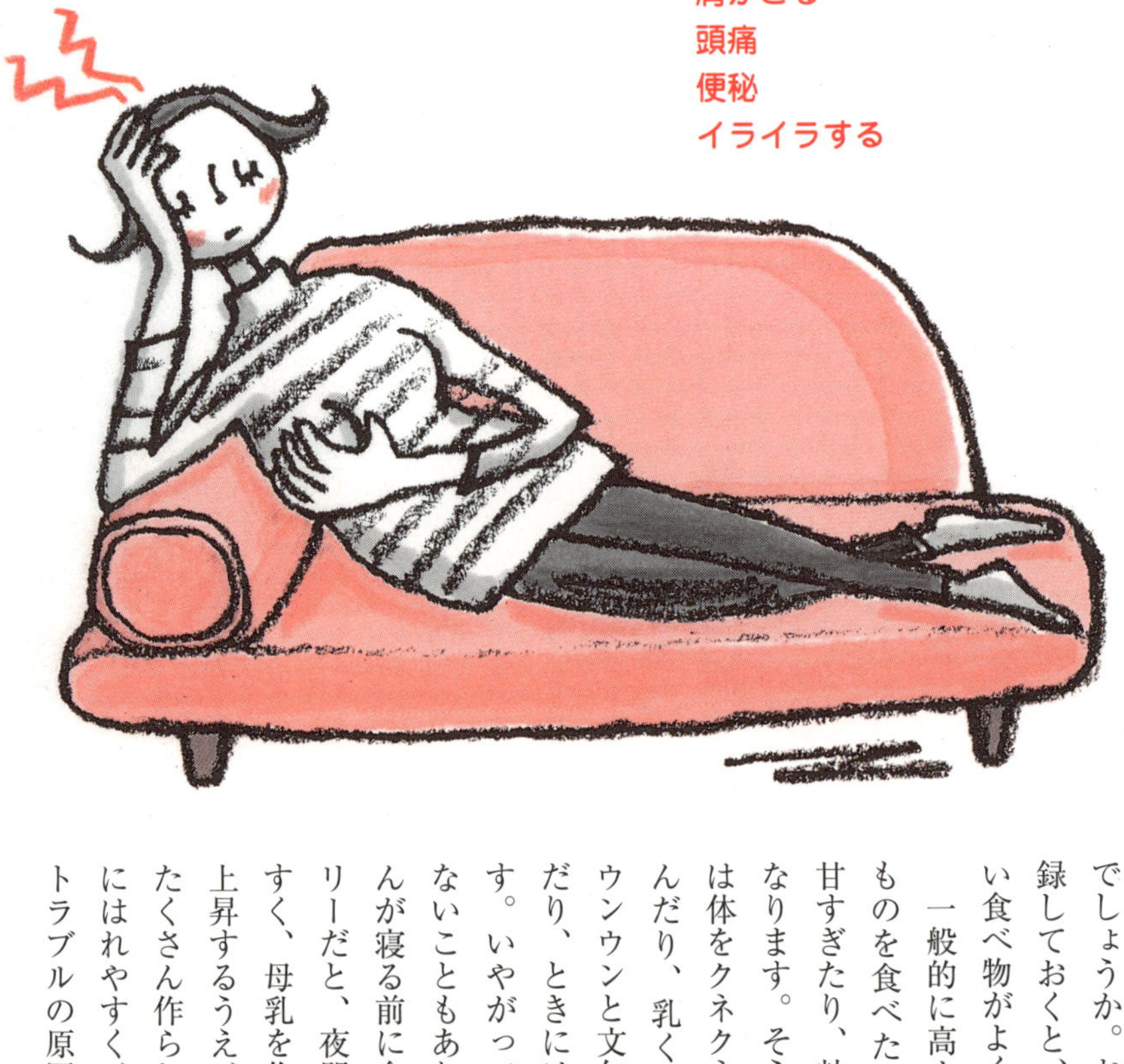

でしょうか。お母さんがそれを記録しておくと、赤ちゃんに合わない食べ物がよくわかります。

一般的に高カロリー、高脂肪のものを食べたときは、脂っぽく、甘すぎたり、粘りけのある母乳になります。そうなると、赤ちゃんは体をクネクネと動かしながら飲んだり、乳くびを引っぱったり、ウンウンと文句をいいながら飲んだり、ときにはかむこともあります。いやがってまったく飲みつかないこともあります。特にお母さんが寝る前に食べたものが高カロリーだと、夜間は乳腺が膨張しやすく、母乳を作るホルモン分泌も上昇するうえ、食べすぎて母乳がたくさん作られ、乳房がパンパンにはれやすく、乳腺炎などの乳房トラブルの原因になることもあります。赤ちゃんもたまった母乳を飲むと消化が悪く、長く寝てしまい、授乳間隔があいて、また母乳がたまるという悪循環になってしまいます。

食べ物の影響はそれぞれのお母さんや赤ちゃんによって、個人差があります。いつも自分のおっぱい、赤ちゃんの飲み方を見て、自己管理していきましょう。

赤ちゃんがおいしそうに飲んでくれるときは、母乳は青みがかった白色で、さらっとしていて、濁りがなく、しぼったときに排乳口から出る乳汁の濃さがそろっています。また、あたたかくて、味をみるとあっさりとしたおいしい甘さがあります。このようなおっぱいなら赤ちゃんはうれしそうに、たくさん飲んでくれるのです。お母さんの生活、特に食事は、母乳に影響を与えます。そして母乳は赤ちゃんの体を作っていきます。いつもおいしい母乳を飲んでいる赤ちゃんは、動作も活発で、骨や筋肉の発達も良好で、締まって見えます。機嫌もよく、目が輝いて、いきいきとし、とても赤ちゃんらしく感じるものです。食事に気をつけることは、お母さんを健康にし、赤ちゃんの健やかな成長を促すのです。

授乳中の食事について気をつけたいこと

食事を見直すことは、実際どのようにしていったらいいのでしょうか。何を食べてもよいということは、どんな偏った食べ方をしてもだいじょうぶということではありません。また、あれは食べないほうがいい、これはダメといって、禁欲的な食生活をつづけ、ストレスがたまって、母乳育児をつづけることが苦痛になっては困ります。食事は人間にとって、本来楽しみでもあるのです。いまの食事から引き算をしていくのではなく、自分は何をもっと食べたらいいのかを考え、ちょっと足りないかなと思われるものをつけ加えていくようにしましょう。

具体的には、

①「主食・主菜・副菜」あるいは一汁三菜といったとり合わせを考え、いろいろな食べ物をバランスよく。

②朝・昼・夕食ともしっかりと。

③魚介類・豆・豆製品・野菜類・海草類を多く肉は少なめに。

④油・砂糖・食塩は控えめに。

⑤添加物・加工食品も避ける。

このようなことに気をつけて、毎日の食事を楽しいものにしていきましょう。私たちの祖先は、海でとれるもの、山や川でとれるもの、さまざまな食べ物を工夫して食べてきました。日本は季節の変化が大きく、四季折々に豊かな食材に恵まれています。日本の伝統的和食は季節の素材をその気候に合わせて調理したものが多く、そういうものは暑いときには体を涼しくし、寒いときには体をあたためるため、より元気で健康的に過ごすことができるものです。お母さんの日々食べるものを、赤ちゃんは母乳を通して味わっています。

お母さんはいつも赤ちゃんの分もいっしょに食べているのです。お母さんが食事に気を配ることで、赤ちゃんはおいしい母乳をたくさん飲むことができ、ひいては家族全員の健康づくりにつながるのです。

おすすめ献立

「和風は苦手だな !! 」「どうやって作ればいいの？」と悩んでいるお母さん。和食の素材で現代風の献立にアレンジしたものをご紹介します。チャレンジしてみてください。

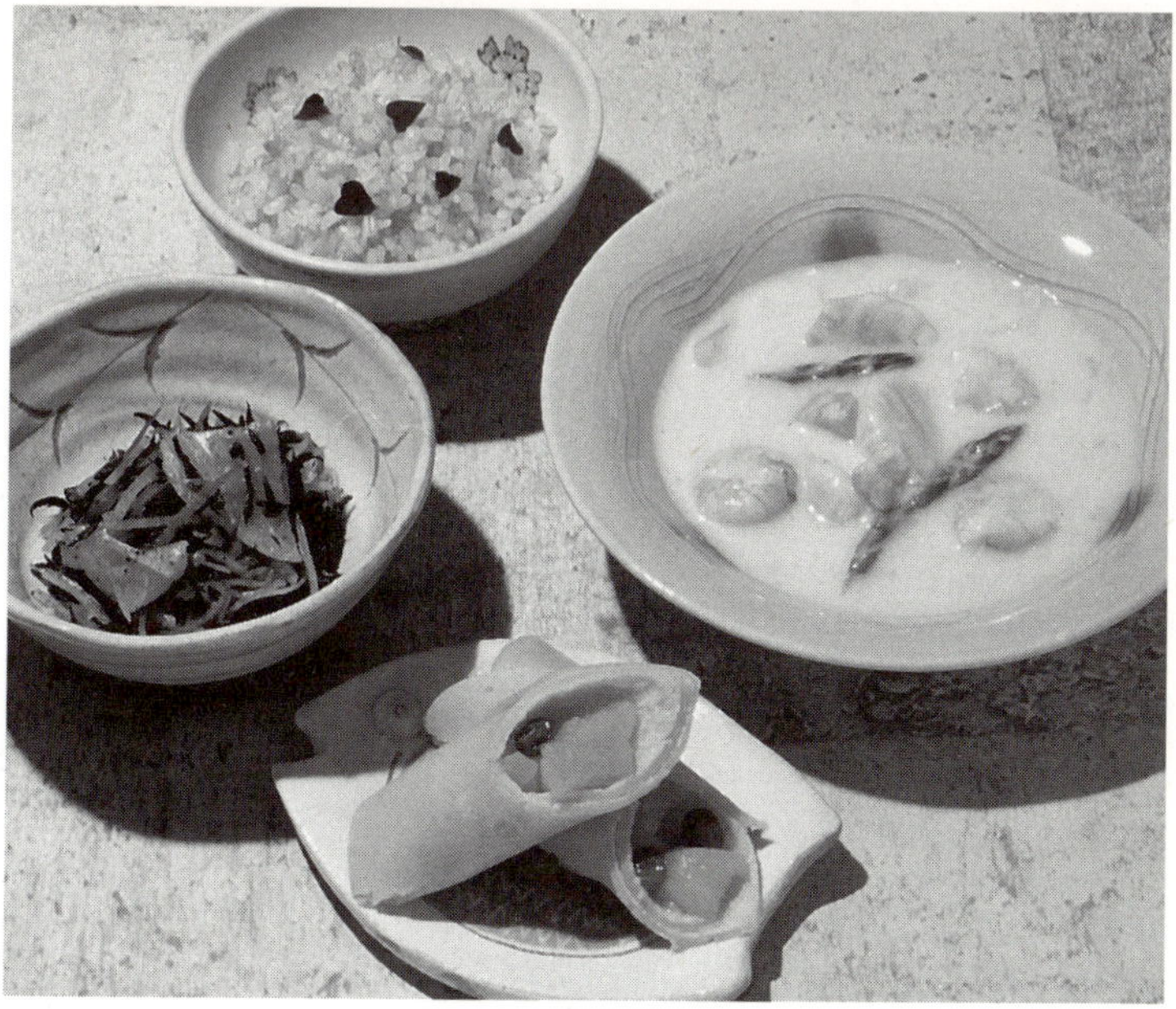

① クリームシチュー

〈作り方〉えび、玉ねぎ、にんじん、かぶ、グリーンアスパラガスなどの野菜を煮て、豆乳を加え、小麦粉でとろみをつけ、塩、こしょう、ローリエで味つけをする。

② にんじんご飯

〈作り方〉米を洗い、分量の水を入れ、すりおろしたにんじん、だし昆布、塩を加えて炊き込み、炊き上がりに塩昆布を散らす。

③ ひじきのマリネ

〈作り方〉十分もどしてさっとゆでたひじきに、玉ねぎ、にんじん、ピーマン、スモークサーモンを適宜切ってまぜ合わせ、ワインビネガー、きび糖、塩、こしょうをまぜたマリネ液を合わせる。

④ そばクレープ

〈作り方〉そば粉、小麦粉、水を合わせてクレープの皮を作り、サラダ油を薄く引いたフライパンで薄めに焼き、煮りんご、レーズンを巻く。

① 枝豆ご飯

〈作り方〉炊き上がったご飯に、塩ゆでした枝豆、みじん切りの紅しょうがをまぜる。

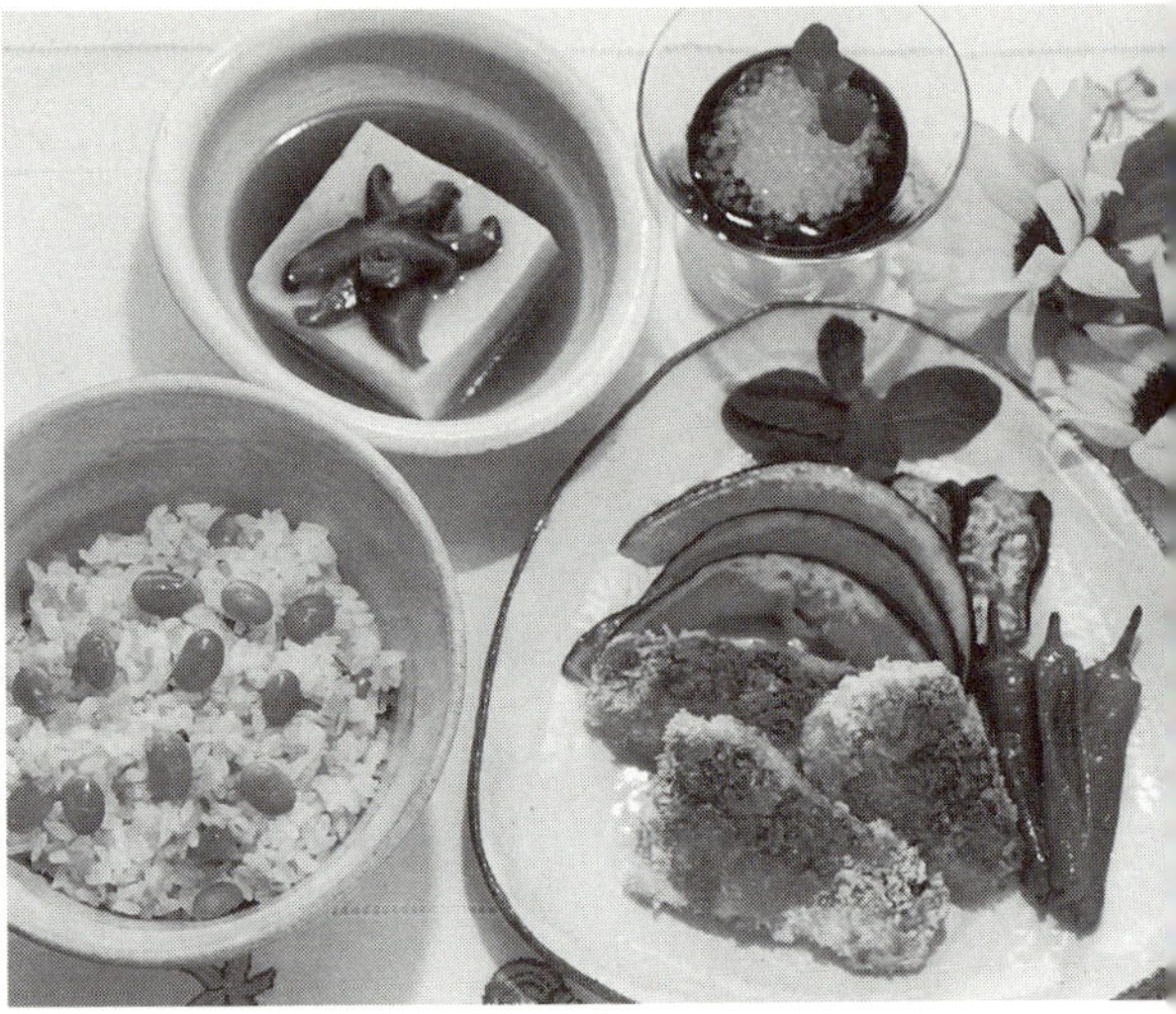

② 白身魚のパン粉焼き

〈作り方〉白身魚に小麦粉、とき卵、パン粉をつけてクッキングペーパーを敷いたフライパンで焼き、きび糖、米酢、しょうゆ、酒をまぜたソースをかける。

③ ごまどうふ

〈作り方〉干ししいたけをもどし、きび糖、しょうゆ、片栗粉をまぜて薄あんを作り、ごまどうふにかける。

④ タピオカ

〈作り方〉黒練りごま、黒砂糖、片栗粉で黒ごま蜜を作り、透明になるまでゆでたタピオカにかける。

① 炊き込みご飯

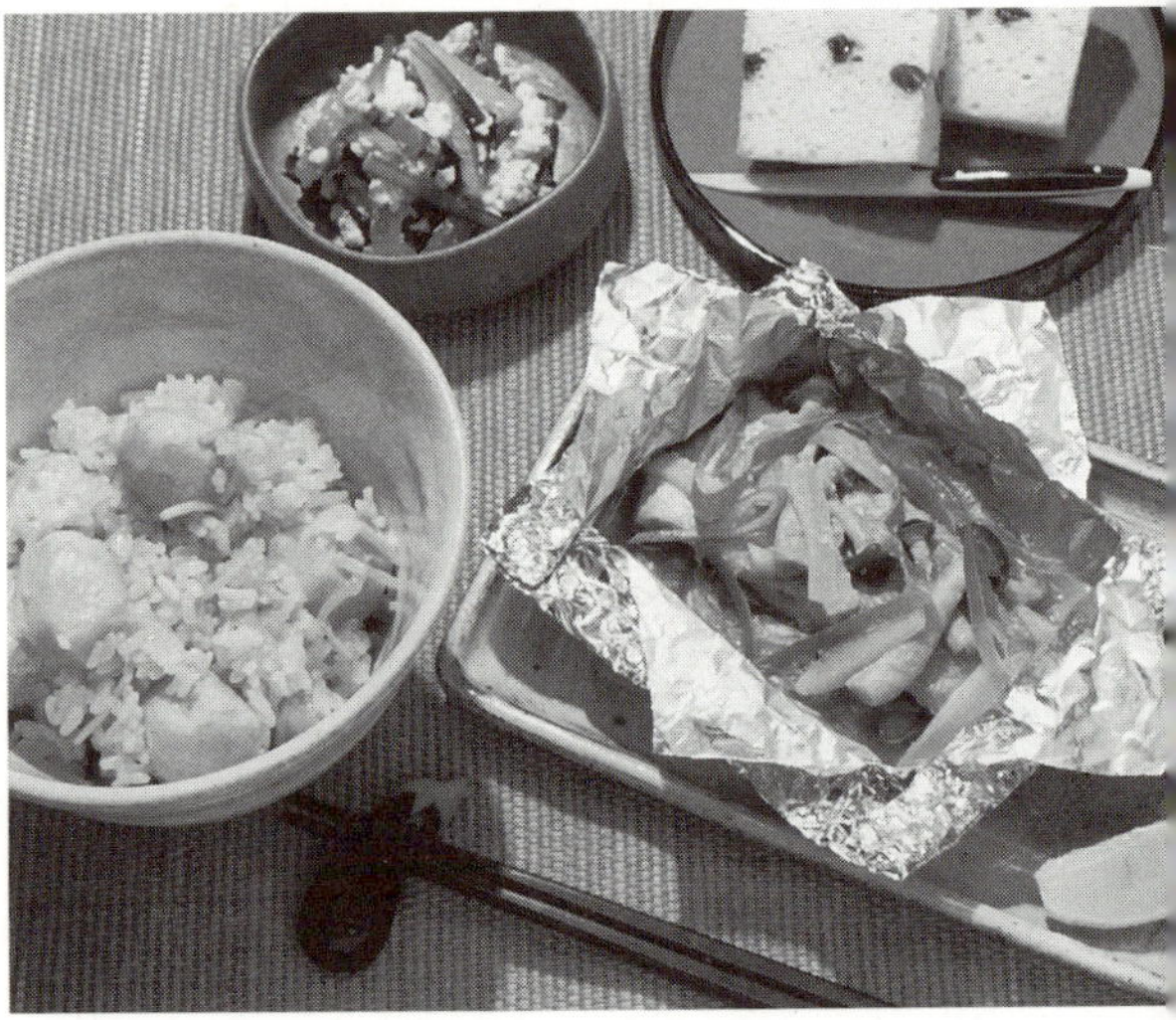

〈作り方〉米を洗い、適宜に切った里いも、にんじんを加え、だし汁、塩、しょうゆ、酒で炊き込む。

② 白身魚のホイル焼き

〈作り方〉白身魚、玉ねぎ、にんじん、青ねぎ、しめじをホイルに包みフライパンで中火で蒸し焼きにし、ごまだれとレモン汁をかける。

③ 白あえ

〈作り方〉こんにゃく、にんじん、小松菜、さつまいもはそれぞれ下ゆでして、水きりした木綿どうふにだし汁、塩、しょうゆ、きび糖、すりごまを合わせたものとまぜる。

④ かるかん

〈作り方〉大和いものすりおろし、きび糖、上新粉、レーズンをまぜ、形をととのえて蒸す。

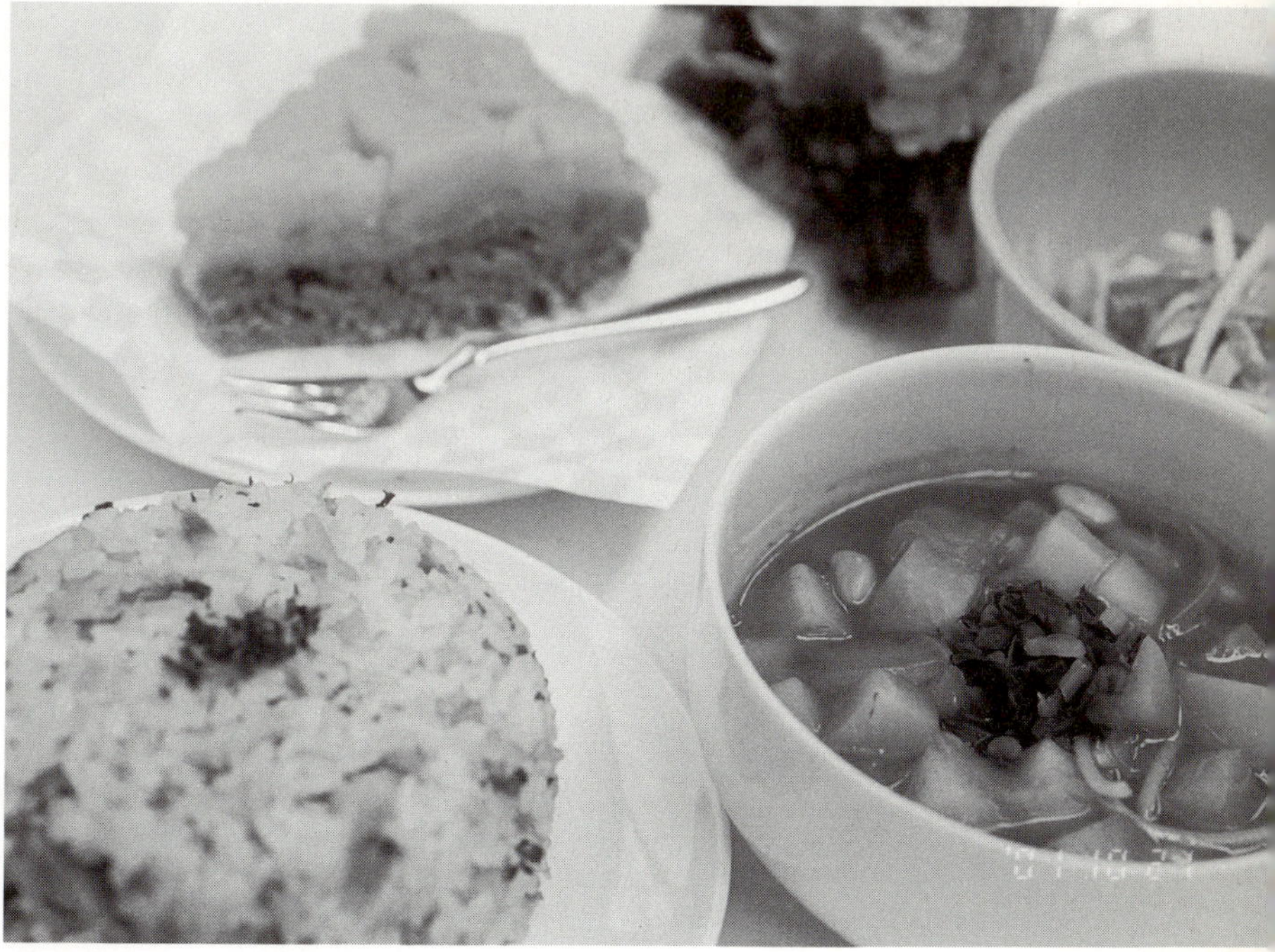

① ピラフ

〈作り方〉米に水を入れ、ノンオイルシーチキン、みじん切りのにんじん、玉ねぎ、酒、塩、こしょうを加えて炊き込み、でき上がりに刻みパセリをまぜる。

② ミネストローネ

〈作り方〉玉ねぎ、にんにく、酒少量をいため煮した中に、にんじん、大根、スープ、ベイリーフを入れ、ぐつぐつと煮る。やわらかくなったらじゃがいも、大豆の水煮、スパゲッティを加え、再びよく煮たら、ケチャップと塩、こしょうで味をつける。

③ ごぼうのサラダ

〈作り方〉ごぼうを酢少量入れた水に放してからゆで、ゆでた小松菜、ハムと合わせ、ねりごま、ヨーグルト、七味とうがらし、塩、こしょうで作ったドレッシングとあえる。

④ りんごのケーキ

〈作り方〉全粒粉、きび糖、ベーキングパウダー、豆乳、シナモンをよくまぜて生地を作り、型の中に煮たリンゴを敷き、その上に生地をのせ180℃のオーブンで焼く。

母乳育児を妨げる
乳房トラブル

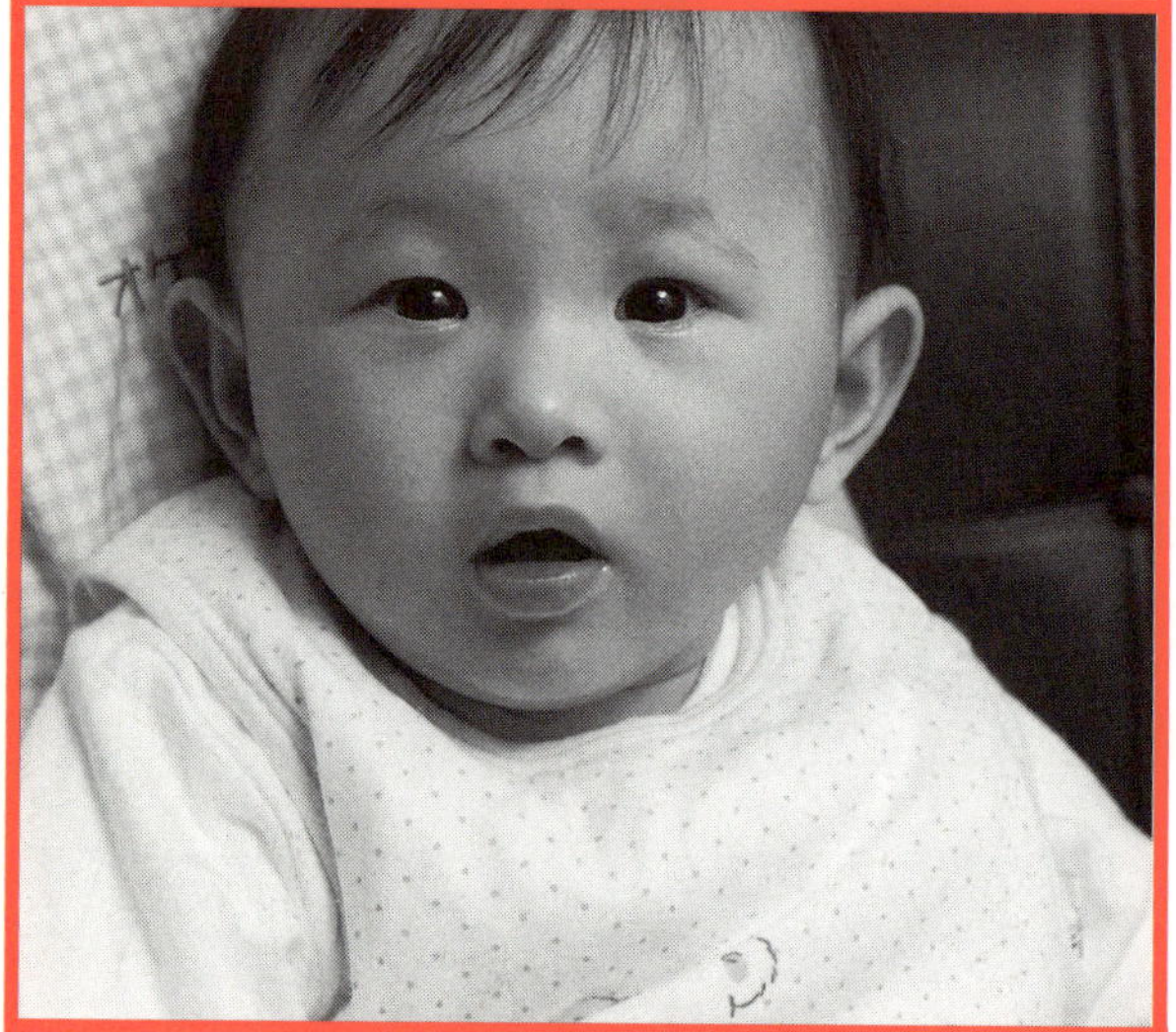

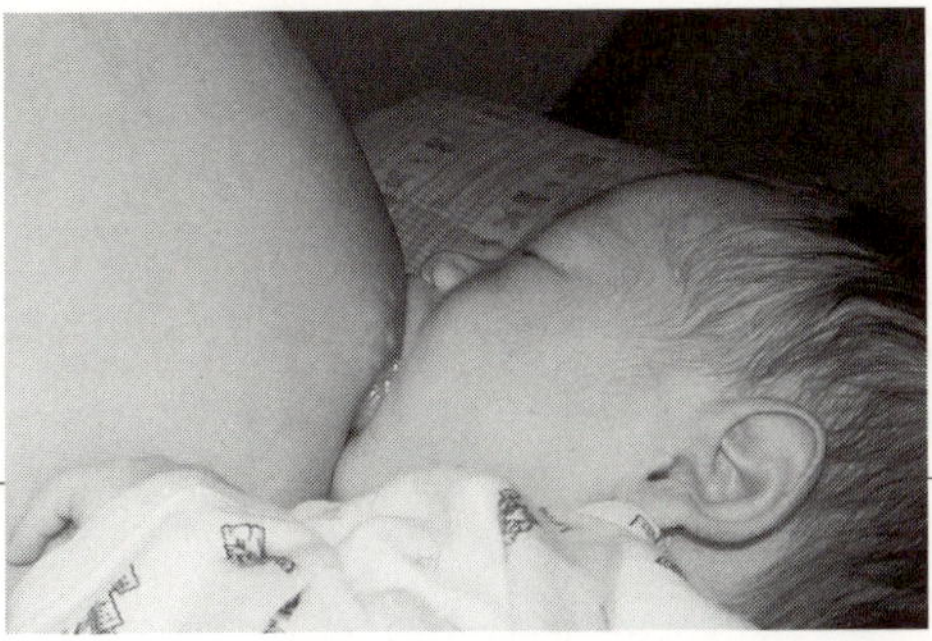

乳頭のトラブルで直接飲ませられないとき

陥没乳頭、扁平乳頭

「乳頭が平らで、赤ちゃんがどこに吸いつけばいいのかわからないのではないかしら」「乳頭が乳輪にめり込んでいるように陥没していて、どのように飲ませていいのかわからない」そんな心配を持っているかたもいらっしゃるでしょう。人間の顔が一人一人違うように、乳頭の大きさや形は人によってさまざまです。大きい、小さい、扁平、陥没などいろいろですし、左右でも違います。乳頭の形によって母乳育児ができないということはまったくありません。母乳をじょうずに飲んでいる赤ちゃんを見てみましょう。必ず大きな口をあけて、乳頭だけでなく乳輪までくわえています。そのとき上下の唇は、朝顔の花のように外に向かって開いています（写真）。乳頭が小さくても、陥没していても、このように大きな口をあけて、乳輪をたくさんくわえ込むことができれば、母乳を飲むことができるのです。

そのためには、まず出産後なるべく早く、まだ乳輪、乳頭のやわらかいうちに

いろいろな乳頭の形

扁平乳頭

乳房が緊満すると乳輪全体がかたくなって、くわえられなくなります。出産後なるべく早く、乳房がやわらかいうちに飲ませましょう。

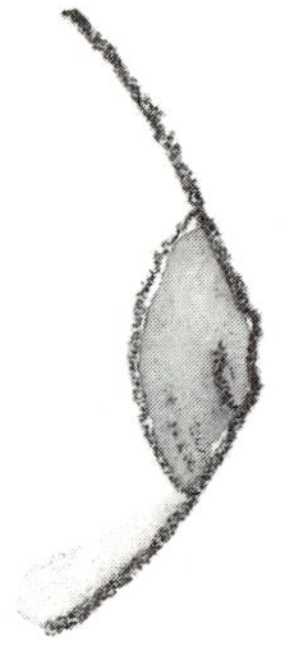

乳頭が小さい

赤ちゃんの口腔と乳頭が密着しにくいため、乳輪全体を深くくわえさせましょう。

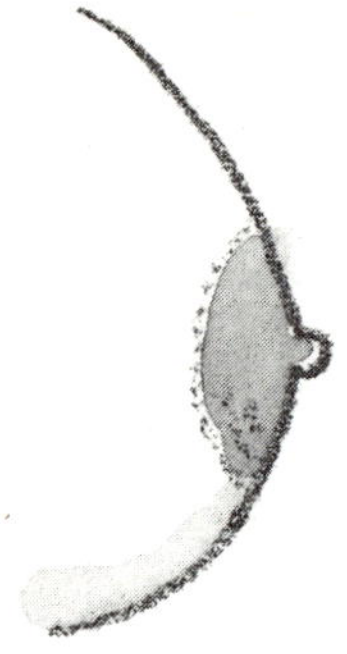

陥没乳頭

搾乳するときのように親指と人さし指で乳輪をはさみ、乳頭が出れば問題はありませんが、引っ込む場合は直接飲めるまで時間がかかります。

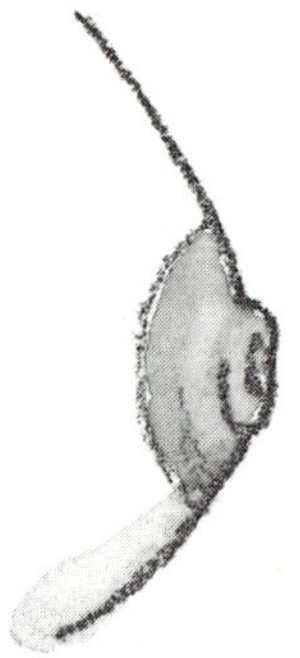

乳頭が大きい

赤ちゃんが小さいうちはじょうずに飲めないかもしれませんが、成長につれ飲めるようになっていきます。

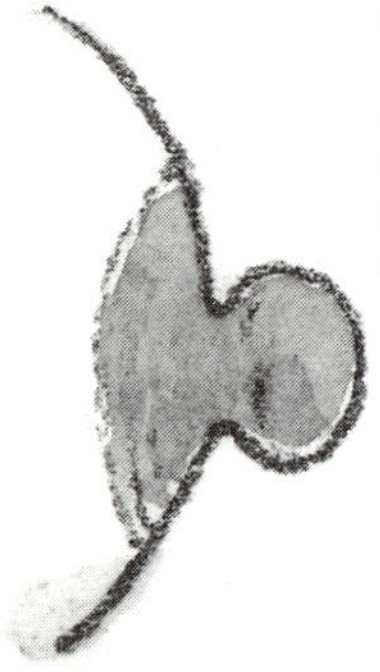

赤ちゃんに含ませましょう。乳房が張りすぎてからだと、かたくてくわえるのがむずかしくなってしまうので、病院と相談して、出産直後から飲ませられるようにします。

最初はじょうずに飲ませることがむずかしく、赤ちゃんもなめる程度かもしれませんが、それでもいいのです。お母さんのお乳を知って慣れてもらうことがたいせつなのですから、必ず練習してください。

それには陥没でも扁平でもまず搾乳をして、乳輪部をやわらかくします。乳房を大きく持ち、赤ちゃんの口元に乳頭部分を持っていき、口にチョンチョンとふれて大きく口をあけます。次に、赤ちゃんの口の中の思い切り奥のほうに乳輪全部を入れるようにしましょう。何度か滑って乳頭をとらえられないかもしれませんが、根気よく繰り返しましょう。

口を大きくあけてくれない赤ちゃんには、ピジョン㈱製の『母乳相談室』という哺乳器を使って、大きな口をあけて飲む練習をし、少し調子が出たところでそっとお母さんのおっぱいにかえるという方法もあります。（58ページ／「じょうずな抱き方、飲ませ方」の項参照）

赤ちゃんの機嫌が悪いときは火がついたように大泣きして、舌が上に上がって乳頭をとらえられないことがあります。そんなときは搾乳しておいた母乳かミルクをスプーンで少し飲ませて、落ち着かせてから練習するとよいでしょう。

陥没乳頭の場合、妊娠中に乳房マッサージを行ったり、吸引器などで乳頭を引っぱり出したりというケアをする必要はありません。妊娠中にブレストシールドの装着をすすめられることがありますが、これは効果があるかどうかはっきり証明されていませんし、むしろ妊娠中、成長しようとする乳腺を圧迫して、乳房をかたくすることがあるので、使用しないほうがよいでしょう。

妊娠中は入浴時に乳頭をきれいに洗うこと、ときどきブラジャーをはずして、直接空気にふれさせることくらいで十分です。

陥没乳頭は妊娠中からの乳房の手当てよりも、出産してからの手当てのほうが大事です。その第一は赤ちゃんには乳くびの小さい哺乳びんやおしゃぶりを使わないようにすることです。哺乳びんやおしゃぶりは口を大きくあけなくても、また舌を動かさなくても飲めたりくわえたりできてしまい、赤ちゃんはその飲み方を覚えてしまいます。どうしても直接乳房から飲ませられないときは、スプーンや小さなコップで飲ませることをおすすめします。生まれてすぐの赤ちゃんでも、とても器用に飲みます。

第二は赤ちゃんがじょうずに飲めるようになるまで、必ず3時間以内に搾乳して、いつも乳房をよい状態に保っておきます。少しでもたくさんしぼろうとして、搾乳器で強く吸引したり、無理なマッサージをすると、乳頭や乳輪を痛めてしまうので、手でやさしくしぼってください。乳頭保護器（ニップルシールド）を乳房にかぶせて使う場合、使いつづけていると母乳の分泌が悪くなったり、乳頭がかたくなってきたりするので、必ず指導を受けながら使いましょう。陥没乳頭は桶谷式の手技をしていると、乳房を支えている提靱帯が、基底部に強く引っぱられているように感じられます。手技によって、この提靱帯がよく伸びるようになると、乳頭も突出して飲みやすくなります。

赤ちゃんがなかなか吸いついてくれないと、自分ではうまくできないと落ち込んでしまいがち。直接飲めるようになるまでは、時間と根気が必要です。家族はできるだけ協力して、お母さんが母乳育児に専念できるようにしてあげてください。

乳頭が切れて痛いとき

乳頭の先に血豆や水疱ができたり、それがつぶれてかさぶたができたり、また乳頭部が切れて授乳時に激痛がすることがあります。中には血がにじんでくることもあり、こんなときは楽しいはずの授乳時間がとても苦痛になってしまいますね。

これらの原因として考えられるのは、赤ちゃんのくわえ方が浅くて乳頭の先に吸いついてしまうことやお母さんが赤ちゃんを抱く姿勢が正しくなく、乳頭をつぶしたり、ゆがめて飲んでいることなどです。赤ちゃんが大きな口をあけて深くくわえられるように、飲ませ方の工夫をしてみましょう。乳房が張りすぎてかたくなっている場合も赤ちゃんは十分に深くくわえられないので、先に軽く搾乳をして、乳頭や乳頸、乳輪をやわらかくしてからくわえさせます。あるいは多めに搾乳し、催乳感覚を感じて射乳し始めたらくわえさせるようにすると、痛みが少なくなります。また傷の部分が赤ちゃんの口の端（口角）にくるように、抱き方を工夫して飲ませてください。

痛みが強く、どうしても飲ませられないときは、しばらく授乳をお休みすることになりますが、その場合は、必ず3時間以内の搾乳を心がけましょう。搾乳しないでいると分泌を悪くする原因になります。

出産後早い時期に傷ができる場合、その原因の一つとして授乳のたびに乳頭を清拭したり、消毒することが考えられます。乳頭、乳輪を保護している自然の潤い成分をふきとってしまい、皮膚が荒れて傷ができやすくなるのです。乳頭、乳輪は、清浄に保とうとする常在菌が働いて自然に清潔に保たれるようになっていますし、母乳の中にはバイ菌をやっつける白血球やリンパ球が含まれているので、特に消毒する必要はないのです。

ごくまれに、乳頭がただれて傷になることがあります。焼けるような、ひりひりする痛みで、乳頭、乳輪全体が赤く皮膚がむけたようになります。このようなときはカンジダ菌に感染していることが考えられます。赤ちゃんの口の中に鵞口《がこう》瘡《そう》ができていたり、おむつかぶれがひどいということもあり、いずれもカンジダ菌の感染によるので、薬で赤ちゃんとお母さんの両方同時に治療します。小児科か産婦人科でみてもらいましょう。

赤ちゃんが小さいころ、おっぱいがおいしくないと乳頭を引っぱったり、体をくねらしたり、飲むのをいやがって乳頭をかみ、傷を作ることがあります。また、歯の生え始めや生えぞろえのころにも乳頭をかむことがあります。そんなとき、もうおっぱいはいらないのかもしれないと考えてはいけません。かまれたときはすぐにはずして、「かまないでね、飲めなくなるからね」と言い聞かせます。そしてお母さんはおっぱいがおいしくなるように食事の工夫をしましょう。

また授乳のたびに、赤ちゃんが満腹して乳頭をはずす合図のようにしてかむ赤ちゃんがいます。授乳の終わりのころ、お母さんの顔をそっとうかがうようにしていますので、お母さんはよく見ていて、かまれる前に赤ちゃんの口の中に指を入れて乳頭をはずしましょう。

かまれた傷は必ず治りますから、あきらめないで母乳育児をつづけてください。ただ、どうしてもじょうずに飲ませられない、傷が治らないというときは、桶谷式手技によって基底部をやわらかくすると、乳輪、乳頭もやわらかくなり、乳頭部がよく伸びて、痛みが軽くなります。傷の治りも早くなりますので、一人で悩んでいないで、ぜひ相談してください。

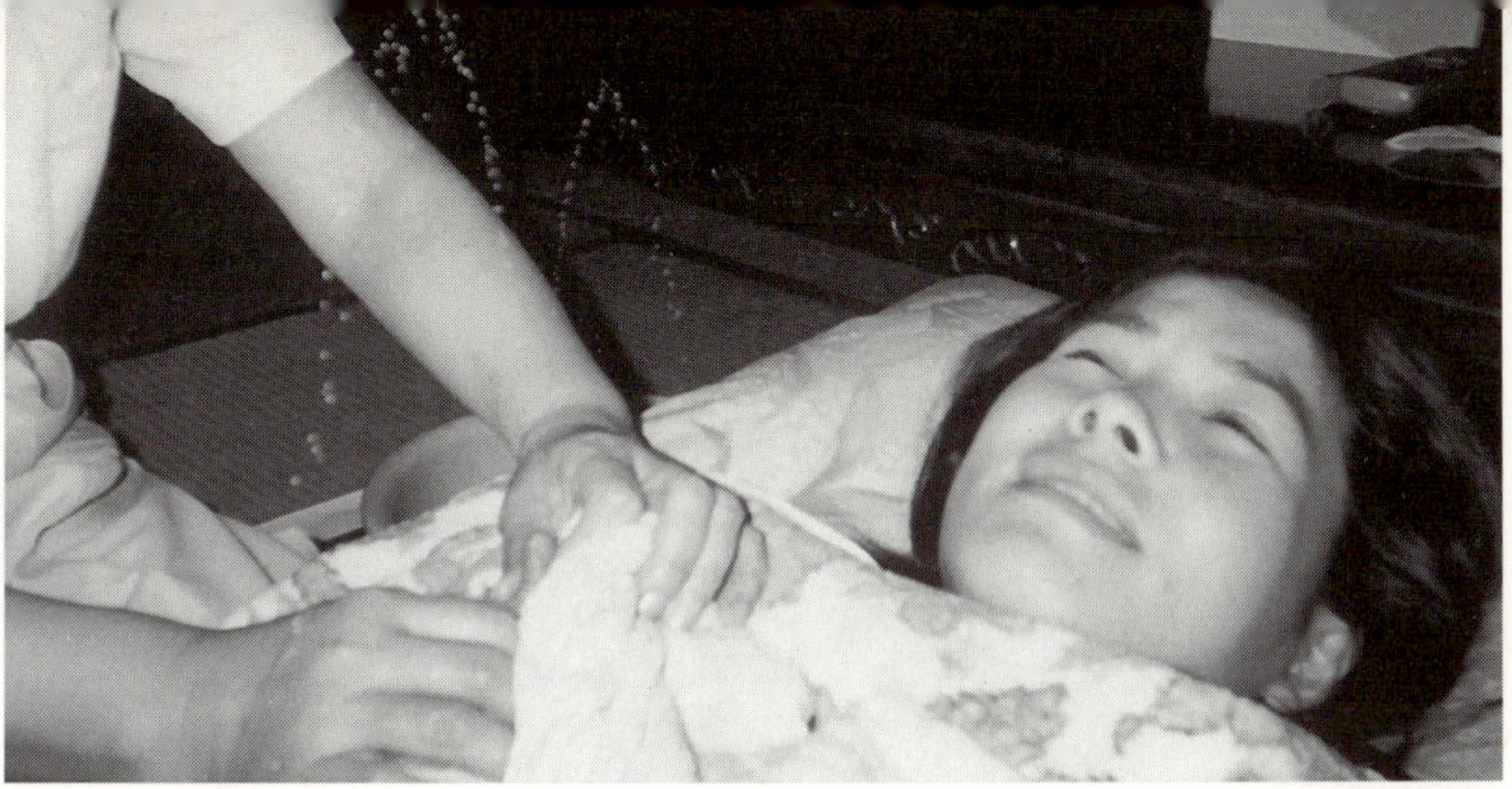

詰まっていた乳管が開通。ピューッと乳汁が噴き出した瞬間。

乳房が赤くはれて痛み、高熱が出る乳腺炎

最初はとまどうことの多い母乳育児も、赤ちゃんがじょうずに飲んでくれるようになると、だんだんとおっぱいの時間が楽しく感じられるようになりますね。ところが、たまにおっぱいにトラブルが発生することがあります。順調に楽しく母乳育児をしていたのに、ある日突然、乳管の一部が詰まってしまってはれ上がったり、乳頭に白いにきびのようなものができて痛んだりします。本格的な乳腺炎では、「かぜかな?」と思うような症状とともに乳房の一部分が赤くはれて痛み始めます。高熱が出て、ほうっておくとどんどん悪くなり、ついにはしこった部分が化膿してしまいます。変だな?と思ったら早めの手当てをして、治してしまいましょう。乳腺炎は早く手当てをすれば薬を飲んだり、母乳を止めたりすることなく、軽く治すことができます。

乳管が詰まったとき

乳房の奥の乳腺で作られた母乳は、細い管を通って乳頭まで運ばれてくるのですが、そのどこか途中で乳栓（石灰のような脂肪のかたまり）が母乳の出る道を

ふさいでしまうことがあります。突然、乳房の一部分にしこりのような張りを感じます。時間とともにこのしこりは、これ以上ふくらますことができない風船のようになって、パンパンにはれて痛むようになります。乳汁の流れは完全に止められてしまい、詰まったのはたった1本の乳管だけなのに、詰まっていない排乳口からも、母乳の出は悪くなります。乳頭の先端に詰まらせている白い小さなかたまりが見える場合もあります。

こんなとき自分でできることは、赤ちゃんにじょうずに母乳を飲んでもらうことと搾乳です。いろいろな抱き方、飲ませ方を工夫して、赤ちゃんに詰まっているかたまりを吸い出してもらいましょう。飲ませて搾乳、飲ませて搾乳を繰り返します。特に夜間は乳汁分泌もよく、乳栓が抜けやすいので、頑張って授乳をしてください。うまくいくと、このふさいでいたかたまりがとれ、ふくらんでいた乳腺から、たまっていた乳汁が鯨の潮吹きのように噴出し（写真）、風船がしぼむようにしこりがとれていきます。詰まってすぐの乳汁はまだ甘みがありますが、時間がたったものは塩辛くなっています。乳栓がとれたあとはよく搾乳をしておきましょう。乳汁がたまったまま時間が経過してしまった場合は、乳汁が中で発酵し、ヨーグルト状となって白い小さなかたまりをたくさん作っています。この白いかたまりは数日をかけて、詰まっては抜け詰まっては抜けを繰り返しながら何個も排出されるので、元の正常な組織に戻るまでしばらく期間がかかります。

詰まりがとれたあとは、ふくらんでいた部分に湿布をはっておくと楽になります（127ページ／「乳腺炎の症状と手当て」の項参照）。そして必ず3時間以内に母乳を飲ませましょう。

このように早期に対処すれば、抗生物質の内服や点滴などの治療は必要ありません。また、はれている部分を乱暴にマッサージをしたり、強い力で圧迫すると、ほかの組織まで痛めてしまい、こじれて次の本格的な乳腺炎に進んでしまいますので、十分注意が必要です。このような詰まりは、お母さんがカロリーの高い食べ物をたくさん食べたあとや、授乳間隔があいてしまったとき、夜間飲ませなくなったときなどに起こりやすくなります。また、きついブラジャーをしたときなどにも起こりますので、再発を防ぐため生活の見直しをしましょう。

白斑ができたとき

白斑は、異常を起こしている乳腺の排乳口に白い点のようなものができることで（写真参照）、にきびのような小さくやわらかいものから、大きくかたいウオノメのようなものまであります。赤ちゃんの飲み方が急に変わったときや、いつも一部分だけを強く吸ったり、ゆがめ飲み、つぶし飲みをしている部分などにできることがあります。また、前述の乳管が詰まって抜けたあとや、ひどい乳腺炎を起こしたときなどにもできます。いずれにしても、授乳のたびにその部分がちくちく痛んで不快です。

また、白斑の上に薄い皮がかぶさったようになり、乳汁が排出されなくなって乳管が詰まった状態になることもあります。白斑をおおっていた皮がとれ、一度は開通して白斑が消えても、授乳間隔があいたり、赤ちゃんの飲み方が悪かった

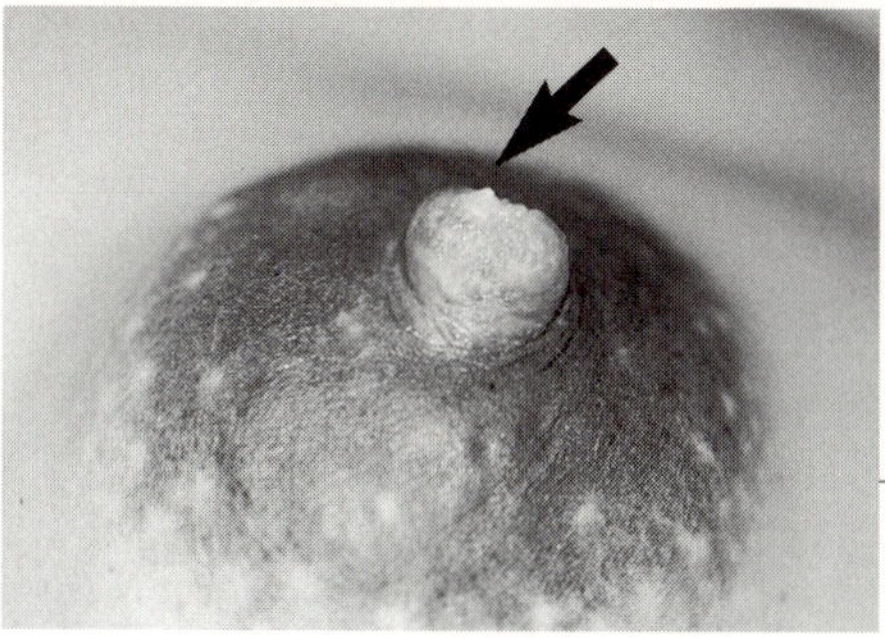

りすると、乳汁の流れが悪くなり、再び白斑があらわれます。

白斑はよくなるまでに時間がかかります。赤ちゃんにじょうずに飲んでもらうことで、乳汁の流れがよくなり、しだいに組織も回復へと向かっていくので、いろいろ飲ませ方を工夫しましょう。

本格的な乳腺炎

乳腺炎は、乳頭の傷などから細菌が侵入して炎症を引き起こす細菌性乳腺炎と、乳房の中に乳汁がたまって成分が腐敗するように変化して炎症を引き起こすうっ滞性の乳腺炎（腐敗性乳腺炎）があります。

細菌性乳腺炎とうっ滞性乳腺炎は、症状がほとんど同じなので区別がつきにくいのですが、授乳中に起きる乳腺炎は、細菌性のものはまれで、ほとんどがうっ滞性乳腺炎であるといわれています。

乳腺炎のときの乳房の張りは、出産後間もなく母乳が本格的に出始めるときの張りとは違います。産後の乳房の張りは左右の乳房とも同時に張るのが一般的ですが、乳腺炎のときはほとんどが左右どちらか一方の、さらにその一部分がはれたり、赤くなったり、熱を持ったりします。

最初はおっぱいが変だとお母さんが感じたり、また赤ちゃんが急に飲まなくなった、いやがるようになったことで気がつくかもしれません。そして乳房が赤くはれて熱を持ち、ついにゾクゾクとして寒けがし、関節の痛みやだるさなどとともに悪寒が走り、高熱が出るのが特徴です。乳腺炎になった部分はずきずきと痛み、もう楽しいおっぱいどころではないという気分になってしまいます。

乳腺炎の原因

なぜ乳腺炎になるのでしょうか？

原因はいろいろ考えられます。まず、授乳間隔があきすぎてしまった場合です。通常ほとんどの人は、2時間半から3時間ごとに母乳が作られ、わいてくるものですが、赤ちゃんやお母さんがつい長寝をして夜間授乳ができなかったり、なんらかの理由で授乳や搾乳ができなかった場合、飲まれなかった乳汁が乳房に充満し、うつ乳状態になります。ほとんどの乳腺炎は、まず乳房がうつ乳状態になることから始まります。

また高カロリー食、高脂肪食のとりすぎが原因となることがあります。母乳が出るからとすすめられておもちや赤飯を多量に食べたり、脂肪の多い肉類や油をたくさん使った料理や甘い洋菓子類などを食べつづけていると、赤ちゃんが飲む以上に母乳が作られてしまいます。味もおいしくないので赤ちゃんもよく飲んでくれません。そこで乳房の中に乳汁がうっ滞して乳腺炎を引き起こします。直接の原因ではありませんが、乳腺炎はお母さんがとても疲れているとき、体力が低下しているとき、強いストレスがかかったときに起きやすいようです。引っ越しや結婚式、旅行、運動会など何か行事があったときなどは要注意ですね。

乳腺炎の原因は赤ちゃん側にもあります。赤ちゃんがじょうずに吸いつくことができないときや、哺乳力が弱い、舌小帯が強く舌を引っぱっていてうまく飲めないときなども、うつ乳の原因です。また飲ませ方が悪く、いつも赤ちゃんが乳頭を浅くくわえていて、ゆがめたりつぶしたりしていると、慢性的に飲まれない乳腺や、つぶされてしまっている乳腺から乳汁が排出されずたまってしまい、乳腺炎になることがあります。

また、赤ちゃんに必要な量が十分出ているのに、足りないと思い込んでミルクを与えたりしていると、乳房の中に飲まれなかった母乳が残ることになります。

まれに乳房を赤ちゃんにたたかれたり、けられたり、どこかに強くぶつけたり、きついブラジャーやおんぶひもで圧迫したときなど、外的な力で乳腺の組織を痛めた場合も、乳腺炎の原因になります。

よく乳腺炎を繰り返す人では、体質の問題もあります。手や肩をよく使う職業の人や、若いときからスポーツで大胸筋を鍛えすぎてしまった人も基底部がかたくなって、乳房のトラブルも生じやすいようです。また、前回死産や乳腺炎などの理由で突然断乳をしなければならず、断乳の仕方が悪かった場合や、妊娠中に無理な乳房マッサージをした人などは、しこりを持っていることが多く、そのしこりの部分が乳腺炎になることがあります。

以上のように、乳腺炎を引き起こす原因はいろいろありますが、単一の原因で起きる場合よりも、さまざまな原因が重なって炎症を引き起こすことのほうが多いものです。

じゃがいも湿布

使用目的
乳房の発赤、腫張、疼痛があるとき

用意するもの
じゃがいも、酢、小麦粉、薄い布、ガーゼ

使用方法
1. じゃがいもの皮をむき、おろし金やフードカッターなどですりおろす。
2. じゃがいも中1個に対し、酢を1〜2滴入れる。
3. 小麦粉を入れて、耳たぶより少しやわらかめにする。
4. 薄い布に2〜3㎜の厚さにのばす。
5. その上にガーゼをのせる。
6. ガーゼのほうを患部に当て、バンソウコウまたは乳帯で押さえる。

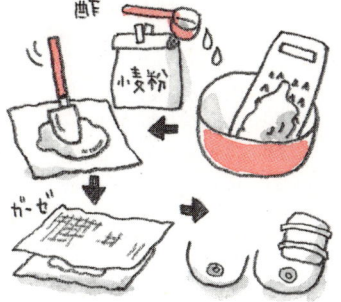

注意
1. 酢を入れすぎない。
2. かぶれやすいときは、ガーゼを2〜3枚当てて使う。
3. 授乳するときははずし、その部位をふいてから飲ませる。
3. 乳輪、乳頭には当てない。
4. 乾燥したら交換する（1日分作りおきし、タッパーに入れて冷蔵庫に保存してもよい）。
5. 衣類を汚し、しみになりやすいので、タオルなどを湿布の上に当て、乳帯で固定するとよい。
6. 湿布の上からビニール、ラップなどは当てない。
7. 市販の里いも粉を利用してもよい。

アロエ湿布

使用目的
乳房の発赤、腫張、疼痛があるとき

用意するもの
アロエ、ガーゼ

使用方法
1. アロエを水で洗い、周辺のトゲを切り落とす。
2. 片側のまん中に切れ目を入れて観音開きにする。

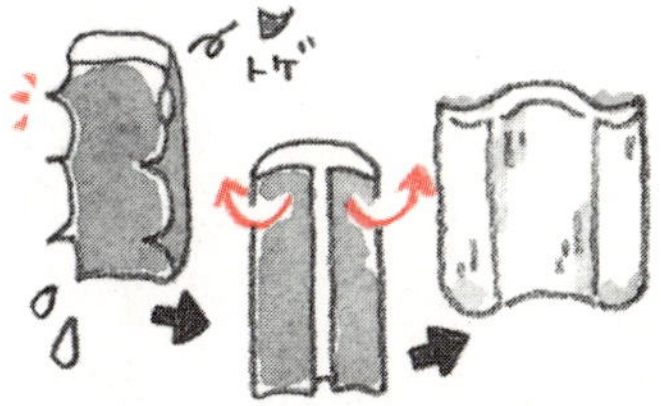

3. 葉肉にゼリー状の凹凸のある場合は、少し削りとる。
4. ガーゼにくるみ、患部にはる。

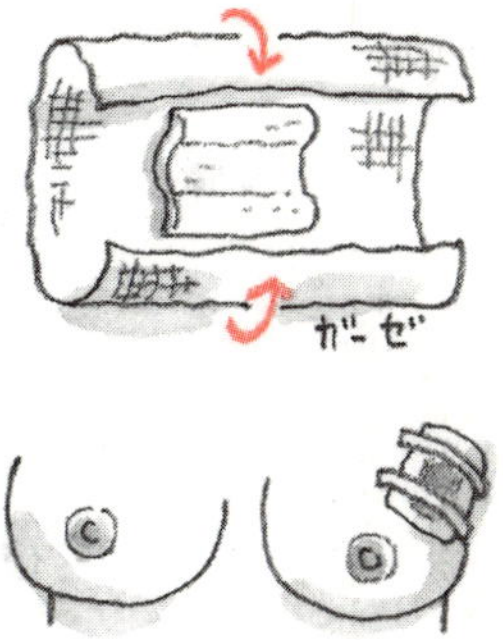

注意
1. 赤くなったりかぶれたときは、使用を中止する。
2. 乳輪、乳頭には当てない。
3. 乾燥したら交換。

乳腺炎の症状と手当て

乳腺炎にかかってしまったら、あわてないで、まずいままでの生活を見直しましょう。お母さんの体に無理がかかっていたかもしれません。ゆっくり休養と安静が得られるように、家族に協力をお願いしてください。食事に気をつけ、症状が落ち着くまで肉と油を多く使った食品を避け、野菜と白身魚を中心に和食の献立にしましょう。熱が出ているときは水分の補給もたいせつです。授乳間隔があきすぎているようなら、必ず3時間以内に飲ませるように努め、夜間も赤ちゃんを起こして飲んでもらいましょう。お母さんに熱があるとき、乳房が赤くはれ上がっているときでも、赤ちゃんに飲ませてだいじょうぶです。赤ちゃんに母乳をよく飲んでもらうことがいちばんの治療法であり、早く回復する方法であることを覚えておいてください。

飲ませたあと、搾乳すると、ときどき1本または数本の排乳口から、まるでうみのような黄色いねっとりとした乳汁が出てくることがあります。このような乳汁を残しておくと再度発熱したり、しこりになったりするので、じょうずに搾乳して出しておきましょう。このときの搾乳は、けっして患部をしごいたり、強くもんだりしないように。乳腺炎になった部分の安静もたいせつなので、やさしく搾乳してください。そして赤くはれていて痛い部分には湿布をしましょう。家庭でできる湿布として、じゃがいもで作った湿布や、アロエ、キャベツの葉の湿布などが手軽にでき、安全で効果的です。氷や保冷剤で急激に強く冷やすと乳腺をかたくし、分泌が悪くなるので、使用する場合は厚めの布で包んで冷えすぎないようにしましょう。

赤ちゃんが乳頭をつぶしたり、ゆがめたりして飲んでいないか、全部の排乳口から飲めているか、飲んだあとの乳頭の形を毎回確認します。乳頭が丸い形をしているときは、全部の排乳口から飲めています。じょうずに飲めないときは、必ず搾乳をして、これ以上乳汁がうっ滞しないように気をつけてください。

切開を必要とする乳腺炎

手当てが遅れ、うっ滞した乳汁を飲ませられないでためたままにしておいたり、搾乳できないまま長期間がまんして過ごしているうちに、完全に乳汁の流れが遮断され、乳房の中で膿瘍という膿のかたまりを作ってしまうことがあります。このかたまりをとろうと、乱暴な乳房マッサージや、あたためてもみほぐすような無理な搾乳を行うと、ますます症状は悪化していきます。そうなると外科的な治療が必要です。

乳房にメスを入れ、そこから膿を排出しなくてはならない状態になった場合でも、けっして母乳育児をあきらめる必要はありません。乳房に傷はできますが、そこから膿が出てしまうとしだいに傷の部分からは白い乳汁が出るようになっていき、切開後約10日から2週間で傷口もふさがって元の乳房に回復していきます。この間、傷口の清潔を保ちながら、母乳を飲ませることもできますし、一時期飲ませられない場合でも、3時間以内の搾乳をつづけ、乳房の機能を維持しておくことによって、また母乳を飲ませることができるようになります。

こんなとき、母乳育児の専門家の助けを受けられると心強いですね。病院で処置を受けながら、桶谷式の手技も受けることができれば、乳腺炎を起こした部分の治りも早く、傷口も目立たなくしていくことができます。はやばやと母乳育児をあきらめないで、これを乗り越えていきましょう。

乳腺炎の予防

お母さんの体調がよく、赤ちゃんが母乳をしっかり飲んで、乳汁が乳房にとどまることなくスムーズに流れていれば、乳腺炎を起こすことはまずありません。

乳腺炎を予防するには、3時間以内の授乳を心がけ、栄養豊富な旬の食品をバランスよくとり入れた和食中心の食生活をしておいしい母乳を作り、赤ちゃんにたくさん飲んでもらうことです。ちょっと高カロリー食をとりすぎたという場合は、授乳間隔があいてしまわないように注意していつもより早め早めに授乳し、乳汁のうっ滞を防ぎましょう。

乳腺炎には、お母さんの体調も大きく影響します。過労や睡眠不足、精神的ストレスなども乳腺炎の引きがねとなります。できるだけストレスをためないようにして、ゆったりと育児にとり組んでください。もし乳房に何か違和感を感じたら、がまんしたり、そのままほうっておかないで、できるだけ赤ちゃんに飲んでもらいましょう。赤ちゃんにじょうずに飲んでもらうことが、乳腺炎のいちばんの治療であり予防なのです。

乳腺炎で切開も覚悟したけれど

広島県　川口ひとみさん
達也くん（7カ月）

乳房に最初にしこりができたのは、産後2週間目に入ったころ。このしこりがじゃまをして母乳を満足するまで飲めないので、息子は泣いておっぱいからいつまでも離れてくれません。乳くびには水ぶくれができ、吸われると飛び上がるほどの痛さ。抗生物質を処方してもらってマッサージをしましたが、あっという間にもう片方も炎症を起こしてしまいました。病院へ行ったり、いろいろな助産師さんに相談したり、よいといわれることは一通り試してみました。「氷で冷やし、治るまでミルクを足してください」とか「乳くびの先をあたためてマッサージすること」とかいわれて、すっかり混乱してしまいました。わき出るおっぱいはすぐに詰まってしまい、何度も乳腺炎を繰り返し、よくなる兆しはありません。ついに高熱が出て、痛みで眠れないほど両胸がカチカチになってしまいました。どうしたらいいのか途方に暮れてしまい、母乳育児に対する自信も熱意も失いつつあったころ、桶谷式に出合いました。息子が1カ月半になったころのことです。

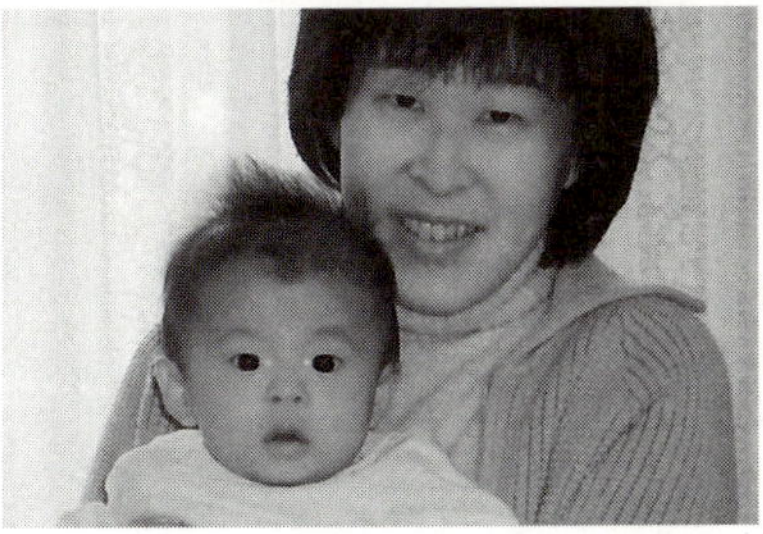

先生はわたしの乳房を見たとたん、あまりのひどさに切開も覚悟するようにとおっしゃいましたが、それから毎日桶谷式の手技を受けたせいか、10日目にはしこりがやわらかくなり、乳腺炎の症状も一段落！　それまでは飲んでも飲んでも満足しなかった息子も、乳腺炎が落ち着くに従って授乳のあとは満足そうに眠ってくれるようになりました。乳腺炎自体は1カ月ほどで軽快しましたが、それからもトラブル予防のために、週に一度桶谷式で手技を受けています。切開直前だった乳腺炎がこんなふうに楽になって、桶谷式には心から感謝しています。

陥没乳頭で片乳育児

富山県　魚住敦子さん
桂太郎くん（3才）

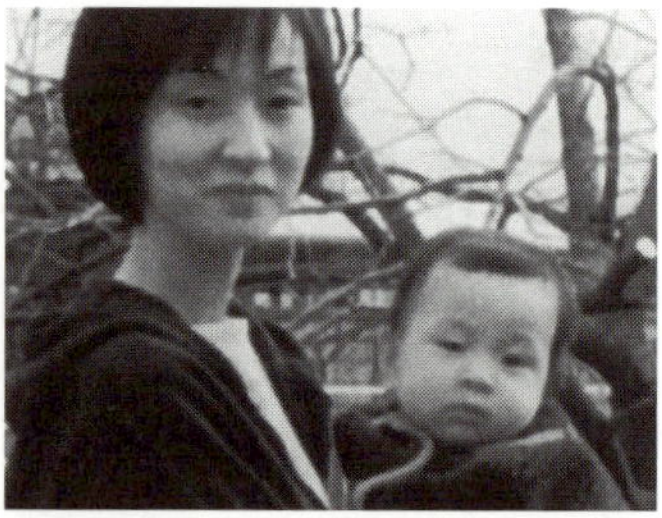

病院での最初の授乳のとき、息子は私の陥没した乳くびにまったく吸いつくことができませんでした。退院するころにはおっぱいを飲ませようとするたびにはげしく泣いて顔をそむけ、哺乳びんだとごくごく飲む息子の様子に悩む私を見かねて、婦長さんが桶谷式の先生を紹介してくれました。

入院中まったく飲んでもらえなかったおっぱいはパンパンに張っていたのですが、先生の手技によってみるみるやわらかくなり、気分まですーっと楽になっていったのです。

哺乳びんに慣れきっていた息子も、手技に通い始めて1カ月ほどたったころ、やっと右の乳房に吸いついてくれるようになりましたが、もともとかための左の乳くびにはどうしてもなじめず、左側に抱きかかえられただけで大泣きする始末。これ以上のことを息子に望むのはむずかしいと思い、左のおっぱいを息子に吸わせることはあきらめました。

それでも、最初のころあんなに私のおっぱいを拒絶していた息子が、たとえ片方のおっぱいだけでもうれしそうに吸いつく様子は、わたしの心を十分満たしてくれたのです。

たまに、ちょっと左のおっぱいを吸わせてみても、やはりうまく吸いつけずに怒って泣きそうになります。いままでさんざんおっぱいのことで息子を泣かせてきたので、これ以上泣かせたくなくて無理じいはしませんでしたが、生後100日過ぎたある日、そっと左のおっぱいをくわえさせると、そのましっかり吸いついてゴクゴク飲んでくれたんです！　その日から息子は両方のおっぱいをしっかり飲んでくれるようになりました。くじけず頑張れたのは、支えてくださった桶谷式の先生のおかげです。

前回のトラブルを教訓にして

広島県　寺分由紀さん
布優くん（1才6カ月）

わが家は共働き。母乳で頑張ろうという強い意志はありましたが、働きながらの母乳育児には多少の不安がありました。いまから9年前、働きながら長男を母乳で育てたとき、よく出るおっぱいだったため、仕事中に何度も洗面所に駆け込み、タオルにしぼっていたのですが、ちょっと気を抜くと、おっぱいはカチカチになって詰まってみるみる熱を持ち、仕事に集中できずに毎日クタクタになったからです。

しかし、このたび出産した産院で桶谷式手技を受けながら、授乳中の体の仕組みや食事のたいせつさをあらためて学ぶことができたのです。

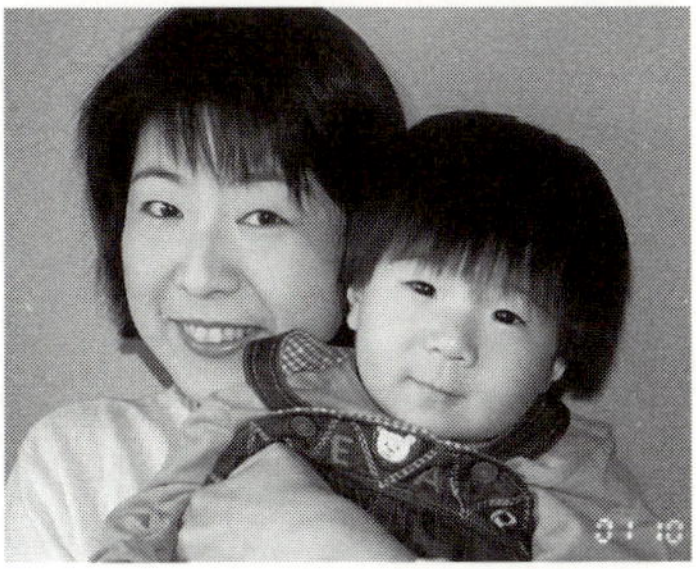

おっぱいは血液でできているため、血液をきれいにすれば乳管が詰まることはなくなること。それには食事がとても重要で、和食中心のメニューを心がけ、油もの、甘いもの、肉類など高カロリー食を避けることで、とてもおいしい良質の母乳になることなどを知りました。

前回の授乳では、ケーキや肉を食べた日はほんとうにみごとに乳腺が詰まってしまい、乳頭に大きなかさぶたを作り、痛い経験をすることもしばしばでした。でも、今回は2週間に1回のペースで手技を受けることでトラブル知らず。どんよりと重い乳房も、手技のあとはぐーんと軽くなるんです。「だいじょうぶよ、その調子」と、乳房だけではなく心のマッサージもしてもらっている気分でした。

いまは出勤前にしっかり飲ませて保育園に預け、夕方帰ってから朝まで飲ませるというリズムで、母乳育児を楽しむことができています。断乳まであと少し。指導を受けながらフィナーレを迎える日が楽しみです。

大きな乳頭でもだいじょうぶ

神奈川県　鈴木照美さん
暁くん（1才1カ月）

わたしは独身のときから「乳頭が大きいね」と母にいわれていましたが、あまり気にしていませんでした。上の子の出産後、桶谷式の手技を受けたおかげで問題なく授乳できたため、2人目もだいじょうぶだと思っていたのですが、乳頭は前回よりもさらに大きくかたくなっていて、全然飲めないのです。退院翌日、桶谷式を訪ねた私は、新生児の口には私の乳くびは大きなあめ玉を入れられた状態で、しかもかたいので口を動かすことすらできないでいることを知りました。

それでも桶谷式の先生は「1カ月で飲めるようにしてあげるわよ」と励ましてくださり、頑張ろうと思うことができました。

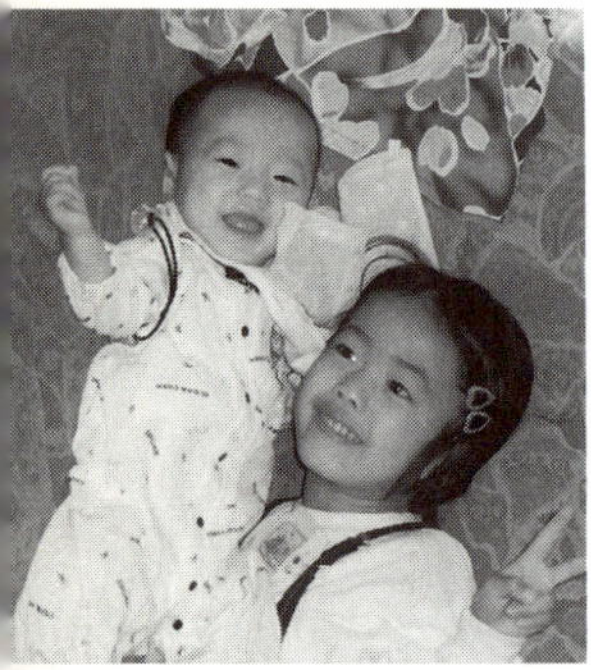

それから毎日、子どもが泣くたびにまずおっぱいを口に入れる練習、次にミルクをスプーンであげる練習をしました。哺乳びんに慣れてしまうと舌を内側に丸める癖がついてしまい、おっぱいにうまく吸いつけないため、スプーンでミルクを飲ませ、舌を前に出す練習をすることが必要なのだそうです。

毎日毎日こんなことを続けていると、「もう断乳してしまおうか」とくじけそうになりましたが、もう一度わが子に母乳を飲ませる喜びを味わいたくて頑張りました。

産後1カ月たったころ、手技を受けるのを待っていると突然おっぱいを飲んでくれるようになったのです。くわえて、飲んでくれたうれしさに、「これからは1日1回くわえてくれればいいし、ダメならダメで気楽にいこう」と、肩の力を抜くことができました。

母乳育児で悩んでいるお母さん、母乳は必ず出ます。一人で悩まないでください。桶谷式の先生方もついていますよ。

授乳中の薬

母乳育児Q&A

Q **現在8カ月の子を母乳で育てていますが、私がかぜをひいてしまい、熱があります。薬を飲んだら赤ちゃんにおっぱいを飲ませてはいけないでしょうか。**

A かぜ薬のような一般薬なら、母乳をやめる必要はないでしょう。薬の服用は、妊娠中は母体から胎盤を通して直接胎児に影響しますが、授乳中のお母さんの母乳からは微量しか分泌されず、赤ちゃんには影響はないといわれています。しかし、医師に授乳中であることを告げ、できるだけより影響の少ない薬を処方してもらいましょう。

どうしても飲ませてはいけないときも母乳をやめるのではなく、できるだけ3時間ごとに搾乳しておけば、授乳を再開したいときにスムーズです。搾乳しないままでいたり、張ったときだけ搾乳していると、しだいに分泌は悪くなります。

一般的に、薬は服用後約30分すると血中濃度が上昇し、約3時間で低下します。この原理からすると、服用後3時間以内の母乳は薬剤の影響が考えられます。産後早期ならば薬服用のタイミングは授乳30分以内がよく、授乳前には搾乳して、たまっている母乳を出します。産後2～3カ月以降であれば、授乳直後の服用がよいでしょう。薬の血中濃度は次の授乳までがピークになり、影響は少なくてすみます。

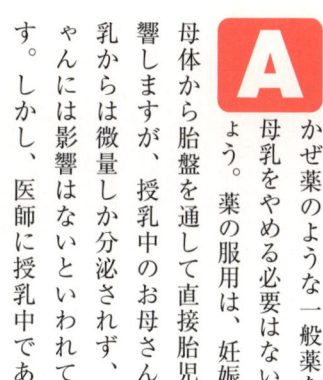

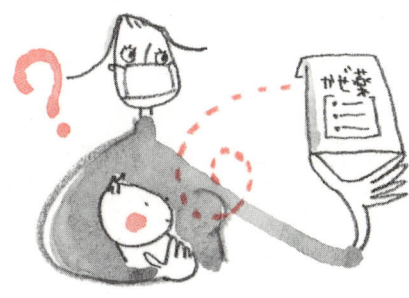

薬により母乳の味が変化し、赤ちゃんが母乳をいやがることもあります。授乳中のお母さんは、日ごろの健康管理に十分気をつけましょう。

月齢別赤ちゃんの
成長と離乳食

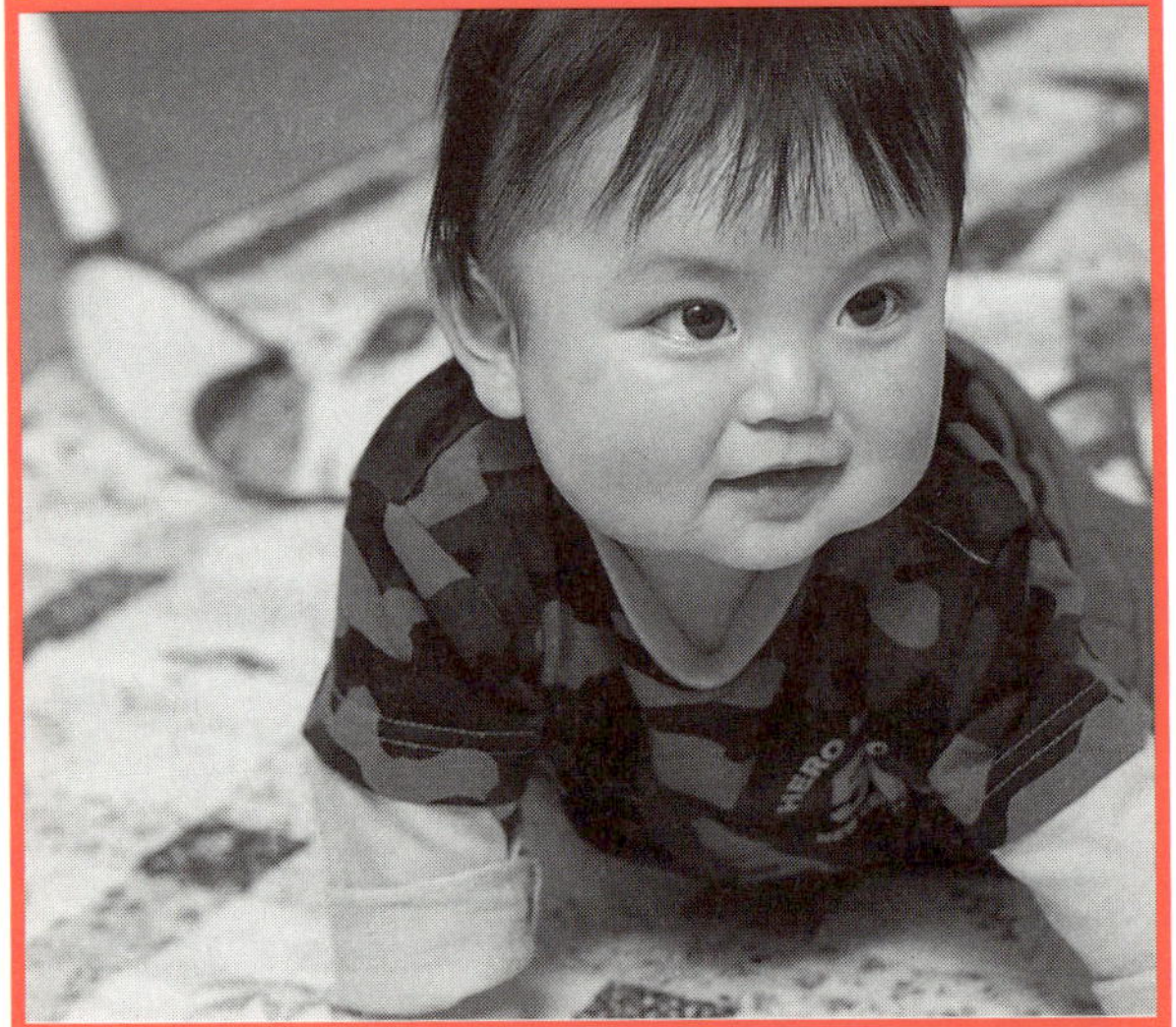

1カ月〜2才
月齢別母乳育児のポイント

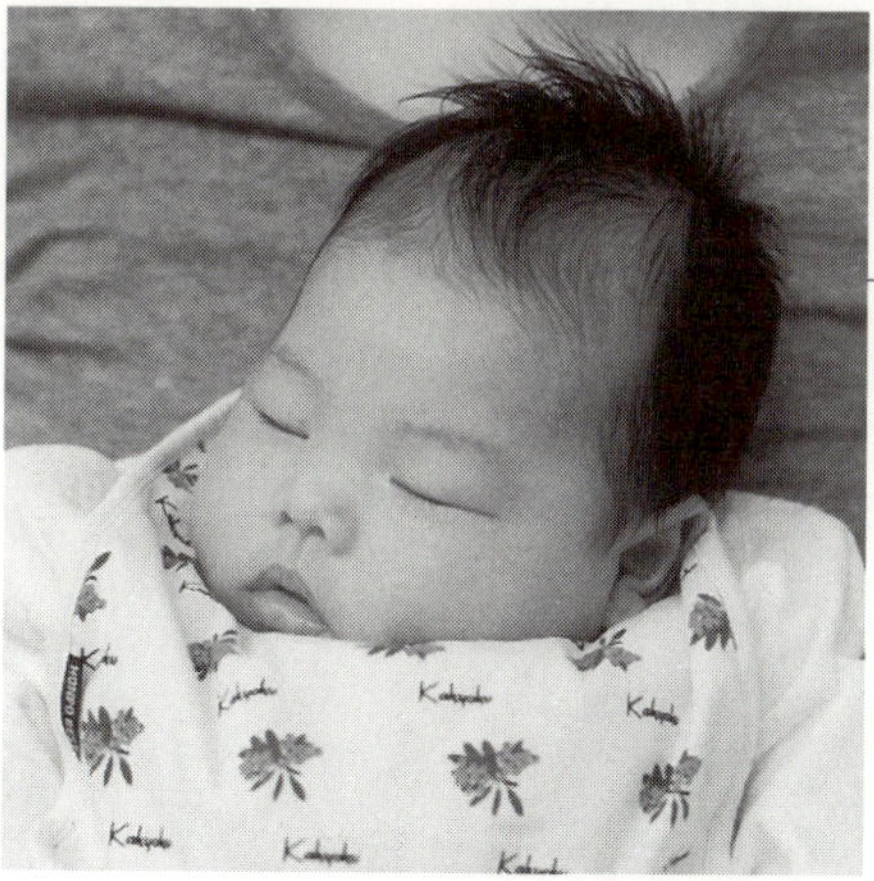

1〜2カ月

生まれてから1カ月、赤ちゃんは少しずつ表情が豊かになってきました。ますますかわいくなってきましたね。初めてのお母さんは、慣れない育児に夢中で、赤ちゃんのかわいらしさを楽しむ余裕がまだないかもしれません。中には1カ月健診で赤ちゃんの体重が、標準より少なかったと、心配しているお母さんもいらっしゃるでしょう。でも体重が標準に足りないからといって母乳不足とは限りません。たくさん母乳が出るお母さんの赤ちゃんは、みんな太っているかというとそうでもありません。桶谷式母乳育児相談室では、生まれてから母乳だけで育っている赤ちゃんの身体発育調査を行いました。その結果、母乳・混合栄養・人工栄養の全部の赤ちゃんをいっしょに計算した厚生省の調査結果とくらべて、体重と身長はやや小さめで、頭囲と胸囲はやや大きめ、つまり母乳だけで育った赤ちゃんは、胸部が発達しがっちりしたタイプであることがわかりました（138ページ／母乳だけで育っている赤ちゃんの体重の変化」の項参照）。母乳育児は赤ちゃんの全身運動です。だから赤ちゃんは全身の血液の循環がよくなり、体全体の血色がよいのです。

一人一人を見てみると、最初は小さめだった赤ちゃんが、1才近くになって急に大きくなる子や、最初の3カ月まではぐんぐん体重がふえたのに、その後はあまりふえない子など、その子なりの成長というものがあるようです。母乳で育っている赤ちゃんの成長は、その子どもにとって最適な成長の仕方であり、その子にとっての標準なのですから、体格の個人差はあまり問題ではありません。

ときどき、母乳も飲ませ、オムツもかえたのに、とても不機嫌で泣いてばかりいるというときもあります。1日のうちで特に夕方、お母さんが夕食の支度をしようと準備を始めたころからぐずぐずが始まり、お母さんも困ってしまいますね。これはこのころの赤ちゃんに多い「神経の芽生え」で、急速に赤ちゃんが成長したり発達するときに起きるものです。だっこしていないと、ずーっとぐずられてしまう、だっこしていても泣きやまないなど、どうしてかしらとお母さんは途方に暮れてしまいがちですが、そんなときは赤ちゃんを外へ連れ出してみましょう。お母さんも気分転換ができて、お互いにリフレッシュできますよ。

また十分母乳を飲んだのに、なかなかおっぱいを離してくれない、離そうとするとますます飲もうとする、離すと泣いてしまうということがあります。そんなときは少したいへんですが、赤ちゃんが納得するまでおっぱいを飲ませてあげて

母乳だけで育っている赤ちゃんの体重の変化

●厚生省調査(平成2年)の体重曲線:直線であらわしているグラフ(—)で97%タイル(上)と3%タイル(下)、人工栄養児、混合栄養児、母乳栄養児も含む数値です。

●桶谷式母乳育児相談室で調査(平成10年)の体重曲線:97%タイルと3%タイルを帯( )であらわしたグラフ、完全母乳栄養児のみの数値です。

図1 男子体重

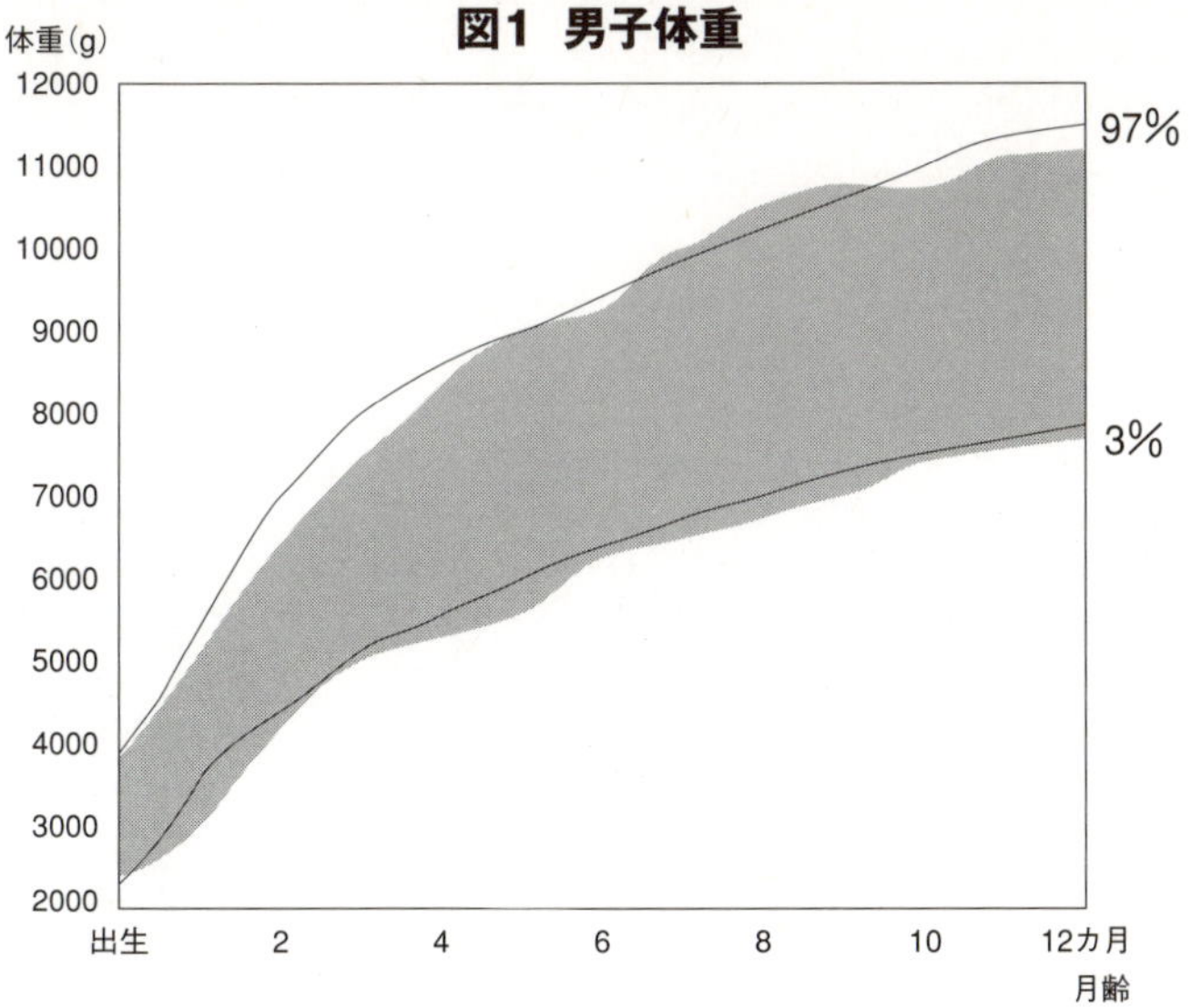

図2 女子体重

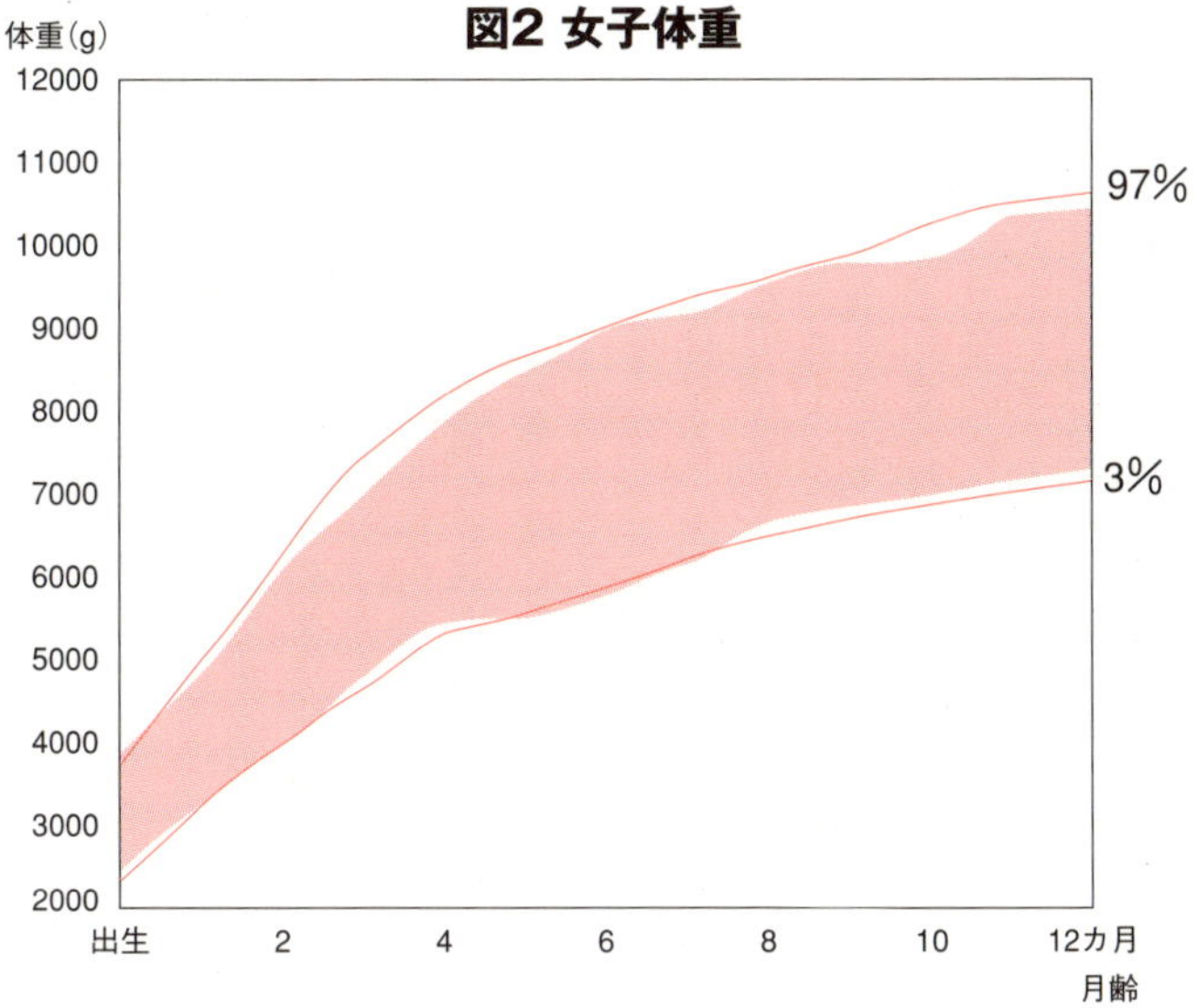

ください。赤ちゃんはお母さんに抱かれておっぱいを飲んでいるときが、いちばん安心できて、気持ちがいいのです。抱き癖を心配する必要はありません。この時期にいっぱいだっこをして、おっぱいを飲ませ、赤ちゃんの欲求を満たしてあげることが、その後の赤ちゃんとお母さんの基本的信頼関係の基礎となり、情緒の発達を促すのです。

2～3カ月

昔の人は、生後100日までを「苗の時代」と呼び、すべてに気を配ってたいせつに育てる時期であると考えていました。「100日の泣きっ子、たれっ子」とか「100日の辛抱」ともいい、生後100日を育児の節目であるとも考えていたようです。たしかに100日を過ぎるころから、赤ちゃんは、日中ひとり遊びができるようになり、育児が目に見えて楽になってきます。まだだっこばかりの段階ですが、お母さんの話しかけに、アーウーとこたえてくれますね。いっぱいお話ししてあげましょう。

このころからやっとお母さんの催乳感覚と赤ちゃんの飲み方が一致して、授乳間隔も約2時間から2時間半に落ち着いてきます。特に赤ちゃんの体重が4.8kg以上になると、赤ちゃんはじょうずに飲んでくれるようになるので、おっぱいもやわらかくなってきます。いつもおっぱいが張っていないと出ないような気がしますが、このころになると、授乳時間になったら、または赤ちゃんが飲んでいるときだけ、母乳が出るという乳房に変化します。

また、ときどき夜長く眠ってしまう赤ちゃんがいます。「寝る子は育つ」といいますが、夜間、長時間母乳を飲まないことがつづくと、母乳の出が悪くなり、早い人では月経が始まります。そうすると、おいしくない母乳になって、赤ちゃんが飲まなくなってしまいます。できるだけ早く本来の自然な授乳リズムに回復するよう気をつけましょう。それには夜間のオムツがえの時間などを利用して赤ちゃんを起こし、母乳を飲ませてほしいのです。どうしても飲んでくれないときは、量は少しでもよいので搾乳しておきましょう。

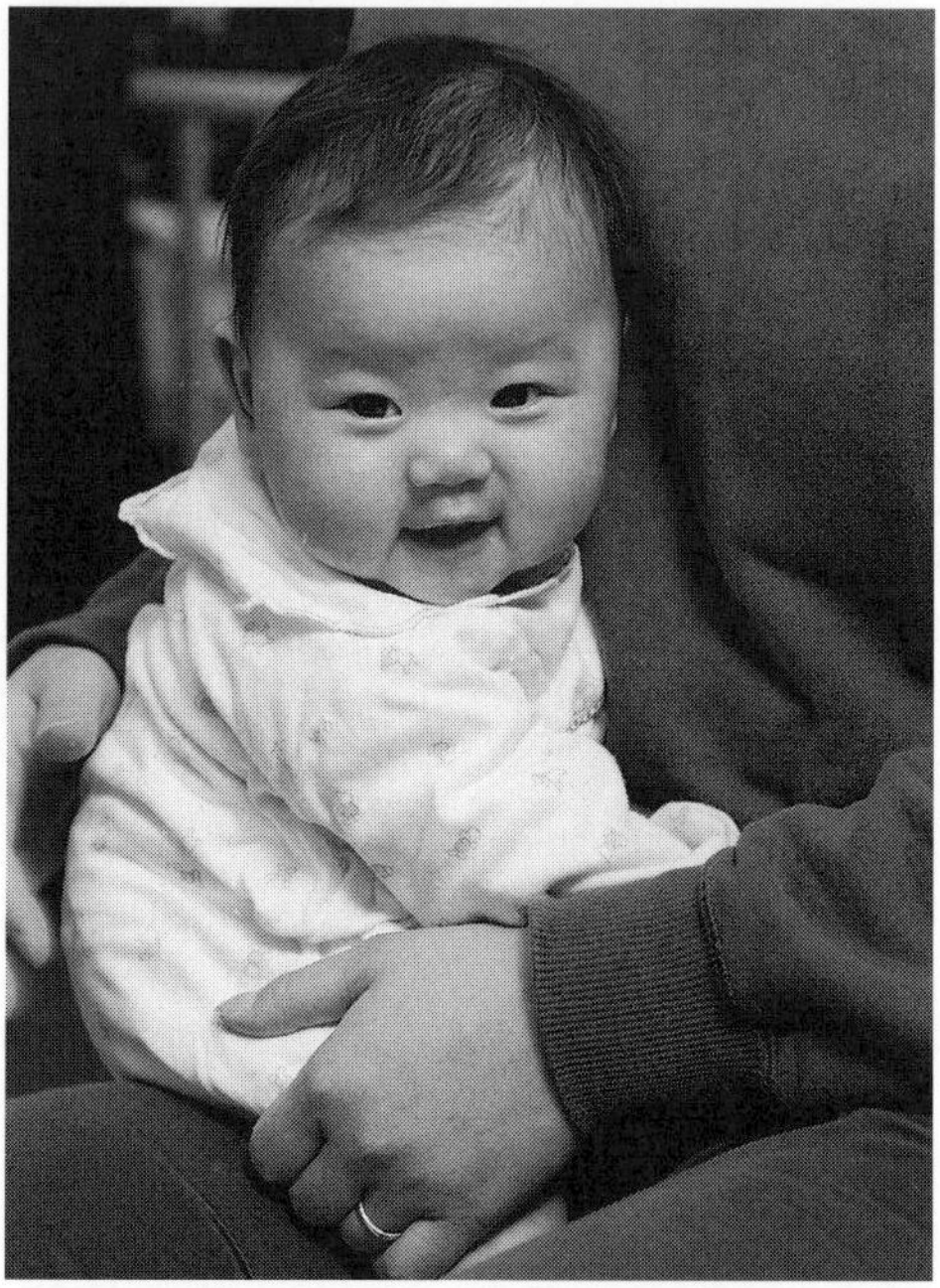

大事なことは、昼も夜も3時間以上授乳間隔があかないように気をつけることです。

このころの赤ちゃんはよく手を口に持っていってしゃぶっています。初めはげんこつをしゃぶっていたのが、しだいに指しゃぶりに変化していきますが、これは手や指の発達の一過程。「おっぱいが足りないよ」というサインではありませんので、誤解しないでくださいね。

成長に伴い、便の様子も変

わってきます。１カ月ごろまで１日のうち何回も出ていた水っぽい便がしだいに少なくなり、１日に１～２回に落ち着いてきます。中には３～４日出なかったり、ときには１週間も出ない赤ちゃんもいます。ところで、お母さんも便秘をしていませんか？　お母さん自身の体調をととのえましょう。まず、母乳をいつもより回数多く飲ませてみましょう。飲む回数が少なくなって、長時間ためぎみの母乳を飲んでいると、便秘になりやすく、ウンウンと顔を真っ赤にしていきんでいることがあります。おなかのマッサージをしたり、こより浣腸をしてみましょう。どうしても出ない場合は、浣腸をしてあげるとよいでしょう。いずれにしても、寝返りを打ったり、離乳食が始まったり成長するにつれて治ることが多いようです。

3～6カ月

赤ちゃんの首がすわって、寝返りができるようになり、赤ちゃんの世界はどんどん広がっていきます。首がすわったらおんぶもできるようになるので、積極的に外へ連れていきましょう。

３カ月を過ぎると赤ちゃんの飲み方はますますじょうずになって、短い時間に大量に飲めるようになります。頻繁に泣いてほしがるということも少なくなってきます。このころは赤ちゃんによっては飲み方にムラが出てくる時期でもあります。１日の中でも、さっと飲んで機嫌よく遊ぶ時間があるかと思えば、１時間以上もおっぱいをくわえていることもあります。特に夜寝る前は、長い時間をかけて飲んだりします。この時期も、母乳は赤ちゃんの欲求に合わせて何度でも飲ませましょう。何カ月になったから夜の授乳はやめるとか、授乳回数を減らしていく必要はありません。

お母さんの乳房はますますやわらかくなってきて、小ぶりになっていきますが、分泌量は変わりません。

赤ちゃんの成長発達が目覚ましい時期ですが、子どもは一人一人発達のスピードが違います。育児書などに書いてある発達の指標は、目安の一つです。そのまま自分の赤ちゃんにあてはまるものではないということを知っておいてください。赤ちゃんの成長発達には順序があり、生まれる前から、その子の成長発達のプログラムができているので、その時期が来ないとできないこともあるのです。無理に練習する必要はまったくありません。自然な成長発達を見守りましょう。

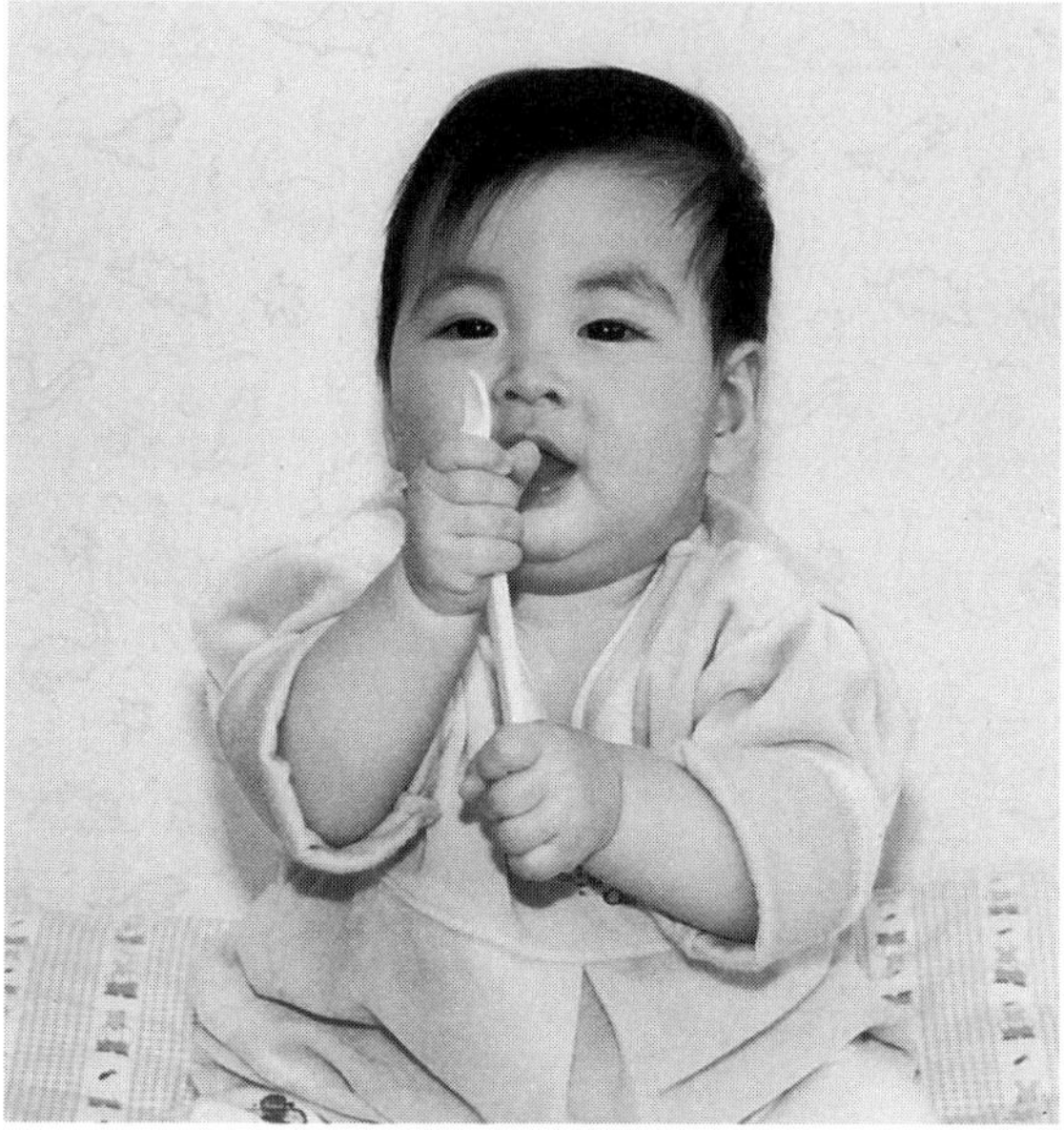

6カ月～1才

運動機能が発達して、寝返りからハイハイへ、つかまり立ちからひとり歩きへと活発に動き回る時期です。表情はいっそう豊かになり、お母さんと赤ちゃんが見つめ合って母乳を飲む姿は、見ていても美しいものです。

お母さんは、この時期に入ってやっと育児が楽しいと思えてきたのではないでしょうか。女性はだれでも「母性本能」を持っていて、妊娠し、出産すればそれが自動的に発揮され、苦もなく育児ができると思われていますが、実はそうではありません。「育児」は「育自」ともいわれます。繰り返し母乳を飲ませることで、赤ちゃんが育ってきたように、お母さんも母親として育っていきます。母乳を作りだすホルモンが、少しずつ自然に赤ちゃんを育てる心をつくってきたのです。

母乳育児は、どちらかが相手の欲求に従って行うものではないようです。お母さんの催乳感覚に添って母乳を飲ませていくうちに、母乳が赤ちゃんに与える刺激によるものか、母と子の息は合い、授乳のリズムは自然にぴったりと合っていきます。母子はいつも一体感を持つことができ、育児が楽しく感じられてくるのがこのころです。

このころの赤ちゃんにはかわいい歯が生えてきます。歯が生えるときに、赤ちゃんは不機嫌になったり、熱を出したりと体調をくずすことが多くなります。おっぱいを飲ませていると、赤ちゃんに熱が出ているかどうかが、よくわかります。

初めての発熱に、お母さんはおろおろしてしまうかもしれませんね。いままではお母さんのおなかの中にいたときにもらった免疫が赤ちゃんをいろいろな病気から守ってくれていましたが、6カ月ぐらいになると、それが少なくなってくるのです。しかし母乳の中には、免疫がしっかり入っているので、授乳間隔をあけないように、努めておいしいおっぱいを飲ませましょう。赤ちゃんが病気のときほど母乳は必要です。おっぱいを飲みながら、病気を乗り越えることで、赤ちゃんは抵抗力をつけていきます。

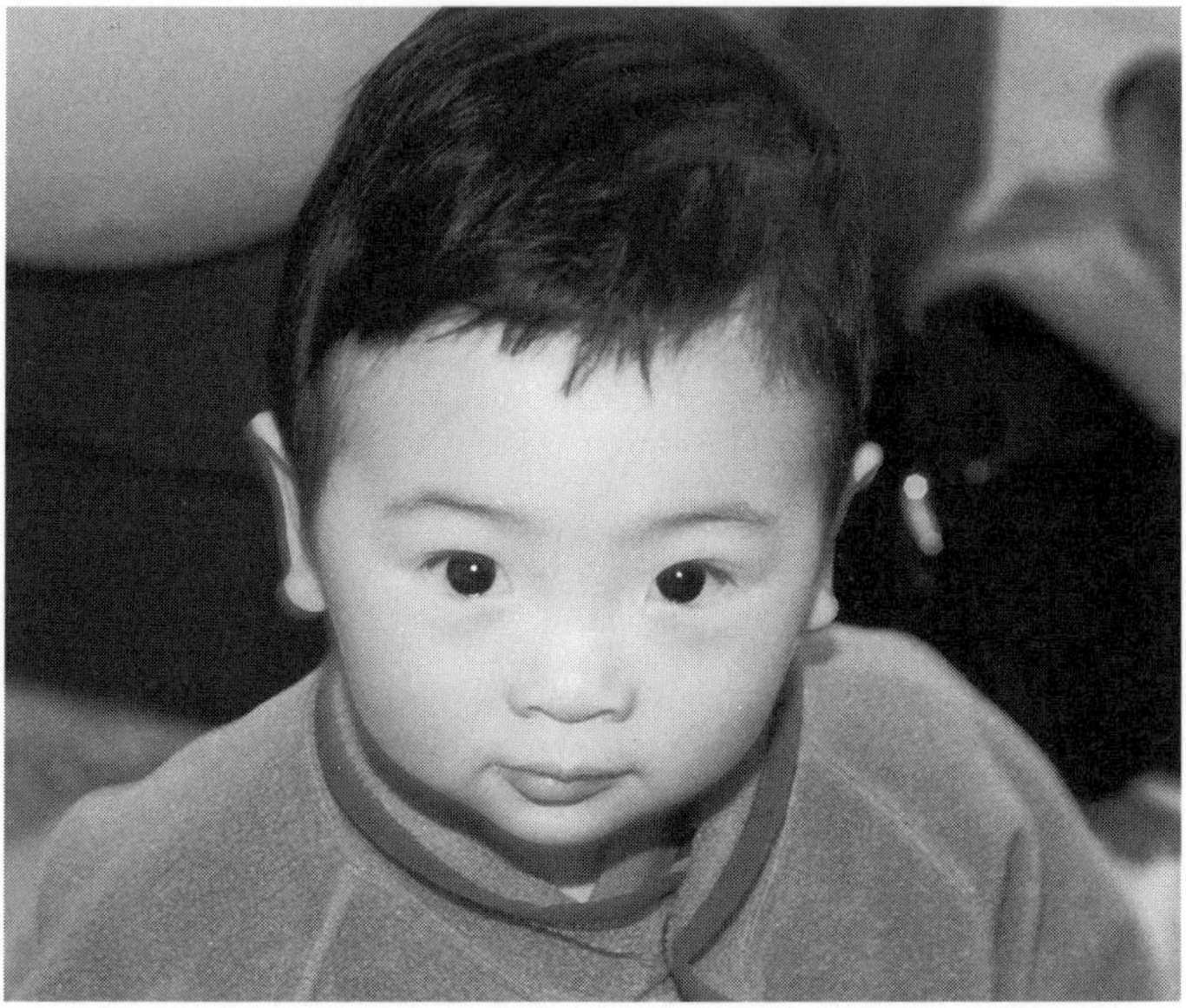

6カ月になったら離乳食を始めましょう。離乳食を始めても、母乳はつづけます。母乳ばかり飲んで離乳食が進まない赤ちゃんには、母乳をやめたほうがいいかと迷うかもしれません。母乳をやめても離乳食が食べられるようにはならないばかりか、かえってたいせつな栄養まで失うことになりますので、けっして母

乳をやめないでください。

この時期夜泣きに悩むお母さんもいますが、悪い夢でも見たように赤ちゃんが泣いたら、まず母乳を飲ませてください。それでたいていの赤ちゃんは泣きやみます。ゆったりと安心するように抱いてあげましょう。

大きくなったと思っても、まだまだこまやかな育児が必要な時期です。夏は冷房が効きすぎ、赤ちゃんの関節が冷えると、母乳の飲みが悪くなりますので、そでのある衣服、ひざの隠れるズボンが必要です。冬は、体温調節の未熟な赤ちゃんは、母乳を飲むことで体をあたためています。

1〜2才

赤ちゃんが初めてひとりで立って歩いたときのびっくりした表情と、お母さんの喜びは忘れられないものですね。人間はひとりで歩行できるようになって、初めて一人前です。ほかの哺乳動物の多くが、出生後すぐに立って歩き始めるのにくらべ、人間は未熟な状態で生まれるため、約1年かかります。ですから人間としての状態が確立するまで、第二の胎盤であるお母さんの乳房から母乳を飲みつづけることは必要なのです。

桶谷式では、赤ちゃんが完全に2本の足で立って、歩くことができる、つまり人間として自立できることを確認して、断乳します。赤ちゃんのおよそ半数は1才までに歩き始めますが、子どもによって8カ月から16カ月とかなり幅があるものです。それはその子の筋肉の力、平衡感覚、性格などが影響しています。この楽しい断乳の日の記念写真の１コマ。

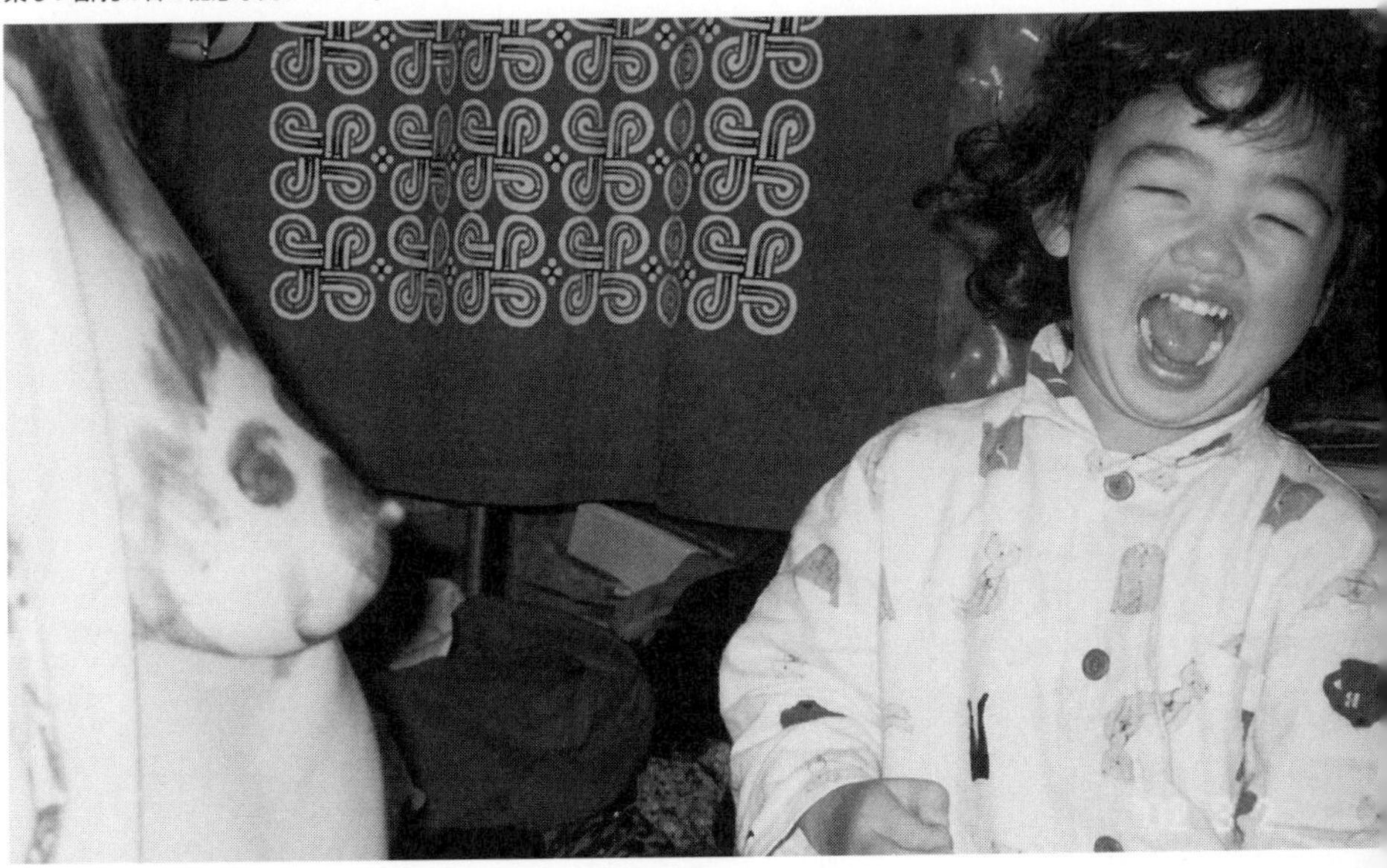

一人一人異なる自立の時期を見定めて、「しっかり歩く」ことを基準に母乳育児を卒業します。しかし早く歩き始めたからといっても、１才未満は断乳しないほうがよいでしょう。反対に小さく生まれた赤ちゃんや、病気を持っている赤ちゃんでは、歩き始める時期は遅いかもしれません。そのようなときは、まだ母乳の力が必要なので、長く飲ませます。

１才を過ぎて、なんでもよく食べるようになったのに、母乳もよく飲む、むしろ１才を過ぎてかえって母乳を飲む回数がふえたという赤ちゃんもいます。頻繁に飲もうとしたり、おっぱいをさわりたがったりと、これは赤ちゃんがもうすぐ自立するという発達の一つでもあります。このころになると、赤ちゃんはお母さんを基地にして、いろいろな冒険をし始めます。母乳育児によって、お母さんと赤ちゃんがしっかり結ばれているので、赤ちゃんは安心して冒険に出かけられます。

母乳を飲むのは、人間の長い一生の間で、わずかな間です。しかしこのわずか1〜2年が、人間の一生にとってどんなにたいせつな時期であったかを、母乳育児をしてきたお母さんは気づいています。

1年間以上にわたって母乳育児をしてきたお母さん。いったい何百リットル赤ちゃんにお乳を飲ませたことでしょうか。そして子どものりっぱな体は、お母さんが何度も何度も母乳を飲ませたことで作られてきたものです。たくさんの母乳といっしょに、お母さんの愛情も赤ちゃんに流れ込んでいったことでしょう。

さあ、あと少し、断乳に向かって、最後までおいしい母乳を心おきなく飲ませましょう。

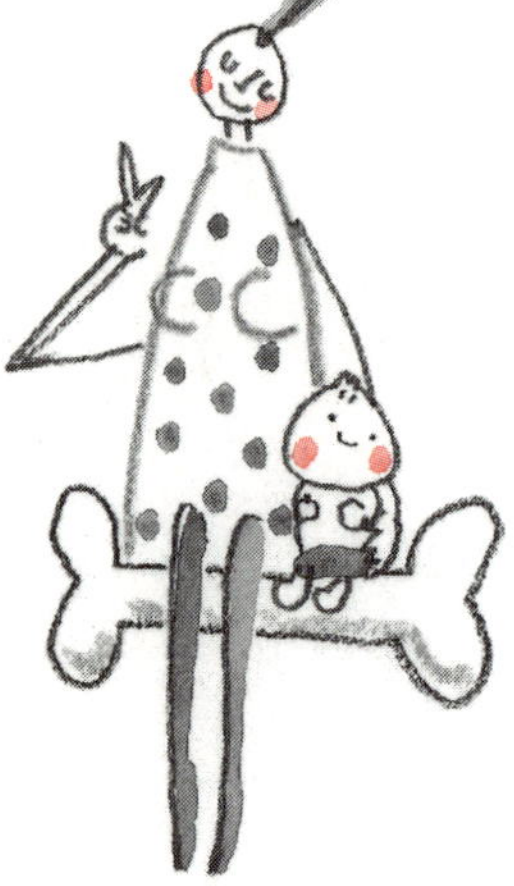

虫歯

Q **1才になる男の子を持つ母親です。いまも1日母乳を8回、夜中も2回起きて飲んでいます。最近、夜間の授乳は虫歯の原因になるので、おっぱいをやめるようにいわれました。おっぱいが大好きな子ですし、1才半ぐらいまで飲ませようと思っていますが、やめなければなりませんか。**

A 桶谷式では平成5年に、夜間も母乳を飲ませている赤ちゃん152人について調査しましたが、虫歯になっている赤ちゃんは授乳中の子にはなく、断乳後の子がなっていました。このことから、夜間母乳を飲ませることが虫歯の原因になるわけではなく、母乳をやめたあとの食事やおやつに気をつけることがたいせつだと思われます。

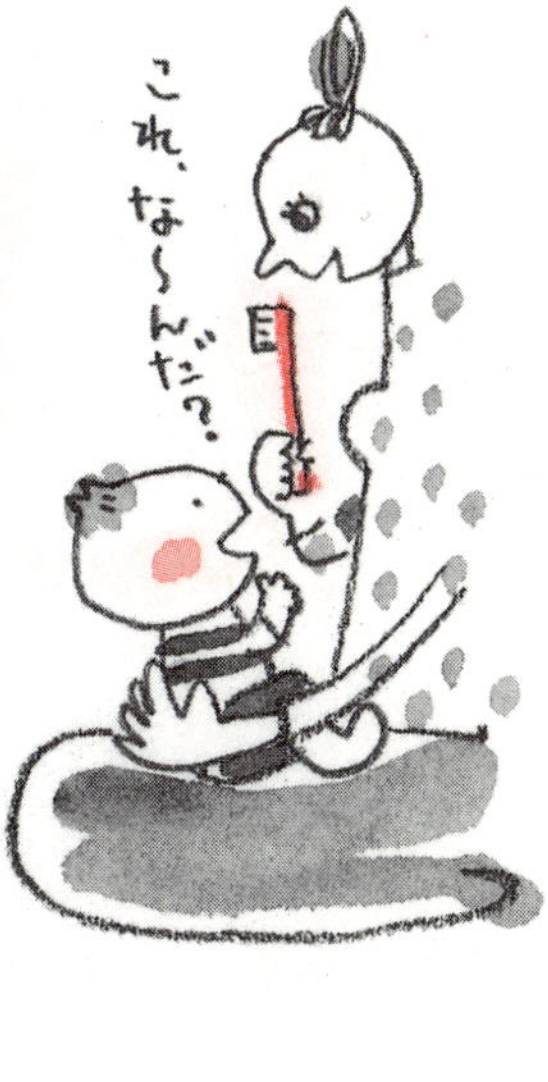

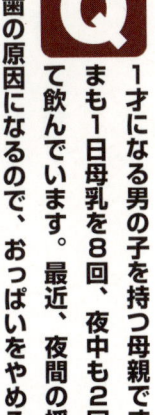

母乳の哺乳動作は、口腔にかかわる筋肉が正常に発達するため、離乳期以降の咀嚼機能に大いに影響を与えるといわれています。よくかめるのは、赤ちゃんがこれから健康に成長していくためにたいせつなことです。あわててやめる必要はないと思います。

虫歯の予防としては、虫歯を作る菌に赤ちゃんが感染することを予防するために、家族、特にお母さんが虫歯の治療をしておきましょう。そしてしょ糖を含む食べ物（あめ、チョコレート、乳酸菌飲料）を与えないようにし、食後は水やお茶を飲ませましょう。乳歯が生えたら歯みがきをし、歯科検診を定期的に受けましょう。

母乳育児Q&A

生理

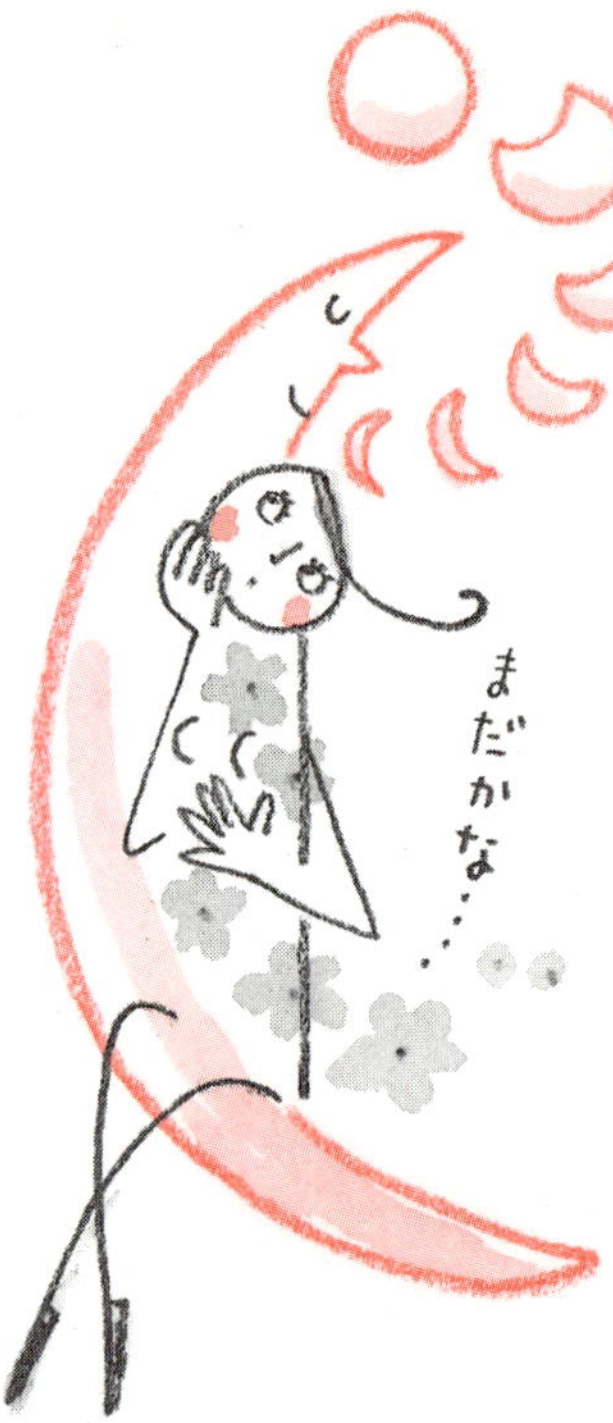

Q **生後10カ月の子を母乳で育てています。周りの友だちはもう生理が戻っている人が多いのですが、私はまだ生理がありません。だいじょうぶでしょうか。**

A 自然の摂理でしょうか。授乳中は、生まれた赤ちゃんのお世話をすることに集中できるように、またすぐに次の子を妊娠しないようにか、生理を起こすホルモンの働きは鈍くなっています。個人差がありますが、ある程度定期的に2時間半~3時間授乳をしていたら、早くても1才前後か、断乳をするまでなくても不思議ではありません。

夜間の授乳をしなかったり、授乳の回数が減ったりすると早期に生理が再来しやすくなります。

当然、ミルクで育てている人や混合栄養で授乳の回数の少ない人は、産後2~3カ月で再来する人が多いのです。

断乳まで再来しない人は、断乳してから1カ月から3~4カ月のうちに再来するでしょう。断乳して6カ月以上も再来しないときは医師に相談してください。

もし授乳中に生理が開始した場合、おっぱいの味が変わったり、分泌が悪くなり赤ちゃんがいやがることがあるかもしれませんが、お母さんは食事に気をつけてこまめに飲ませていきましょう。

夫婦生活

Q 母乳育児中は、夜も授乳しているためか夫婦のふれ合いが足りないように感じますが、これは私たちだけのことでしょうか。

A 出産後は赤ちゃん中心の生活になってしまって、何となく夫婦のふれ合いが疎遠になってしまったという方は少なくないようです。赤ちゃんの世話に夢中で、お母さんとしての役割が大きすぎて、女性としての部分をどこかにおいてきてしまったと感じていたり、夫も夜間授乳をする妻を思いやっているうちに、ふれ合いの回数が減ったり、そのまままなくなってしまうといったケースのようです。中には、出産のときの会陰の傷に痛みが残る人や、ホルモンの変化によって膣の分泌物が減少したなどの理由で夫婦生活がおっくうになった人もいるようです。反対に、自分の「生殖する性」に自信が生まれ、性欲が高まったという人もいます。

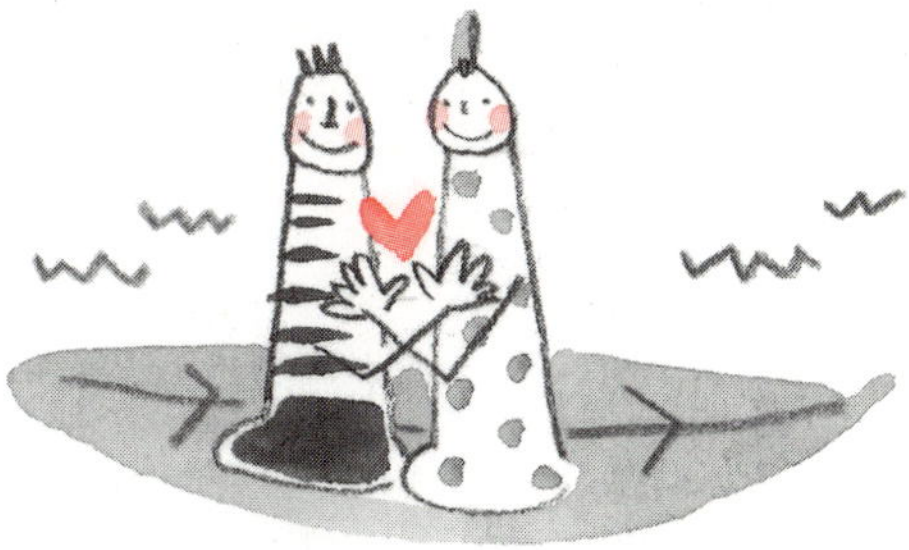

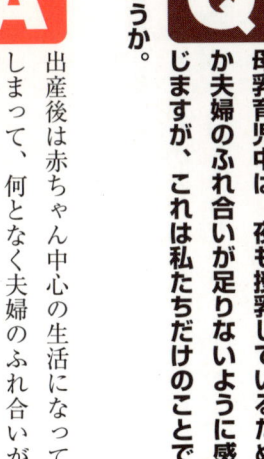

これは、赤ちゃんを夫婦の中に迎え入れたことで起きるいちばん大きな変化ではないでしょうか。これをとてもよいチャンスととらえて、夫婦の愛情の表現についてふだん話をしないでいるようなことについても話し合ってみましょう。母親と妻、父親と夫という役割は、どちらが優先というものでもありません。赤ちゃんという二人の愛の結実を迎えて、どのような愛情表現が可能かを話し合うことで、ますますお互いの愛情を深めていきましょう。

母乳育児と離乳食

赤ちゃんが母乳以外の食べ物を口にすることを、日本では昔から「お食い初め」といい、子どもが一生食べ物に困らないようにという願いを込めて、生後100日目にお祝いしてきました。では、生後100日になったら、離乳食を始めなくてはいけないのでしょうか。

現在では、母乳で育っている赤ちゃんは個人差はありますが、満5カ月を過ぎてから始めれば十分であるといわれています。それ以前に離乳食を開始しても、赤ちゃんの消化機能は未熟なので、いろいろな食物の成分やアレルギーのもとになる成分をそのまま吸収してしまいます。早くからいろいろなものを食べさせると、赤ちゃんの消化吸収が追いつかないばかりか、かえってアレルギーを起こしたり、母乳を飲む量が減ってしまったりします。またこれ以前では、赤ちゃんはまだ固形物を口の中にためてのどへ送る咀嚼運動が機能的にうまくできません。離乳食は、早くからいろいろなものが食べられるようにすることではないので、赤ちゃんがお母さんの食べるのを見てほしそうに手を出してきたり、よだれを出して口をモグモグ動かしたり、一人で赤ちゃん用のいすに座れるようになってから始めればよいでしょう。そして、けっして急がず、赤ちゃんの様子を見ながらゆっくり進めていくのがポイントです。

離乳食を始めても母乳はやめないで

しっかり飲んでもらっている母乳は、半年過ぎても1年たっても栄養的にまったく落ちないどころか、赤ちゃんの月齢に応じた発育や発達に合わせて成分を少しずつ変えています。

離乳食というと、母乳を固形食におきかえて、徐々に母乳をやめていくことのように思いがちですが、離乳食を食べた分、母乳を減らす必要はまったくありません。離乳食とは、乳汁から人間の特性である雑食へ少しずつ移行していく過程です。お母さんのおっぱいを飲むことから、形のある固形物を咀嚼し、食べることを練習することです。そして、赤ちゃんの成長発達に合わせて、母乳以外のものからも栄養をとることができるようにしていく過程でもあります。だからといって特別な食べ物を用意する必要はありません。家族の食卓や、お母さんが食べているものの中から、やわらかくて消化のよいものを選び、一手間かけて赤ちゃん用の離乳食にしましょう。

離乳食を開始しても、赤ちゃんの最初の半年間は母乳が主食です。離乳食を食べたあとは、必ず母乳を飲ませましょう。

母乳には、赤ちゃんの消化を助ける消化酵素が含まれているので、離乳食をたくさん食べたときほど、母乳を飲ませることによって消化がスムーズになるのです。

離乳食を開始し始めのころ、母乳ばかり飲んで離乳食をあまり食べない赤ちゃんがいます。お母さんとしては心配になるでしょうが、あせって無理に進めてもよい結果はけっして得られません。まずは、家族が楽しくおいしそうに食事をしているところを見せて、赤ちゃんに食事に関心をもたせ「食べることって楽しそう」という雰囲気を覚えてもらいましょう。

離乳食の進め方

離乳食の進め方は、１５６～１５７ページの表を参考にしてください。

離乳食を進めていく基本は、赤ちゃんの発育段階に合わせて、食品を選ぶこと。そして一度に何種類も与えるのではなく、一つずつ食品の味を覚えさせたうえで、次の食品に進み、食べられるものをふやしていきます。赤ちゃんの様子をよく観察することです。特に、新しい食品に挑戦したときは、便の状態をよく観察してください。下痢ぎみになったり、かたい便になって便秘になるようなら、その食品を食べさせるのはまだ早かったのかもしれません。また、赤ちゃんがその食べ物をいやがって受けつけなかったり、湿疹が出るようなら、その食べ物はあなたの赤ちゃんには合わないものかもしれません。これらはしばらく様子を見て、もう少し大きくなってから与えるようにします。

最初に与えるものは、重湯がよいでしょう。重湯が合わない場合は野菜スープから始めるのが適当です。本格的な離乳食を始める前に、白湯やお茶や重湯を哺乳びんで飲ませて慣らす必要はまったくありません。重湯や野菜スープは、最初からスプーンで与えましょう。果汁は糖分が多いこと、赤ちゃんが甘い味に慣れてほかの食べ物をいやがったり、虫歯の原因になりやすいこと、赤ちゃんによっては下痢を起こしやすいといったデメリットがあるため、離乳食を始めたばかりの赤ちゃんには与える必要はありません。

離乳食を与えていくうえでの注意

赤ちゃんにはなるべく自然のもの、安全なものを食べさせたいものですね。離乳食に使う食品は、添加物などが使われている加工品やインスタント食品を避け、低農薬、無添加の素材で作りましょう。よい食材が手に入ったときに作りおきして、1回分ごと冷凍しておくのもいいですね。

いっぱい食べて大きくなってほしいと心を込めて作った離乳食。でも、赤ちゃんによっては全然食べてくれなかったり、手でぐちゃぐちゃにしたり、ひっくり返して汚したり、遊んでしまったりして、お母さんをがっかりさせることもしばしばです。

でも、これは赤ちゃんの発達段階の一つ。遊び食べに対するしつけは必要ですが、あまりこだわると、お母さんも赤ちゃんもいらいらして、せっかくの食事が楽しくなくなってしまいます。離乳食はあせらず強要せず、ゆっくりゆったり進めましょう。きっとたくさん食べてくれる日が来るはずですよ。

母乳育児Q&A

ベビーフードを使ってもいい？

Q **離乳食はなるべく手作りにしたいと思っていますが、市販のベビーフードも適度にとり入れて、いろいろな味を覚えさせたいと思います。どんな点に注意したらよいでしょうか。**

A 桶谷式では、お母さんの手作りの味をたいせつにしています。市販のベビーフードは確かに便利ですが、やはり自然の食物の味とは違います。赤ちゃんには食物本来の味を覚えてもらい、その味を好きになってほしいので、素材も味もお母さんの目と舌で確かめたものをあげていただきたいのです。

初めはだしも使わない素材の味からスタートします。にんじん、じゃがいもといった野菜には自然の風味があり、それだけでおいしいので、まずそれを覚えてもらいます。赤ちゃんの味覚もしだいに発達してきますから、素材の味に飽きてきたら次に薄い塩味を覚えてもらいます。そしてしょうゆ味からみそ味へと進めます。

赤ちゃんは本来甘い味が好きです。母乳はほんのり甘い味ですので、早くから母乳より甘い味を覚えてしまうと母乳を飲まなくなってしまいます。離乳食の味つけにはお砂糖を使わないようにします。ジュースや赤ちゃん用のお菓子も与えたくありません。

油分は、大豆や魚などを食べていれば自然にとれますので、これも早くから使う必要はありません。離乳期の後半過ぎから、少量の植物油をいため物に使うくらいにします。

	離乳食後期	離乳完了期
	9〜11カ月	12〜18カ月
	1日に3回	1日に3回
	1日8回以上	1日8回以上
	1才前後で、主食と副食を合わせて子ども茶わん7〜8分目くらいまで（主食は子ども茶わん1/2くらいまで）。その子の様子に合わせてふやしていく。	
	歯ぐきでつぶせるかたさ	歯ぐきでかめるかたさ
	全がゆ〜軟飯 やわらかく煮たうどん。 酵母菌で作ったパン。	軟飯 普通にゆでたうどん。 そばは、アレルギーに注意。
	きゅうり、トマト、うり類は、火を通す。 わかめ、昆布、ひじき、青のりなど海草はこまかく刻んで。 しいたけ、しめじなどきのこ。 煮野菜のあんかけ。 麸	肉類といっしょに煮込んだやわらかい野菜とスープなど。 あくの強い野菜は、必ずゆでこぼすなど、あく抜きをする。
	納豆はこまかく刻むかつぶしたものを少量与える。 きな粉。煮豆はつぶす。	
	いわし、はまちなどの青魚で脂の少ない部分を少量から始める。 さば、いか、たこ、えび、かに、貝類は、早くから食べさせないで様子を見る。	青魚
	肉は、脂肪の少ないささみやむね肉をだしとして用い、肉そのものは1才を過ぎてから。	ハムなどの肉の加工品は少量に。
		卵黄から　完全に火を通して。
	ヨーグルト（無糖）	最初は調理に使うことから。 牛乳は1才を過ぎてから。1才以降もアレルギーのない子どもでも1日に300〜400mℓ以内にする。大量に飲ませると貧血になることも。
	りんごの薄切り。イチゴ。 ぶどうはそのままでなくしぼり汁を約30g程度。	すいかは日中の暑い盛りに与える。 バナナ。
	油脂類はアレルギーを起こしやすいので、油そのものを調理に使うのは10カ月を過ぎてから。	だしや砂糖は1才から使う。 おやつは必要ないが、お菓子を与えるときは、歯にくっつかないものを。 はちみつは、ボツリヌス症の予防のために1才前には与えないようにする。

離乳食の進め方表

	離乳食初期	離乳食中期
時期	5〜6カ月	7〜8カ月
与える回数	1日に1回から始め、6カ月の終わりになったら2回食へ。	1日に2〜3回
母乳の回数	1日8回以上	1日8回以上
量の目安	主食は1〜2さじから始め、子ども茶わんに1/3くらいまでふやす。	主食と副食を合わせて、子ども茶わんに1/2くらいまで。
離乳食のかたさ	ドロドロの状態	舌でつぶせるかたさ
穀類	重湯1さじから始め、1週間で30mℓになるように。 その後は徐々におかゆに移行する。	全がゆ　おじや めん類（煮込みうどん、そうめんなど） かゆを作るときに、野菜もいっしょに煮込んでおじやにしてもよい。
野菜・海草	野菜スープ みそ汁を作るときにみそを入れる前に離乳食用にとり分ける。だしは必要ない。 野菜は最初は1種類から始め、赤ちゃんがいろいろな野菜の味そのものを味わえるようにする。野菜は一度に2〜3種類まで。 色の薄い野菜から始め、徐々に濃い色の野菜へ。 キャベツ、玉ねぎ、大根、小松菜など。	野菜はくたくたに煮たものを裏ごししたり、スプーンの背でつぶしたりして食べさせる。 にんじん、じゃがいも、かぼちゃ、さつまいも、ねぎなど。 ※便秘の子どもには、玉ねぎやねぎのくたくた煮を食べさせるとよい。 ※大根おろしを入れたかゆ、緑黄色野菜をいっしょに入れて煮て与えても便通がよくなる。
大豆製品		とうふは1週間に一口程度から始め、赤ちゃんの様子を見ながらふやす。
魚介類		白身の魚を最初は煮て、しだいに蒸すか、焼いて与える。 きす、小だい、ひらめ、かれい。 煮干し粉を作って、おじやに入れる。
肉類		
卵		
乳製品		
果物		りんごをすりおろしたもの。
備考	最初は素材の味を赤ちゃんに知ってもらうために、味つけはしない。どうしても食べないようなら、薄く塩味をつける。 新しい食品を始めるときは、茶さじ1杯程度から始め、赤ちゃんの様子を見ながら進める。	味つけには塩を使うが、濃い味つけに赤ちゃんが慣れてしまわないようにすべて薄味に。

●離乳食の献立例

	ご飯・うどん・パン	野　　菜	大豆・魚・肉
離乳食初期	**☆あけぼのかゆ** ①にんじんのすりおろしをさっとゆで、おかゆ4分の1カップでのばす。 **☆ブロッコリー入りおかゆ** ①ゆでたブロッコリー小房2個は花蕾部をとってみじん切りにする。 ②七分かゆ大さじ5に①を混ぜる。	**☆じゃがいものおろしあえ** ①ゆでたじゃがいも3分の1個分をあらくつぶし、大根おろし大さじ2と煮る。 **☆キャベツのうま煮** ①こまかくしたキャベツ20gと玉ねぎ10gを煮る。 煮上がったらこまかくすりつぶし、さらに煮る。	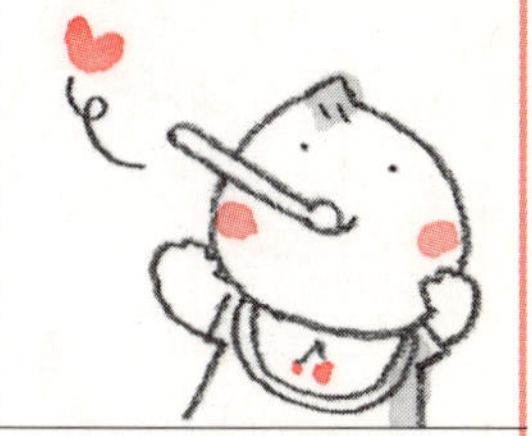
離乳食中期	**☆煮干し粉入りかゆ** ①良質の煮干しの頭とはらわたをとり除き、フライパンでいり、ミキサーにかける。数回ふるいにかける（びんに保存しておいてもよい）。 ②米30gに水3カップ、煮干し粉小さじ5分の1と野菜数種をとろ火で煮る。途中で野菜はとり出す。 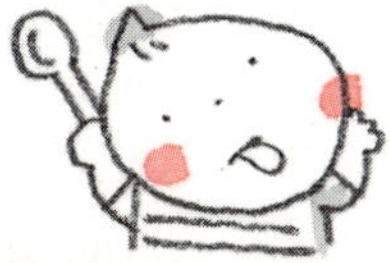	**☆グリーンシチュー** ①じゃがいも3分の1とグリーンピース大3はゆでて皮をむき、裏ごしする。 ②なべに①を入れ野菜スープ少量を加えてのばし弱火にかけてひと煮立ちさせる。 **☆さつまいもとりんごのマッシュ** ①さつまいもとりんごの皮をむき、1cmの厚さに切りやわらかく煮て裏ごしする。 ②①に野菜スープをポッテリするまで加えてゆるめ、火にかけ水どきした片栗粉少々を加えてとろみをつける。	**☆白身魚のかぼちゃあえ** ①白身魚10gはゆでてすりつぶし、かぼちゃの裏ごし小さじ1とあえる。 **☆とうふうどん** ①ゆでうどんをすりつぶしたもの大さじ2分の1を、湯通ししたとうふのすりつぶしたもの小さじ1とまぜる。 **☆じゃがいもとしらすのだし煮** ①しらす小さじ2分の1は塩けを抜いて、ゆでたじゃがいも20gといっしょにさっとゆでる。 ②①の水けをきり、だし汁大さじ1を加えてすりつぶす。
離乳食後期	**☆野菜まぜご飯** ①にんじん、ねぎ、しいたけを4mmに切ったものを各小さじ1用意し、だしでやわらかく煮る。 ②やわらかいご飯を赤ちゃん茶わんに軽く1杯盛り、①を混ぜる。 **☆きな粉だんご** ①やわらかいご飯を赤ちゃん茶碗3分の2杯分軽くつぶして一口大に丸めて、きな粉をまぶす。	**☆煮込みうどん** ①うどん30gは1cmの長さに切る。にんじん10gをみじん切りにし、ひたひたのだしで煮る。 ②薄味で調味したあと、ゆでたほうれんそうの葉先をみじん切りにしてまぜる。 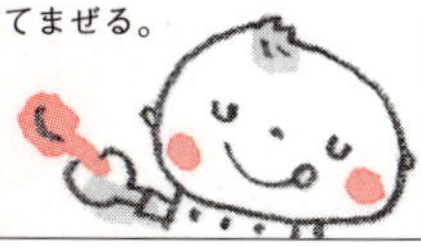	**☆納豆とにらの煮びたし** ①納豆20gはこまかく刻み、にらもこまかくしてさっとゆでる。 ②納豆とにらを煮る。 **☆かぶとさくらえびの煮びたし** ①皮をむいたかぶ4分の1個分とさくらえびをこまかく刻んで、だし汁大さじ2杯で煮る。
離乳完了期	**☆じゃこめし** ①ご飯に湯通ししたちりめんじゃこ、青菜の刻んだものを入れる。 **☆きな粉トースト** ①サンドイッチ用のパン1枚は6等分に切り、その3枚にあたためた牛乳大さじ2、きな粉大さじ1を塗り、残り3枚と合わせ、オーブントースターで色よく焼く。 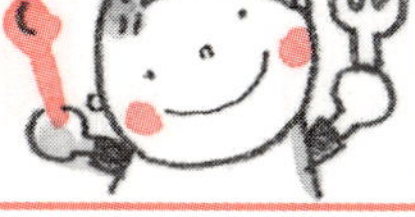	**☆キャベツバーグ** ①キャベツのせん切り30gと玉ねぎのみじん切りをゆで、水けをかたくしぼり、片栗粉大さじ2分の1をまぜて一口大に丸める。 ②薄く油を引いたフライパンで表面を焼く。 **☆バナナ入りホットプディング** ①粉ミルク小さじ2と水50mlを片栗粉小さじ1でとろみをつける。 ②①に卵黄小さじ4分の1を入れ、卵黄に火が通ったら冷ましてバナナ大さじ1をつぶしてまぜる。	**☆きのこととうふのごま煮** ①しめじ、えのきだけ、しいたけを小さじ1ずつ用意して5～7mmに刻み、さっとゆでる。 ②とうふ10分の1丁は1cm角に切り熱湯に通す。 ③だし4分の1カップに①と②を入れ、すりごま大さじ1を入れ約1分煮る。 **☆じゃがいもハンバーグ** ①鶏のひき肉大さじ1を湯通ししてゆでたじゃがいも2分の1個分にまぜ、小麦粉でつなぎ、丸めて焼く。

野菜スープ＆重湯の作り方

野菜スープ

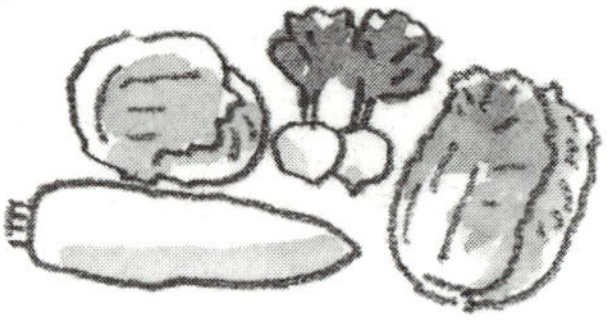

食材は淡色野菜を選ぶ。白菜、大根、かぶ、キャベツなど。野菜スープに慣れるまでは、だしや塩、こしょうなどの調味料は使用せず、野菜本来の甘み、うまみを生かしたスープを与える。離乳食が進むと、昆布でだしをとったり、野菜の種類を１種類ずつふやしていく。アレルギーの問題もあるので、かつおやいりこのだしは控える。

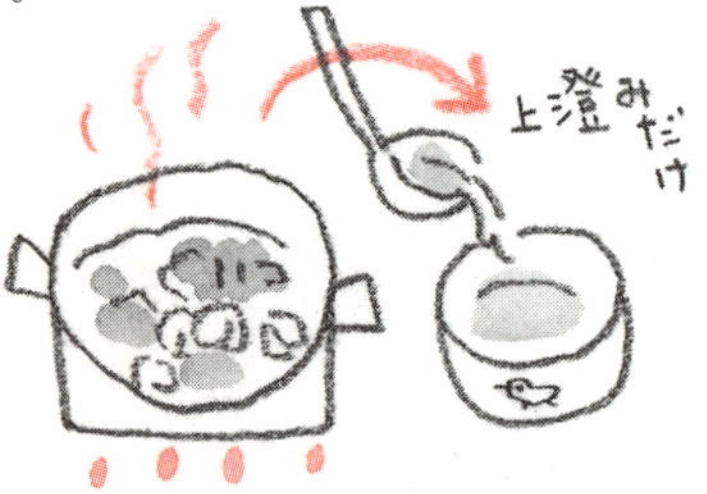

なべに水を張り、野菜を適当に切り、火にかける。 ゆだってきたらその上澄みをとり分けて、冷ましてからスプーンで与える。

重湯

お米さかずき１杯を１時間前にといで水にひたしておき、米の約30倍の水を入れて、とろ火で２時間半くらい煮込む。途中で水を足さないようにして、でき上がりが茶わんに1杯半になるまで煮ること。これをガーゼを２枚合わせたこし布で軽くしぼる。

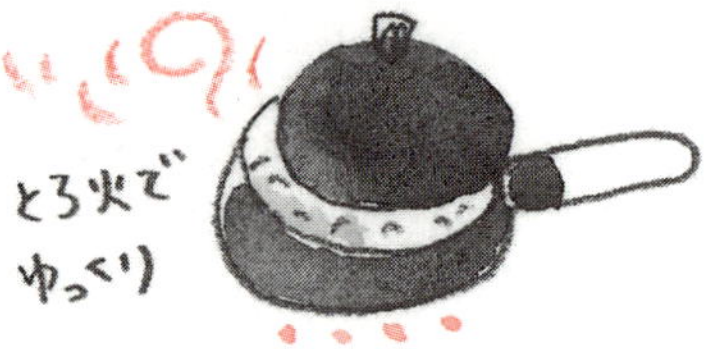

あまりドロドロにしすぎると胃に負担がかかるので、お湯を少し足してかげんする。

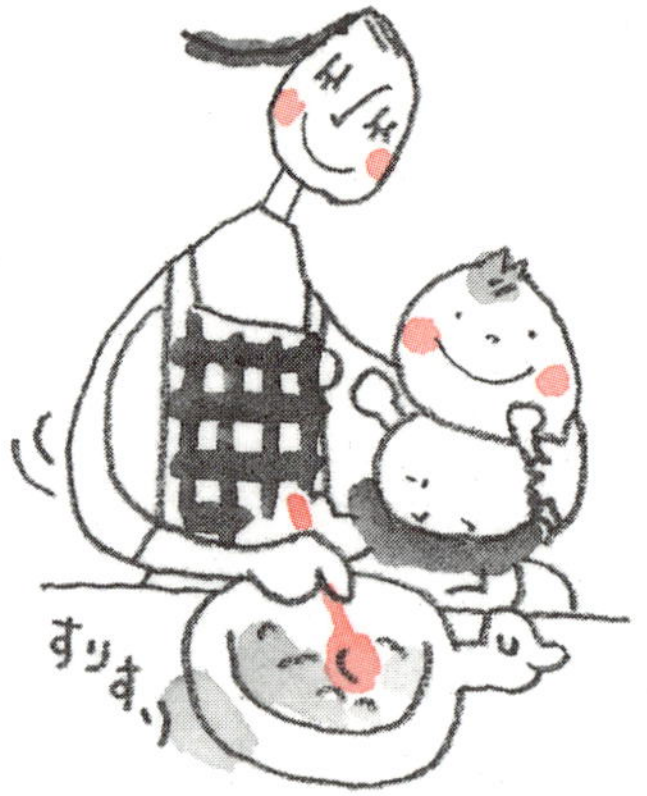

赤ちゃんの食べるペースが進んでくると、少しずつ水の量を減らして10倍がゆの状態にしていき、それをすりつぶしたものへと進めていく。

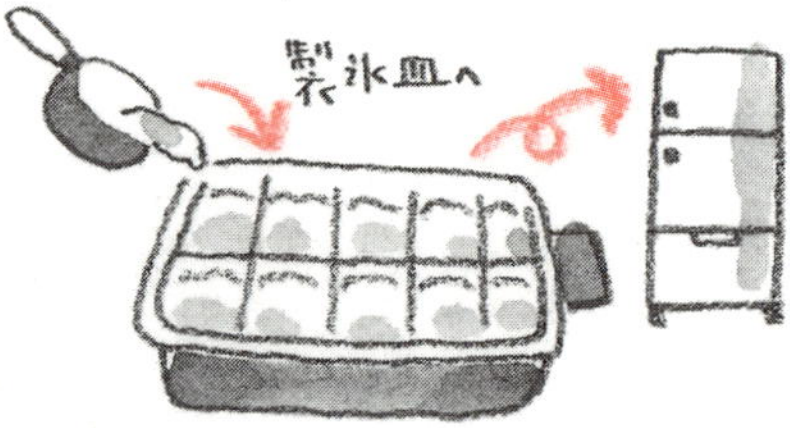

食べる量がふえてきたら、まとめて作って、製氷皿などに入れて小分けして冷凍しておくと便利。

あると便利な調理器具

- 茶こし……少量の裏ごしに便利。
- いちごスプーン……少量をつぶすのに便利。
- おろし金……野菜・肉のすりおろしに便利。
- すり鉢（小）……作った離乳食をすりつぶし、そのまま与えられる。
- 電子レンジ用食器……少量を加熱するときに便利。

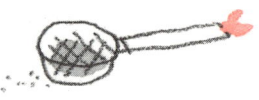

母乳育児Q&A

アレルギー

Q **私はアレルギー体質で、子どものころはぜんそくで悩みました。母乳で赤ちゃんを育ててだいじょうぶでしょうか。いまはアレルギーの赤ちゃん用の特殊ミルクがたくさん作られていると聞きましたが、どんなものを準備したらよいでしょう。**

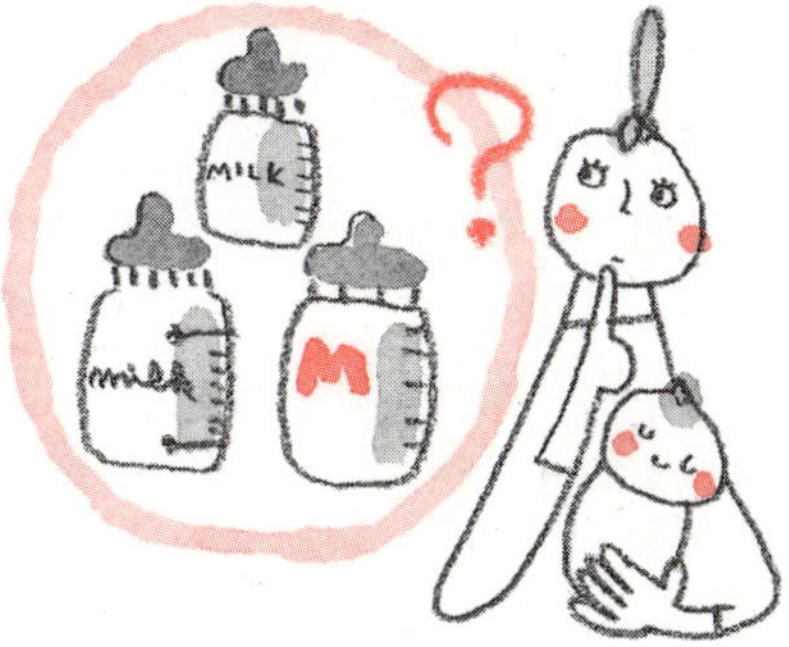

A アレルギー体質は遺伝しやすいものですが、体質を持っているからといって、必ず症状が出るというものではありません。現在は、ぜんそくやアトピー性皮膚炎、アレルギー性鼻炎など、アレルギーの病気がふえています。これらは、環境汚染や食生活の急激な変化、ストレスなどが原因で起こってくるものといわれています。

母乳に含まれているいろいろな免疫が赤ちゃんを病気から守ってくれるので、アレルギー体質の赤ちゃんこそ、ぜひ母乳で育ててほしいと思います。牛乳から作られたミルクは、赤ちゃんにとっては異種タンパクなのでアレルギーを起こしやすく、特殊ミルクもその赤ちゃんにぴったり合ったものでないと、同じ反応を起こします。

ただし、母乳で育てていればアレルギーにならないということではありません。母乳中にはお母さんの食べたものが出てきて、それがアレルギーを起こす可能性があるからです。お母さんは、妊娠中から牛乳、卵、インスタント食品、加工食品をとりすぎないなど食事に十分注意しなくてはなりません。授乳中は、赤ちゃんに合わない食品を除去したりほかの食べ物におきかえていく方法がとられますが、素人療法は禁物です。必ず小児科の医師に相談しながら行ってください。

感動の一瞬
桶谷式断乳法

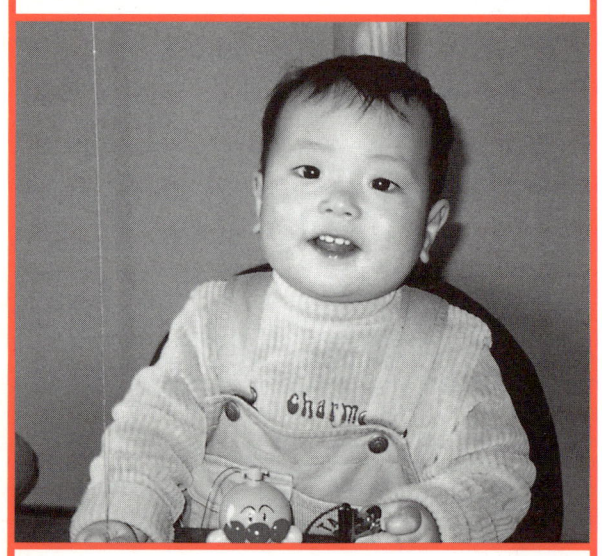

断乳は成長の節目
たいせつなセレモニーです

赤ちゃんは、1才前後からそろそろ歩き始めます。離乳食も進み、いろいろなものが食べられるようになってからも母乳が大好きで、離乳食のあとやお昼寝の前、夜寝る前、夜中も母乳を飲みます。離乳食をつづけながら併用して母乳を飲ませつづけても心配いりません。病気のときややけがをしたときなどは、母乳があるととても助かります。

「1年を過ぎると、母乳は水と同じで栄養がなくなるからやめたほうがいい」とか、「いつまでも飲ませているとなかなか乳離れしないから、6カ月を過ぎたら少しずつ飲ませる回数を減らして、母乳はやめたほうがいい」とか、「子宮が萎縮してしまう」など、いろいろなことを言う人がいて、お母さんは迷ってしまいますね。

赤ちゃんにも知恵がついてきて、遊び飲みしたりしますが、その日の機嫌で授乳のリズムをくずさないで、断乳の日まで飲ませるようにします。そのようにして飲ませつづけている限り、母乳の成分は変わりません。では、母乳はいったいいつ、どうやってやめるのでしょうか。

赤ちゃんの乳離れには、「赤ちゃんが必要としなくなるまで母乳を飲ませつづけ、赤ちゃんが自分からやめてくれる」のを待つ「卒乳」という方法もあります。お母さんの中にはこの方法で母乳を飲ませつづけ、赤ちゃんが自然に飲まなくなるのを待っているかたもいるでしょう。母乳は飲ませつづけていればいつまでも出つづけますので、次の妊娠中も、そして次の子どもが生まれてからもきょうだい2人を同時に授乳しつづけ、赤ちゃんが自然にやめてくれるのを待つという人もいます。

桶谷式では、母乳をやめる一つの目安として、赤ちゃんがしっかりとひとり歩きできるころをあげています。「きょうから、おっぱいはありませんよ」という印に、時期が来たら乳房に絵を描いて赤ちゃんに見せ、それを境にきっぱりと母乳をやめてしまいます。これを断乳といいます。赤ちゃんにとっては初めての試練。お母さんにとっても、妊娠してからずっと赤ちゃんと一体だった母子関係から、初めて赤ちゃんと分離する、ちょっぴりせつない体験です。それと同時に、いままで赤ちゃんだったわが子が断乳を自分の力で乗り越え、たくましくひとり立ちしたことを実感する感動の体験でもあります。桶谷式では、断乳は赤ちゃんが乳児から幼児に成長し、自分の力で生き始める一つの節目として、とてもたいせつなセレモニーと考えています。

いつ、どのように乳離れをするかは、いろいろなやり方を知ったうえで、お母さんと赤ちゃんが決めることです。ここでは、わたしたちがおすすめする感動的な桶谷式断乳方法についてお話しします。

断乳の時期

赤ちゃんは生まれてからずっと大好きなお母さんの腕に抱かれ、おいしい母乳を飲みながら母子一体の密着時代を過ごしてきました。そんな中で、赤ちゃんは自分の欲求を満たしてくれるお母さんに絶対的な信頼を寄せ、安心して大きくなってきたことでしょう。また、お母さんとのふれ合いや語りかけの中で愛情をいっぱい受けながら、人を愛する心や信じる心、衝動を抑える心など、人としての基本も学んできたことでしょう。この母子の信頼関係はその後のその子の人を信じる力や、仲間意識の形成のもとになります。

あるお母さんは、いつ断乳するかについて次のように話しています。

「私は、母乳を飲ませるのが楽しくてしかたがありませんでした。授乳している間は、ほんとうに幸せな気持ちでした。1才半ごろ、子どもはお話もよくできるようになってきて、急にたくましく、自立したように感じました。もう母乳をやめてもいいときなんだと思いましたが、私はやめませんでした。子どもが転んだり、ぐずったりしたとき、子どもは一生懸命に言葉や体で私に訴えようとしていましたが、私はすぐに引き寄せておっぱいをくわえさせました。おっぱいを飲ませると、何もかもがすぐに解決してしまいます。2才を過ぎたとき、さすがにこれは自立しようとしている子どもの足を引っぱっているのではないだろうかと思うようになり、断乳に踏み切りました。おっぱいがなければ、私は一生懸命子どもの言葉に耳を傾けようとしたでしょう。1才半のとき、自立の準備ができたと私が感じたあのときが、断乳に最適のときだったのだと思います」

このお母さんの話は、いろんなことを考えさせてくれます。桶谷式がすすめる断乳方法は、赤ちゃんから一方的におっぱいをとり上げるというものではありません。断乳はおっぱいを介して一つになっていたものが、時期が来て二つの個体になることです。赤ちゃんは立って歩いて一人前の人間になったのであり、断乳後は、人間と人間のコミュニケーションの特徴である「言葉」でお互いを理解し合うようになるのです。

母乳育児を通してお母さんと赤ちゃんは太いきずなを作り上げていきます。この太いきずなは子どもの心に絶対的な信頼感となって残ります。このようなきずなが授乳中に作られたからこそ、きっぱりとした断乳ができるのです。そして子どもは、次のステップへ進んでいきます。

断乳は、巣立ちの準備ができた子どもの背中を押してやるようなものです。熟した果実が枝から落ちるような、自然な営みです。ですから、断乳は「いくつになったから、行う」というものではありません。母と子がほんとうに満足するまで授乳を行い、そしてお互いの意思で卒業することがたいせつなのです。

あるお母さんと赤ちゃんは、1才のお誕生日になってすぐに断乳しました。そのお母さんは1回の母乳の分泌量が少なく、夜も1時間ごとに母乳を飲ませていました。「私はこの子にとって1才の断乳が早いとは思いません。私は1時間おきに少なくとも1日20回以上、多いときは30回近く飲ませていました。この子の1年間は普通の子の3年分、4年分だったと思います。もう十分、飲ませました」。

この赤ちゃんもお母さんの胸に描かれた絵を一目見て以後、昨日まで20回もおっぱいを飲んでいた子とは思えないほど、きっぱり断乳できたそうです。

断乳後しばらくの間、お母さんはとり残されたようなさびしい気持ちを感じることでしょう。毎日泣かれてへとへとになっていたころが懐かしく、もう一度おっぱいを飲ませたいと思うかもしれません。この子にはもう二度とおっぱいを飲ませられない、あと戻りできないというお母さんのさびしい気持ちもまた、たいせつなものなのです。断乳は、赤ちゃんが「親離れ」することであると同時に、お母さんの「子離れ」でもあります。子どもにとって自立がたいせつなことであるように、母親にとっても、わが子の自立を認めることがたいせつなのです。断乳は、母親にとっても成長の大きなステップなのです。

断乳する日を決めましょう

赤ちゃんはひとり歩きができるようになると、親から少し離れて遊ぶようになります。自我の目覚めとともに、その子なりの個性や意味のある言葉も少しずつ出てきます。顔つきも子どもらしくしっかりしてきます。母乳も与えると飲むのですが、遊びに夢中になっていると飲まなかったり、おやつのころにほしがったりほしがらなかったりと、それとなく母乳をもうやめてもいいかなと思われる節が出てきます。

そろそろ母乳育児も終わりに近づいてきました。お母さんの心づもりはできましたか。このままずっと母乳を飲ませていたい、でも早く自由になりたい、断乳はうまくいくかしらなど、いろいろと思い悩むかもしれませんが、決心をしたら断乳の日を決めます。できれば、体調をくずしやすい季節の変わり目や寒の内、梅雨時、真夏などは避け、気候のよい時期を選びます。また、予防接種や家族の行事予定とも重ならないほうがよいでしょう。子どもには「もうすぐおっぱいバイバイしようね」とそれとなく声がけをしていきます。お母さんの言うことがわかったのか、家族の会話を理解したのか、お母さんの母乳をやめる決心を見透かしたかのように、急に母乳に執着しだして「パイパイ」といいながらお母さんのおっぱいを求めてくるかもしれません。そのつど、十分に与えてください。残り少なくなった授乳時間をたいせつに、喜びを分かち合ってください。また、最後の日までおいしい母乳が飲ませられるように、食事にも気をつけ、乳腺炎にならないように高カロリー、高脂肪食は避け、バランスよく食

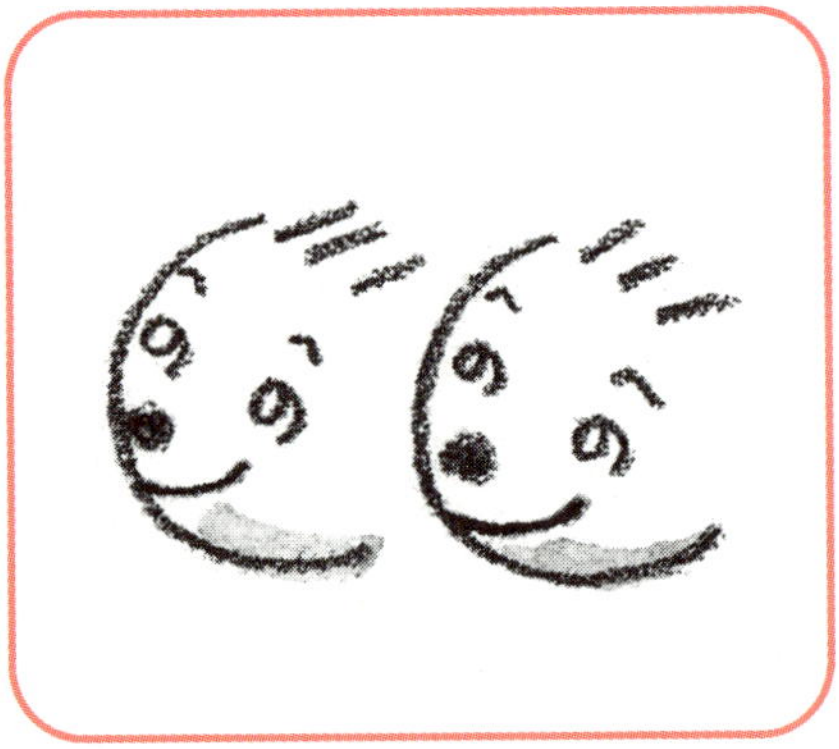

べるようにしましょう。

断乳する前に桶谷式の手技を受け、断乳方法について説明を受けると、より安心して断乳の日を迎えられます。母子ともにかぜをひいたりして体調をくずさないよう気をつけてください。もし、断乳を決心していても、子どもが病気になったりお母さんの体調が悪いとき、乳房の調子が悪いときは、無理をしないで延期

してください。

断乳の日

いよいよ断乳の当日です。朝、赤ちゃんがしっかり目覚めてから、「これで、おっぱいバイバイだからたくさん飲んでね！」と話をして、最後の母乳を母子とも満足するまで十分に与えましょう。

その後、墨かマジックで両乳房それぞれに乳頭を口にして塗りつぶし、人の顔を描きます。上のお子さんがいる場合は、その子に描いてもらってもいいでしょう。上のお子さんには、断乳のことを話しておくとビックリさせずにすみますね。そしてころあいを見て服をあけ、赤ちゃんにパッとおっぱいを見せます。顔の描いてあるおっぱいを見て、赤ちゃんはハッとしたようにじっと見つめたり、少しビックリしたようにあとずさりしたり、笑ったり、指でさわってみるなど、さまざまな反応を示すでしょう。中には飲もうとする赤ちゃんもいますが、「おっぱいバイバイしたよ！」といい聞かせ、飲ませないようにします。赤ちゃんはどう理解するのか、それっきり母乳を飲まなくなります。おっぱいに幕引きをするようにお母さんの洋服を下げて「ナイナイ！」といったり、おじぎをして「あっとう！（ありがとう！）」とする子もいます。

ときどき思い出したようにお乳を見にくることもありますが、もう一度見るとまた服をおろし、「ナイナイ」して遊びにいきます。そのけなげな後ろ姿には感動させられます。いままでおいしいおっぱいを十分に飲んで満足し、母と子のき

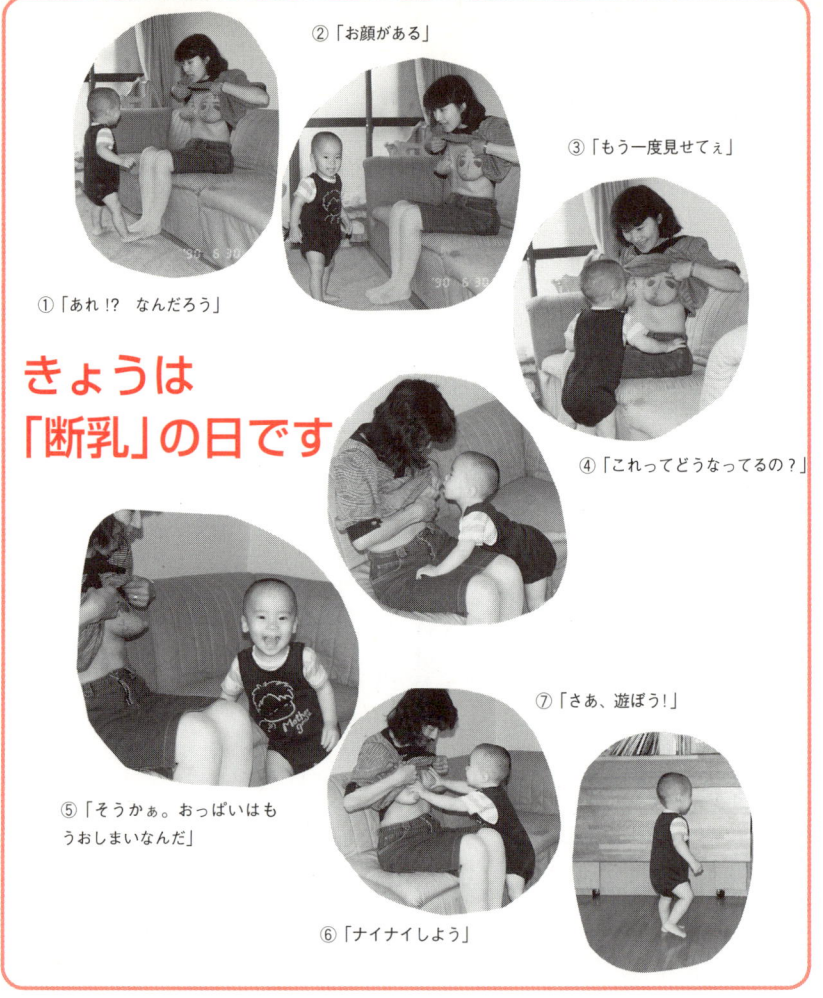

きょうは「断乳」の日です

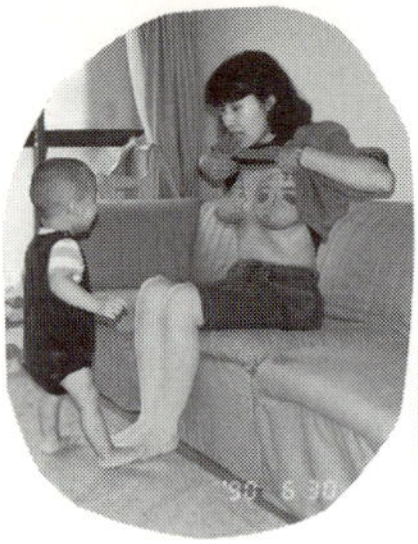

①「あれ!?　なんだろう」

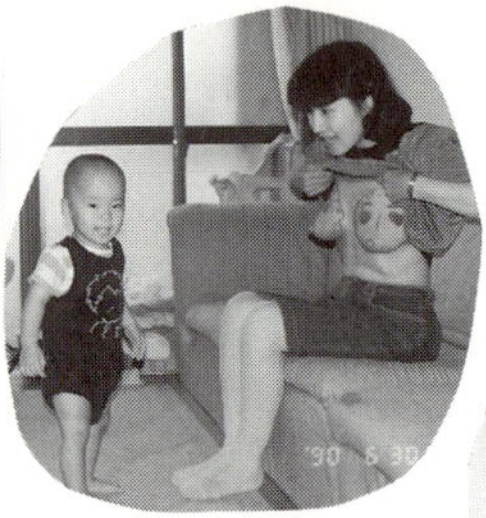

②「お顔がある」

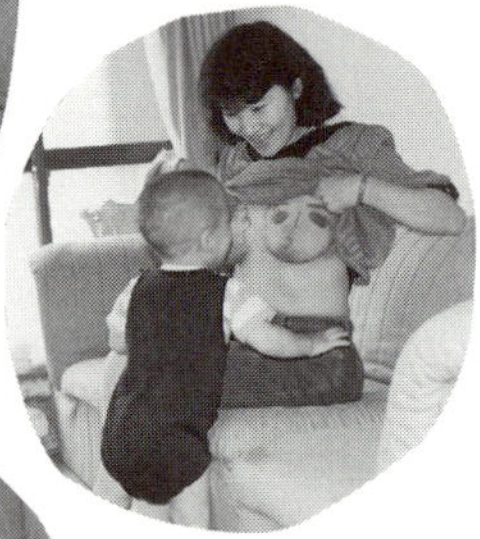

③「もう一度見せてぇ」

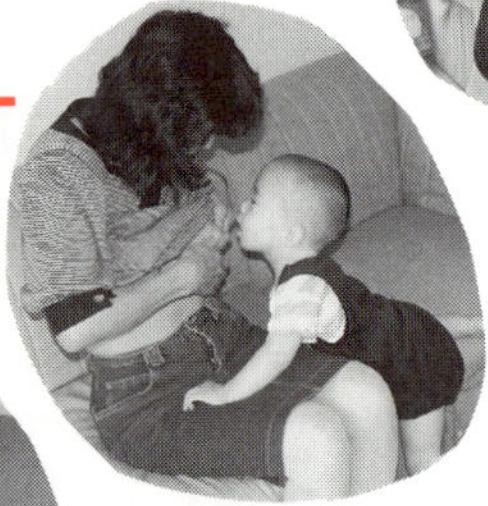

④「これってどうなってるの？」

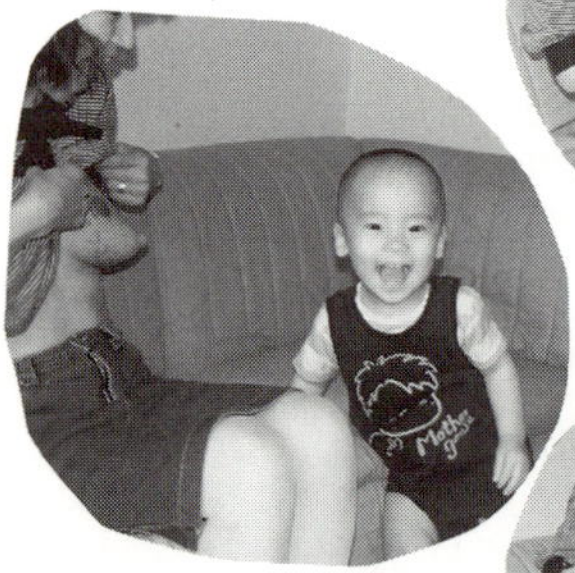

⑤「そうかぁ。おっぱいはもうおしまいなんだ」

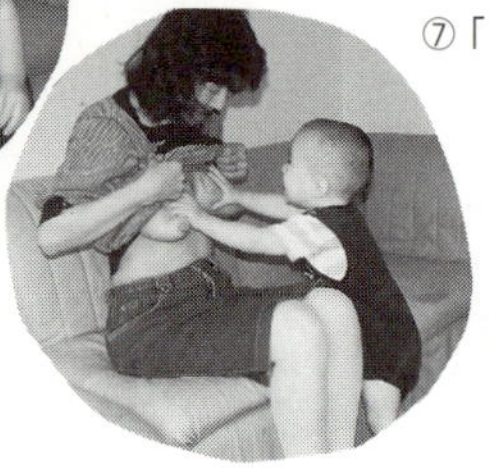

⑥「ナイナイしよう」

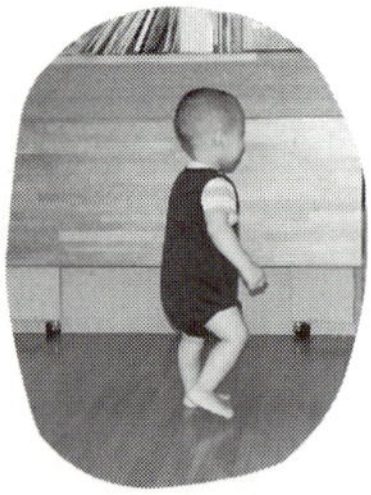

⑦「さぁ、遊ぼう!」

ずながしっかりできている子ほど聞き分けがよく、親のほうが拍子抜けしてしまいます。

では、赤ちゃんは断乳をどう理解するのでしょうか。あるお母さんは、「お乳に顔を描くことによって、それまでお母さんと一体だったおっぱいが、お母さんと別のものになり、おっぱいが飲めなくなるのではないか」と話してくれました。「○○ちゃんのおっぱいはどれ？」と聞くと、必ずお母さんのおっぱいを指さしていたのに、断乳を境に自分のおっぱいを指さすようになったという子もいます。

また、自分の乳房に絵を描くことで、断乳の決心がついたというお母さんもいます。おっぱいに絵を描くということは、お子さんをこわがらせたり、無理やり断乳する目的ではなく「もう、おっぱいはおしまいなんだよ！」と母と子が決心する、一つの儀式のようなものです。

母乳を飲ませていたときは、お母さんも赤ちゃんもお互いを一つのものと感じていたでしょう。母子はいつも一体だったのです。しかし、断乳をしたあとは、母と子は完全に別の人間になったのです。断乳した子は、精神的にも肉体的にも自立の第一歩を歩み始めます。

こうして断乳したあとは、子どもには母乳を飲んでいたときと同じくらい水分を与え、時間ごとに消化のよい食事を与えたり、おやつを与えます。気持ちをまぎらわせ、外に連れ出していっしょに遊んであげます。なるべくエネルギーが発散できるようにお相手をし、夜も眠くなるまで思い切り遊ばせます。最初の夜は寝つくまでに時間がかかる子が多いのですが、絵本を読んだり歌を歌ったり、おんぶしたりして、気長につきあってください。日がたつにつれ、だんだん寝つきがよくなってきます。夜中も、いままでの授乳時間に起きてぐずる子もいますが、やさしく背中をトントンしたり、お茶などを枕元に用意しておき、飲ませるようにしましょう。2～3日、夜不機嫌になる子もいますが、徐々に朝までぐっすり眠るようになります。

赤ちゃんの中には、急にお母さんにベッタリくっついて離れなくなる子もいますが、しっかり抱きしめて赤ちゃんの気持ちを受け入れてあげているうちに落ち着いてくるものです。赤ちゃんは急に食欲旺盛になり、よく食べよく飲むようになります。家族も母乳をやめてかわいそうだからと、いろいろなものを食べさせる傾向がありますが、食べすぎになったり、体調をくずすこともあるので、消化のよいものを適量与え、番茶などの水分を十分に与えます。牛乳もアレルギーがないなら1日に400㎖以下、あたためたものを飲ませてもいいでしょう。甘いお菓子、乳飲料、ジュースなどは、虫歯の原因やご飯を食べなくなるので与えないほうがよいでしょう。間食はおにぎりやいも類、果物などにしましょう。

赤ちゃんの尿量は、断乳するとグンと減ってきます。特に夜間はほとんどしなくなります。色も濃くなりにおいも出てきます。便も大人と同じようになってきます。

一方お母さんは、やっと母乳哺育が終わったという安堵感や母乳で育てた満足感、達成感などを感じられるようです。でも、子どもが自分から離れていく一抹のさみしさもあるようです。

母乳は1日目の夕方ごろよりだんだんたまりだし、拡張していきます。あまりためすぎない程度に軽くしぼったり、ぬれタオルや、じゃがいも湿布（126ページ）、キャベツの葉で冷やしてもいいでしょう。あまり頻繁にしぼることはしませんが、乳房がパンパンになりすぎないように乳房の状態に合わせてしぼります。夜間は搾乳しないほうが無難です。入浴や洗髪は、循環がよくなり母乳の分泌が過剰になって、乳房の緊満が強くなるので、シャワー程度にしたほうがいいでしょう。このように2日間乳房を拡張させ、3日目（まる2日後）に断乳手技を受けます。

お母さんは、断乳によって急に食欲が落ちる人もいます。食事もあまり高カロリーにならないように控えめにし、水分もとりすぎないようにしましょう。

断乳してから赤ちゃんが急に熱を出す、歩かなくなる、吐く、下痢など、体調が悪くなった場合は、断乳を中止して母乳を飲ませます。無理は禁物です。

断乳後の様子

断乳したお母さんと赤ちゃんの体調が落ち着くのに、およそ1カ月くらいかかります。その間、細心の注意を払いながら子育てをしていきます。たとえば植えかえをした草木は、根づくまで少し枯れたように元気がなくなり、その後再び生き返ったようにどんどん生長していくものですが、断乳した赤ちゃんもこれに似ています。一時的に鼻水を出したり、せきをしてかぜのような状態になることがあります。また、食べすぎて下痢をしたり、反対に便秘になる子もいます。お母さんは赤ちゃんの寝相に気をつけたり、食事や水分摂取に気配りしてください。やがて乳児から幼児へと目覚ましい成長ぶりを示してくれるものです。

お母さんの乳房は、断乳してすぐは、まるで出産直後に急におっぱいが張ってきたときのようにパンパンになりますが、断乳手技を受けるごとに小さくなり、母乳の分泌は落ちてきます。人によって手技を受ける回数は違いますが、だいたい断乳3日目、1週間後、3週間後というように間をあけていき、その間搾乳の回数も少しずつ減らしていきます。このように断乳後に手技を受けることをおすすめするのは、たまって古くなった母乳が変化し、ときには石灰化してしこりとなって残ってしまうことがあるからです。

乳房が痛い、かたい、すっきりしないなど、いろいろな後遺症を残さないためにも、古い母乳をきれいにしぼり出してもらいましょう。個人差がありますが、1カ月から半年ぐらいかかって、乳房は機能を停止していきます。

月経は、赤ちゃんがじょうずに母乳を飲んで3時間授乳をつづけ、乳房の働きがよいお母さんは、断乳まで来ないことも3割くらい見受けますが、そういう場合も断乳すると2～3カ月後には再開します。

断乳1カ月過ぎるころには、「赤ちゃんらしさがすっかりなくなり、ほんとうにりっぱなおにいちゃん（おねえちゃん）になった」とほとんどのお母さんが感じます。子どもは顔つきも引き締まり、体のバランスも変わってきます。急に大人っぽくなったと感じるでしょう。

大きな仕事を成しとげたお母さんと子どもは、妊娠中からずっと続いていた母子一体を終え、赤ちゃんは断乳を境に乳児期を終え、幼児として歩み始めます。いままでは、お母さんとおっぱいでつながっていましたが、これからは手と手、心と心でつながる時代に入ります。母乳育児でできたきずなを大事にして、断乳以後も毎日の生活でたくさんお話をしたり、いっしょに遊んだりして、母子関係をさらに強く豊かなものにしていってください。

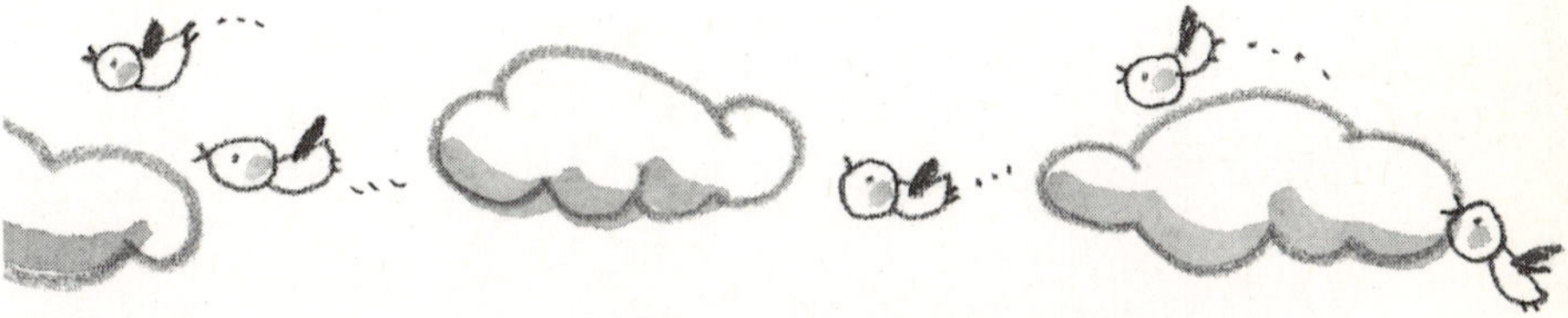

向けて体調をととのえましょう。
うすぐおっぱいバイバイよ」と伝えます。

まだまだおっぱいが張りますが、さほどでは
なくなってきます。張ってつらいときは搾乳しましょう。

おっぱいはずいぶん小さくなりました。
状態によっては搾乳しましょう。

おっぱいはさらに小さくなりました。
乳汁も少ししか出ないかもしれませんが、
お乳の状態によって搾乳しましょう。

母も子も断乳後1カ月
間はかぜをひきやすい
ので注意しましょう。

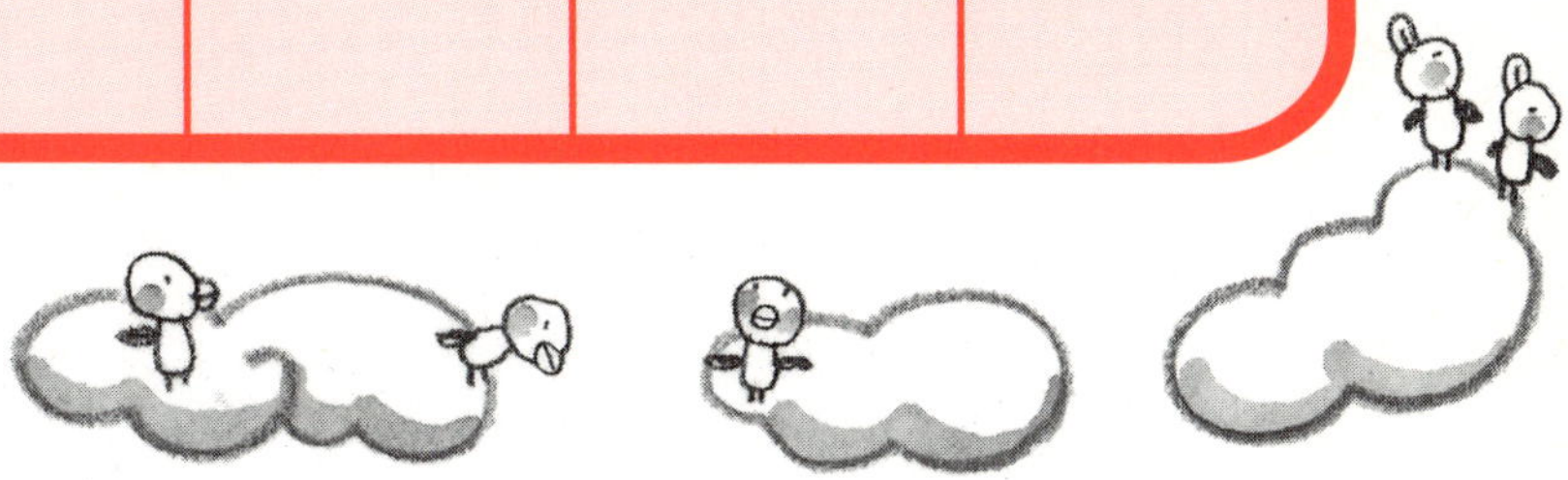

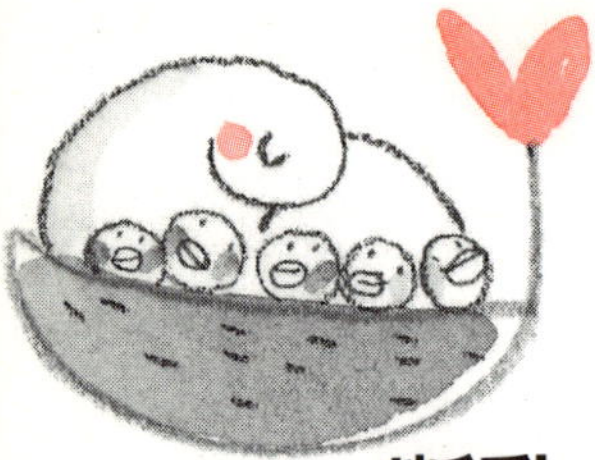

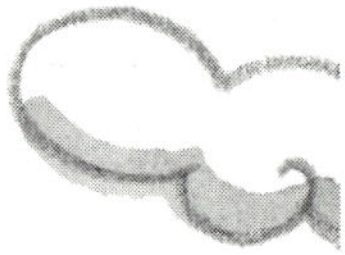

断乳カレンダー

自分で曜日を記入しましょう			
断乳1週間前			母子ともに断乳に赤ちゃんには「も
1週目	最後のおっぱいを納得するまで飲ませます。断乳の日	お乳がパンパンに張ってきます。1日3〜4回軽く搾乳しましょう	桶
2週目	消化のよいものを食べさせましょう。水分は十分に与えます。		桶
3週目			
4週目			
5週目			桶
6週目			

桶　桶谷式母乳育児相談室で手技を受ける日です。手技が受けられない人は、時間をかけて、乳房がやわらかくなるまで十分に搾乳しましょう。

母乳育児Q&A

授乳中の妊娠

Q **うちの子は1才で、授乳中です。最近妊娠していることがわかりました。母乳はやめなくてはいけませんか？**

A 妊娠中の授乳は、母体への影響が心配ですね。母乳を飲ませているときに、おなかが痛くなったり、子宮が収縮するような感じがする、あるいは少し出血したことがあるような場合は、母乳を飲ませることで、ホルモンの作用によって流産を起こす可能性が出てきます。そのようなときは飲ませないほうがよいと思います。もちろんお母さんは重いものを持ったりしないように、安静にしていなくてはいけません。こうした兆候がない限り、母乳育児が流産の原因になることはありません。

授乳中のお子さんがしっかり立って歩き、断乳できる時期が来たら、断乳すればよいでしょう。

妊娠すると、お母さんの体にさまざまな変化が起きます。乳房が急に小さくやわらかくなった感じがする、出方が少なくなったと感じる、母乳の味が変わった、乳頭が敏感になって飲まれると痛みを感じるなど。中には赤ちゃんが急に飲まなくなって妊娠に気づいたという人もいます。いずれにしてもお母さんは、次の赤ちゃんのために準備を始めましょう。その乳房は次の赤ちゃんのためのものですから、妊娠経過に異常がなければ、母子ともに体調のよい日を選んで、上のお子さんの断乳を計画しましょう。

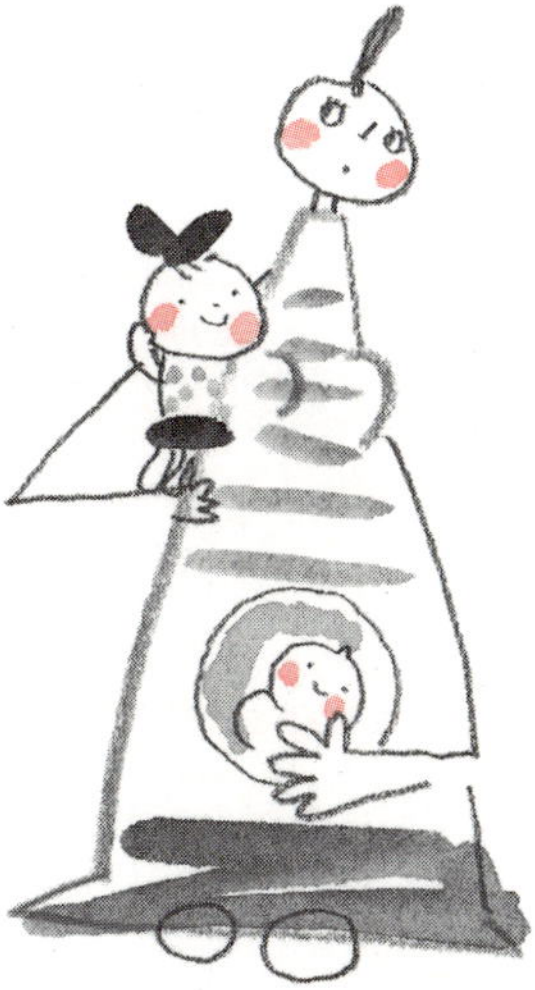

母乳育児Q&A

赤ちゃんを亡くしたときの断乳

Q **赤ちゃんが生後2カ月で突然死しました。乳房がパンパンに張ってしまうので、いまは搾乳をしています。母乳を止めるには、どのようにしたらよいのでしょうか。**

A とても悲しい体験でしたね。赤ちゃんを亡くしても、乳房の中では母乳は作られています。それがお母さんをよけい悲しくさせることかもしれません。しかし、母乳は直接飲んでくれなかったり、頻繁に搾乳しなければ、だんだん分泌は少なくなって、止まっていきます。普通の断乳と同じように、湿布をして軽く

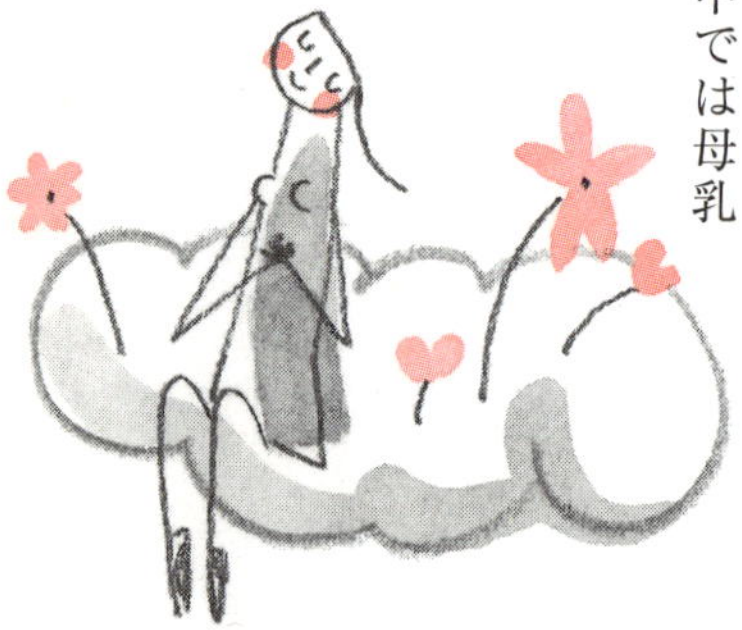

乳房を冷やし、乳腺炎に気をつけながら少しずつしぼる回数を減らしていきます。断乳の方法のページを参照にしてください。2カ月では乳房の機能が盛んですから、張りやすく、しこりを作りやすいので、搾乳の回数もその人に合った調節が必要でしょう。桶谷式の母乳育児相談室ではこのような断乳の相談も行っています。

一般に、赤ちゃんが亡くなった場合には注射や内服薬で母乳を止める方法が選ばれますが、この薬はお母さんの体に負担がかかるものなので、外国では禁止している国もあります。

赤ちゃんが亡くなった場合と同様、流産、死産の場合も、普通の出産と同じように母乳が分泌され、乳房が張ってきたりします。そのような場合も、薬を使用することなく断乳できますので、ご相談ください。

1才8カ月での断乳

東京都　山内理恵子さん
結貴ちゃん（2才8カ月）

娘の断乳は当初1才3カ月のときを予定していましたが、歩き始めるのが1才4カ月と遅かったうえに、断乳予定の直前にかぜをひいてしまったため、様子を見ているうちに冬に入ってしまいました。

出産直後より手技を受けないとほとんど出ない母乳で、1カ月健診での体重増加はわずか570gだったこともあり、「いっそ春まで十分に飲ませてあげたら」という桶谷式の先生の助言もあり、春を待つことになったのです。

そして3月。前々から授乳のたびに「もうすぐおっぱいバイバイね」と言うとうなずいていた娘。当日も「最後のおっぱいだからたくさん飲んでね」と言うと、うなずいて一生懸命飲んでくれたのですが、なかなか離すときの踏ん切りがつかないようでした。

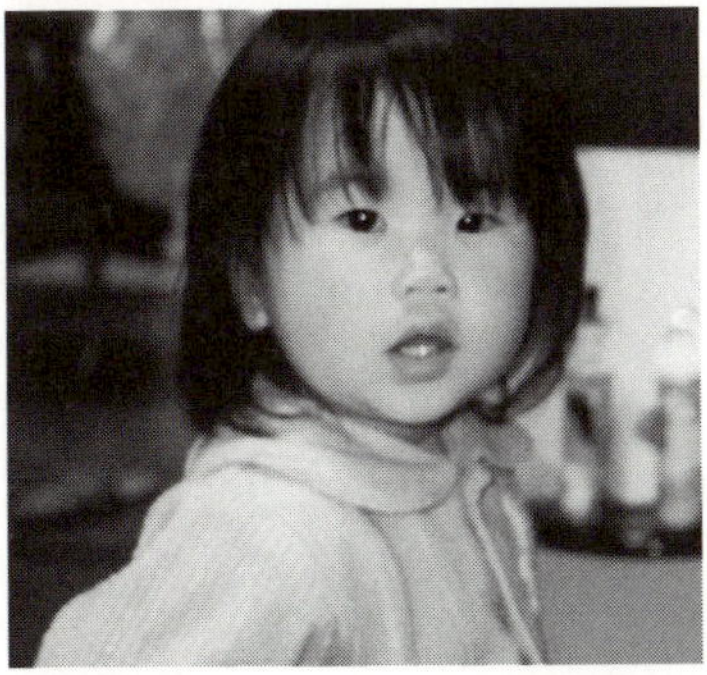

食事もすませた約3時間後、おやつを日の前に用意し、娘に「へのへのもへじ」のおっぱいを見せました。すると、少し驚いたあと、一瞬泣きそうになったものの、笑顔でおっぱいをじっと見つめ、近寄ってきて服を下げたのです。「もういいの？」と聞くと、「うん」といっておやつを食べ始めました。

その日の夜、眠くなって近寄ってきた娘に「おっぱい見る？」と聞くと、うなずいたので見せました。一瞬少し泣きそうな顔をしましたが、すぐに服を下げ、それ以降おっぱいをねだることは一度もありません。

1才8カ月という月齢のためか、たっぷり飲んで満足しきったのか、断乳はたった1日であっさり完了。あまりの物わかりのよさにこちらが驚いたくらいでした。

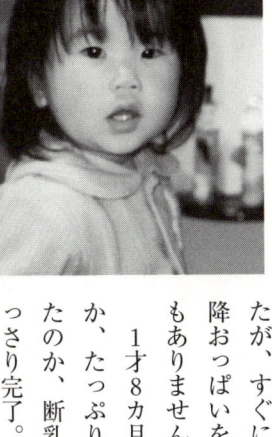

自分からバイバイしたおっぱい

岐阜県　大久保明子さん
羽琉ちゃん（2才）

暖かくなってきたこともあり、そろそろ断乳を意識し始めたのが、娘が1才4カ月に入ってから。授乳のたびに「もうすぐおっぱいバイバイだよ」と言い聞かせていたのですが、首を横に振って「イヤイヤ」のサイン。でも、羽琉の断乳の日はやってきたのです。

その日は朝起きておっぱいを飲み、わたしは「今日を断乳記念日にしよう」と決心し、主人におっぱいに顔を描いてもらいました。午前中はずっと外で遊んでいました。いつもなら遊んでいる途中でもおっぱいをほしがるのに、この日に限って一度も求めてこないのです。

夕方になると眠くなったのか「パ、パ（おっぱいのこと）」といってぐずりだしたのですが、そのときに顔の描いてあるおっぱいを見せると、ピタッと泣きやみ、おっぱいを見つめること数秒。いつものおっぱいと違うことに気づいた娘はパッとわたしの服を下げ、またぐずり始めました。「おっぱいもうすぐバイバイだね」から、「おっぱいもうバイバイしちゃったね」に変わったことに、娘もとまどっていたのかもしれません。

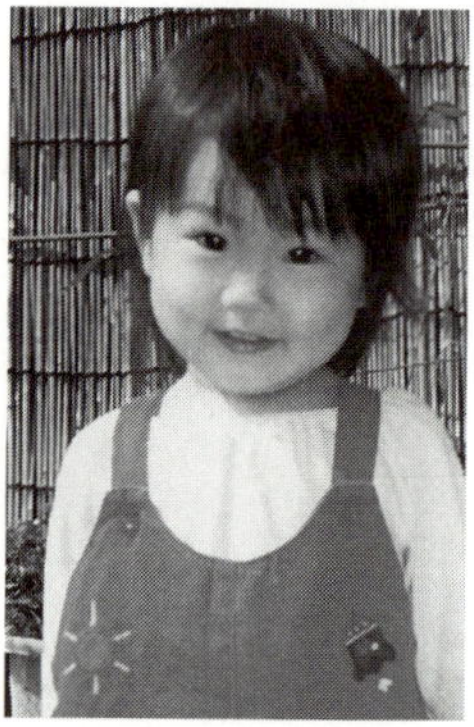

長期戦も覚悟した私ですが、その日のおふろでのでき事は一生忘れられない感動の体験です。裸になった私のおっぱいをじっと見つめた娘は、恐る恐るおっぱいを人さし指でつつき、次の瞬間ニコッと笑って「バイバイ」をしたのです。

自分から笑顔でおっぱいに手を振るバイバイ。娘はちゃんとわかってくれたのだと思うと、涙が出てきました。断乳後はおっぱいが張ってたいへんでしたが、娘も自分の中でけじめをつけるのがたいへんだったと思います。お互いに成長できた、忘れられない記念日です。

3人目の断乳

岐阜県　牛丸香織さん
知佳ちゃん（2才6カ月）

3人の子どもを母乳で育ててきましたが、母乳を飲ませるのはたぶんこの子が最後。だからこそ少しでも長く飲ませたいと思って、断乳は2才をめどに考えていました。

少し前から「もうすぐおっぱいとバイバイするよ」と言い聞かせていましたが、そのたびに「おっぱいバイバイ?」と笑って答える娘。断乳決行は、娘の体調や機嫌のよい日を選びました。2才の誕生日の10日前が「その日」でした。

朝、「これが最後のおっぱいだよ。もうこれでバイバイしようね。長いこと飲んでくれてありがとう」といって、最後の授乳を楽しみました。その後、おっぱいにアンパンマンの

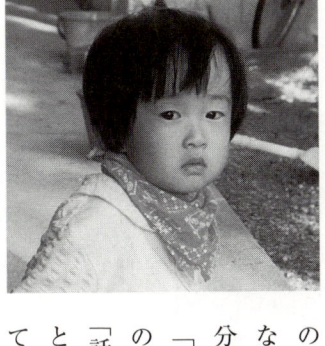

笑った顔を描いて娘に見せました。娘はおっぱいに描かれたアンパンマンを見つめて、とても不思議そうな表情。「おっぱいはもうアンパンマンになって、遠いお空に飛んでいったよ。もうバイバイだよ」と話すと、「アンパンマン?バイバイ?　ブーンと飛んでいったの?」と言いながら、何度も私のシャツを上げたり下げたりして確認していました。

その日はぐずることもなく、夜もなんとか寝ついてくれましたが、翌日のお昼寝の途中に目が覚めて「パイパイ」と大泣きされたのはとてもつらかったです。でも、ぐずったのは結局この1回だけで、大きなトラブルもなく、親孝行な断乳でした。2才という年齢もあって、聞き分けがよかったことも大きいですね。

「いつ断乳するか」は、子どもの個性や各家庭の考え方などで違うと思いますが、ある程度「話してわかる」ようになるまで待つと、母子ともにストレスが少ない気がします。母乳で育てられてほんとうによかったと思います。

働くお母さん・特別な赤ちゃんの母乳育児

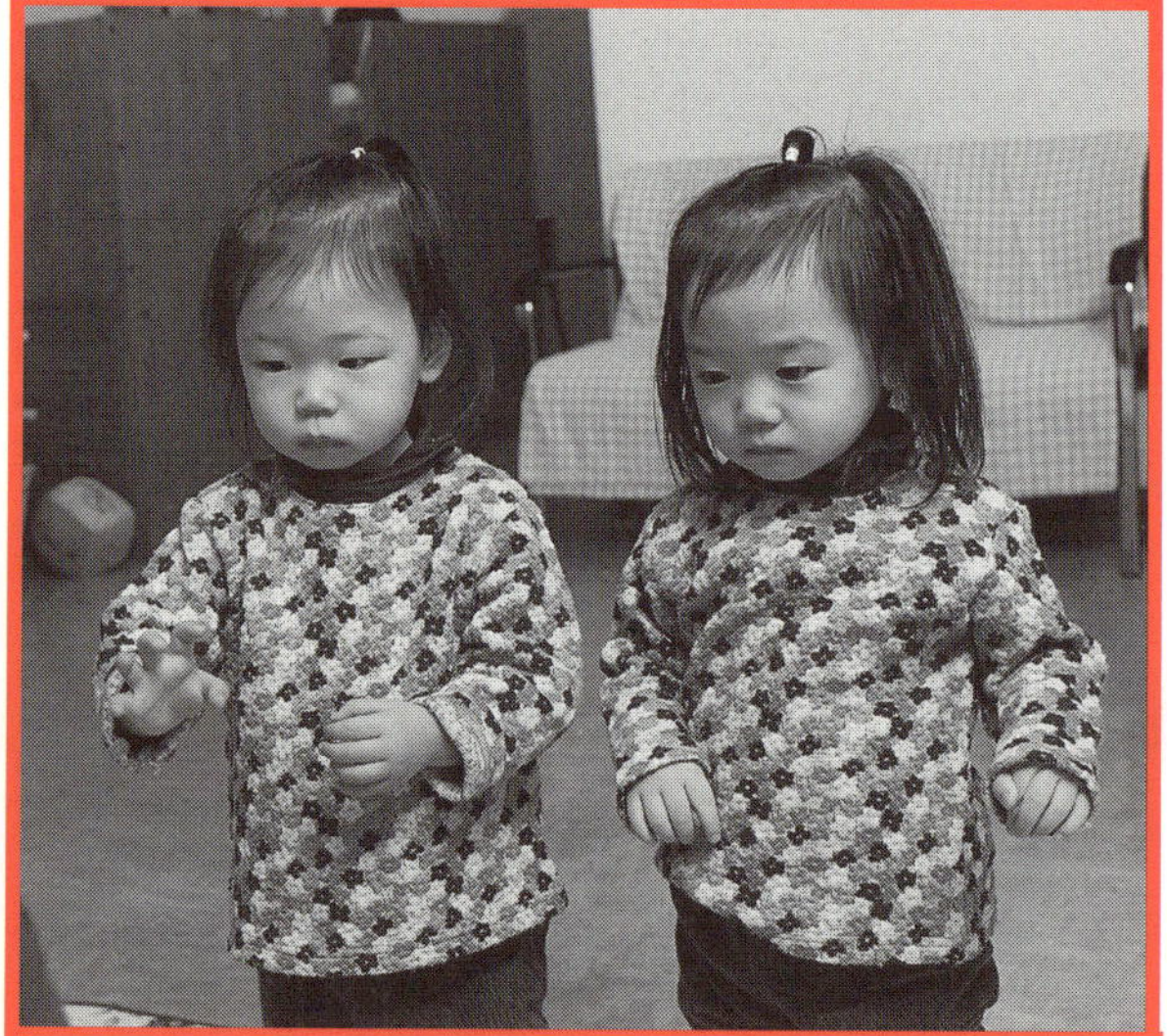

働くお母さんの母乳育児

働きながら母乳育児をする女性がふえてきました。仕事をしながら母乳育児をしていくことはたいへんなことと思えますが、実際には母と子にたくさんのメリットがあります。

働いているからこそ母乳育児を

自分の力でしっかりと歩き始めるまでおっぱいを飲んだ子は、とても丈夫です。病気に対する抵抗力、アレルギーへの効用もあります。実際、保育園の集団生活は、かぜや流行性の病気にかかりやすい環境にありますが、母乳で育った子は、病気になりにくく、たとえかかっても回復力がよく、お母さんが子どもの病気で仕事を休むことが少なくてすむのです。

また、朝と夜のおっぱいタイムは、日中離ればなれになっているスキンシップを補う意味でも、ただ単に栄養的ですぐれているということを超えて、精神的にお互いに安定するために重要な役割を果たしてくれます。お母さんが仕事から戻ってくると、赤ちゃんは離れていた時間をとり返すようにたっぷりと母乳を飲みたがります。そして、満足すると、おなかもご機嫌も満たされます。自宅で赤ちゃんが機嫌よく過ごしてくれると、お母さんは、家事を能率的に行うことができます。働きながら母乳育児をつづけた多くのお母さんは、「つづけられてほんとうによかった。働くからこそ、母乳育児をたいせつにしてほんとうによかった」とおっしゃいます。

制度の利用と母乳育児をつづけるコツ

1年間の育児休業制度は法律で決められていることですから、だれでも取得できる権利です。しかし、残念ながら、すべての職場で安心して休職できないのが現状です。現在、労働基準法の産休の規定は、産前6週間、産後8週間（必ず休業しなければならないのは6週間）。働きだしてから産後1年間は、1日2回、少なくとも30分の育児時間を請求できますので、1年未満で復職する人は、この制度を利用しましょう。出産前に自分の職場の出産前後の制度の確認をしておきましょう。安心して搾乳ができる時間と場所を確保するには職場の人たちの理解や協力も必要です。「母乳育児をぜひつづけたいので！」と希望を早めに伝えてお願いしておく努力をしてはどうでしょうか。

自営業や自宅で仕事を再開する場合、職場に保育施設がある場合、預け先が職場に近い場合などは、休憩時間に直接授乳することも可能でしょう。職場が遠い場合は、朝と夜間にたっぷりと母乳を飲ませることが継続のカギになります。

そして、預ける保育園に前もって母乳で育てたいとお願いしましょう。そのとき、哺乳びんに慣らすようすすめられるかもしれませんが、その必要はありません。母乳だけで育てている赤ちゃんは、哺乳びんを嫌ってまったく受けつけないことが多く、お母さんも心配になるかもしれません。でも、赤ちゃんにとってはいつも大好きなおっぱいを直接くれるお母さんが、哺乳びんでくれるほうが不思議なのです。お母さんがいないとき、お母さん以外の人が哺乳びんで与えることには、意外に早く慣れてくれると思います。しかし、できれば哺乳びんでなく、コップで与えてもらえるとベターですので、保育園の先生とよく相談してみましょう。

仕事中は、なるべく3時間以内に搾乳をしましょう。母乳の分泌を維持する点から大事なことなのです。職場の都合でしぼる時間がない、時間はとれても十分な量がしぼれない場合は、乳頭を刺激して母乳を少し出すだけでもかまいません。

赤ちゃんがゆっくりお母さんのいない保育園の生活に慣れていくように、お母さんの乳房も昼間は搾乳、夜は授乳の生活に慣れていかなくてはなりません。特に、仕事を始めたころは乳房も張りやすく、お母さんは緊張や疲れから、乳腺炎になりやすいので、食事は、高カロリー、高脂肪のものが避けたほうが無難でしょう。そして夜間や休日はたっぷりと時間をとって母乳を飲ませます。

赤ちゃんといっしょにいられる時間をたいせつに、母乳育児をつづけようという気持ちを持って仕事を再開すれば、働くお母さんにとって貴重な母乳育児を楽しくつづけることができます。

冷凍母乳の作り方、保存の仕方

冷凍母乳は働くお母さんの強い味方であるだけでなく、赤ちゃんが入院したり飲む力が弱くて直接お母さんの乳くびから飲めない場合にも威力を発揮します。最近は保育園で母乳育児に理解があり冷凍母乳を飲ませてくれるところもふえてきています。搾乳ができ冷凍母乳を作れるお母さんは、保育園に相談してみましょう。搾乳した母乳は、しぼってから24時間以内に飲ませるのなら冷凍する必要はありませんが、それ以上保存するときや、母乳を運搬する場合には冷凍します。冷蔵の場合は滅菌した哺乳びんでかまいませんが、冷凍の場合は市販されている母乳パックが便利です。母乳パックは1回に200㎖まで入りますが、一度解凍して残ったものは捨てる以外ないので、赤ちゃんが1回に飲む量を小分けして母乳パックに入れるとよいでしょう。

冷凍母乳を運搬する場合は、市販の断熱保冷シートか発泡スチロール箱に入れてたいせつに持っていきます。母乳の加熱には熱湯や電子レンジは避けてください。高温になると、たいせつな免疫物質やビタミンが壊れてしまうからです。流水かぬるめのお湯で解凍し、人肌にあたためてください。搾乳は前しぼり、後しぼりの要領と同じです。(60ページ「搾乳の要領」の項参照)

搾乳はできるだけ手で行います。職場での搾乳タイムは赤ちゃんのことを考えながら、ゆったりとした気分でできるといいですね。お誕生日近くなると冷凍母乳をいやがることがありますが、お母さんから直接飲む母乳のほうがおいしいことがわかってくるからです。このころ、離乳食が主になってくるので、お母さんといっしょにいる間だけ母乳をたっぷり飲んでいれば心配はいりません。

冷凍母乳の作り方と解凍の仕方

■冷凍方法

①手指を洗い、清潔にする。
②清潔な専用容器に、できるだけ手で無理のない搾乳をする。
③母乳パックをコップなどに立てて、搾乳した母乳を流し込む。

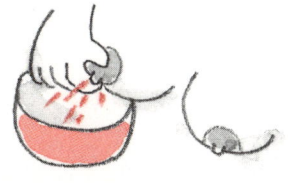

④接着テープの紙をはがす。
⑤空気を十分に抜き、口の部分を巻き込み、テープで接着しながら２回巻いて完全に密封する。

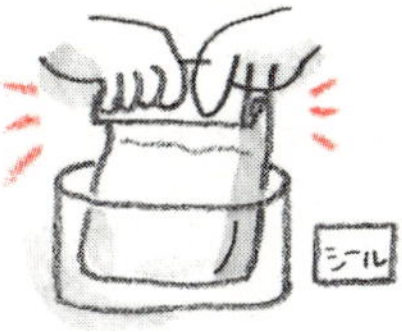

⑥付属のメモリーシールに名前、搾乳日時、量を記入し、はりつける。

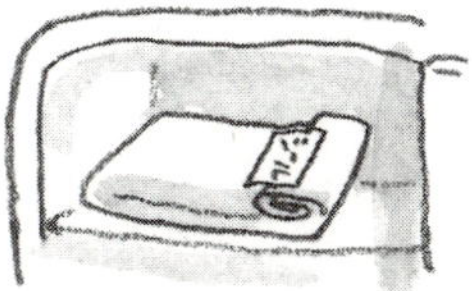

⑦母乳パックはラップに包むかビニール袋に入れ、速やかに冷凍庫に入れる。職場に冷蔵庫がなければ、保冷剤を入れたクーラーボックスに保存し、帰宅後冷凍してもかまわない。

注意／搾乳は前しぼり、後しぼりの要領と同じです（60ページ参照）。搾乳はできるだけ手で行いましょう。職場での搾乳タイムは、赤ちゃんのことを思いながら、ゆったりとした気分でできるといいですね。

■解凍方法

①解凍のときはボウルに水をいっぱい張り、その中に冷凍母乳をパックのまま入れる。水を３～４回かえれば、すぐにとける。または、冷蔵庫内か室温で自然解凍。急いでいる場合は湯煎する。

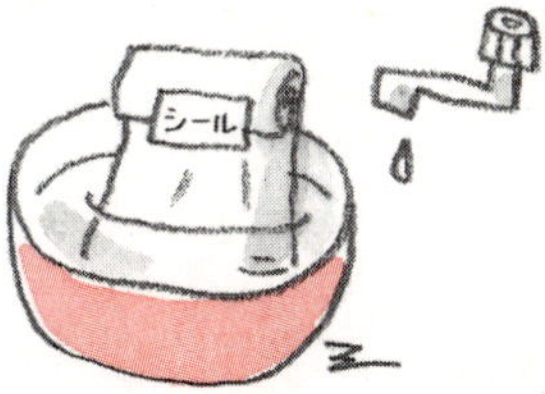

②解凍したら母乳パックについた水滴をふき、下の切り込み部分を切り、哺乳びんに移す。このときいくつかの解凍した母乳を混ぜ合わせてもかまわない。

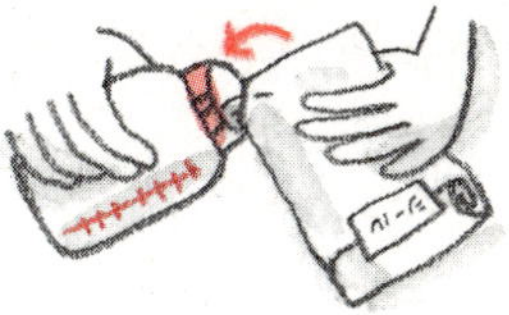

③そのまま40℃度前後に湯煎する。一度解凍した母乳は、開封していなければ24時間冷蔵庫で保存できますが、再冷凍しないでください。

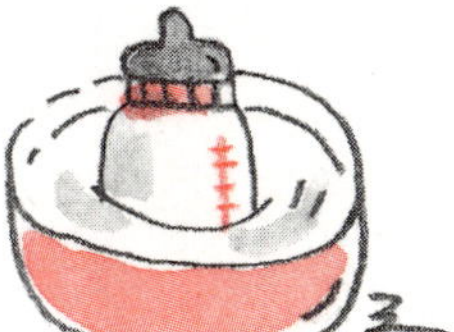

注意／母乳の解凍や加熱には熱湯や電子レンジは避けてください。高温になるとたいせつな免疫成分やビタミンが壊れてしまうからです。流水かぬるめのお湯で解凍し、人肌にあたためてください。

3人の子どもたちを母乳で育てて

東京都　佐川かすみさん
まつりちゃん（8カ月）

長男は1才半まで、次男は3才まで、そしていま8カ月の長女をほとんど母乳で育児中です。私はフルタイムで仕事をしていますが、デザイナーという比較的時間が自由になる仕事ということもあり、勤務中はトイレで搾乳し、職場の冷蔵庫で冷凍した母乳を持ち帰って、翌日保育園に持たせています。もちろん、締め切り前などトイレに立つ間もないほど忙しいときには当然搾乳もできないため、やむをえずミルクを使うこともありましたが、基本的には3人とも母乳で育てられたことをうれしく思っています。

私が母乳育児を目ざしたのは、子どもたちは子牛じゃないから、牛乳が原料のミルクでは最適な成長が望めないのではないかと思ったからです。でも、長男が2カ月のときにかかった乳腺炎がきっかけで桶谷式に通い始めて以来、仕事をしながらの母乳育児にぐーんと自信がつきました。

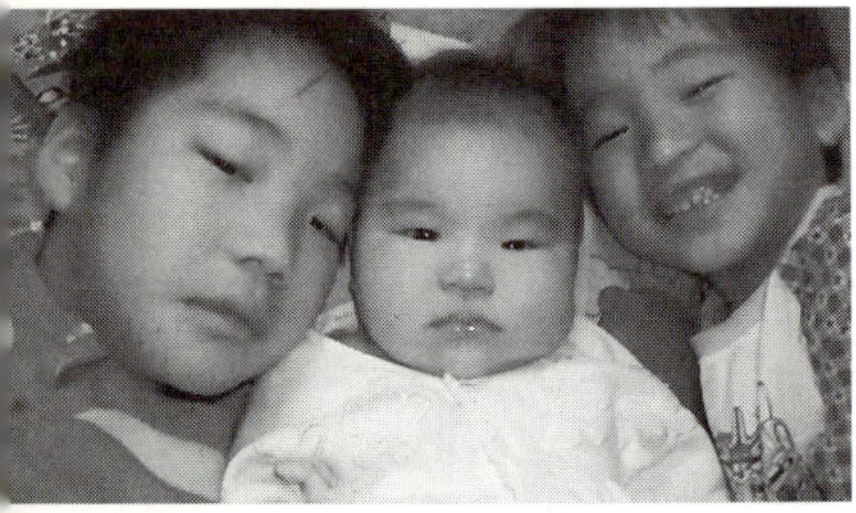

3人とも生後3カ月から復職しましたが、毎日6時には帰宅できるので、帰宅後は直接たっぷり時間をかけて授乳できましたし、毎週末ごとに桶谷式の相談室に通って手技を受けたおかげで、特に目立ったトラブルもなく母乳育児をつづけることができています。

母乳の場合、食生活の管理などがたいへんだけど、栄養バランスのよい食事は、自分と赤ちゃんだけではなく、家族全員の健康にもつながるから、一石二鳥。だっこして授乳しているときのなんともいいがたい充実感は、「これぞ育児のだいご味」という感じ。おっぱいを飲んでいるときの子どもの顔って、ほんわかしていてお日さまみたいにあったかくて、どんなに仕事で疲れていても、その疲れを吹き飛ばしてくれます。

働きながら楽しんで母乳育児

神奈川県　森下育代さん
恭光くん（2才6カ月）

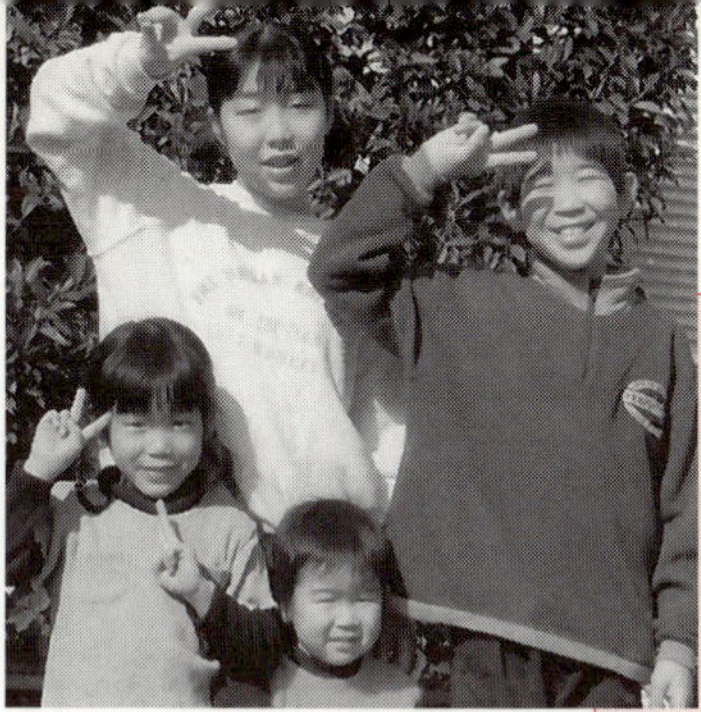

先日、恭光の断乳を無事終えることができました。恭光は2才6カ月までたっぷりおっぱいを飲んで満足したのでしょう。断乳のときは恥ずかしそうに笑っておっぱいにバイバイしました。私のほうは、4人の子どもを母乳で育てることができた満足感と誇らしさとともに、さみしさも感じていたところです。

4人とも母乳育児といっても、最初から順調にいったわけではありません。いちばん上の真衣は3650gと大きく生まれたのに、4カ月健診ではやっと5kg。体重の伸び悩みに、すがる思いで桶谷式に連絡。先生の「だいじょうぶよ」の言葉に救われました。二番目の寛隆が5カ月のとき、職場復帰が決定。昼間は2～3回しぼって冷凍したものを保育園で飲ませてもらいました。1回に搾乳できる量は100㎖あればいいほうで、ミルクにくらべるととても少ないと思いましたが、それでも問題なく育ってくれました。母乳育児をつづけるには、夜の授乳をつづけることが重要だと思い、定刻授乳に努めました。といっても、寝ながらおっぱいを与えるので、全然たいへんではありませんでした。三番目の和葉は、3カ月で職場復帰しましたが、保育園が職場の近くになったので、お昼休みに授乳に通うことができました。直接飲ませるとかなりしっかり飲んでくれるし、日中1回だけでも直接授乳ができて、私も娘も幸せでした。

仕事をしながらの母乳育児はたいへんだと思われがちですが、育児時間などの制度も整備されてきて、搾乳や授乳時間の確保もしやすくなっています。ぜひフルに活用して、心ゆくまで仕事と母乳育児の両立を楽しんでみませんか。

特別な赤ちゃん（未熟児・低体重児、口唇口蓋裂、双子）

未熟児の母乳育児

赤ちゃんが早産であったり、満期であっても小さく生まれてしまったときは、すぐに抱いたり、直接母乳を飲ませられない場合があります。特にとても小さく生まれた赤ちゃんは、生まれてすぐにお母さんと離れて、いろいろな医療器械に囲まれて過ごさなくてはなりません。小さな体に、点滴をしたり、鼻や口からチューブを入れていたり、そんな姿を見ると、お母さんはつらくなってしまいますね。何かしてあげたい、できるならかわってあげたい……そんな思いにかられるでしょう。

病院でどんなに高度な医療を受けることができても、お母さんにしかできないことがあります。それは母乳をしぼって届けることです。未熟児を生んだお母さんは、未熟児を育てるための母乳が出るといわれています。子宮で守ってあげられなかった分、お母さんは母乳の中にたくさんの免疫を分泌します。また、タンパク質や脂肪、そのほかの栄養も多く含まれ、少ししか飲めない未熟な赤ちゃんに合った特別な母乳になっています。未熟児を生んだお母さんの母乳は、特別に脳や目の発達を促し、小さな赤ちゃんに起きやすい、呼吸器や消化器の病気、そしていろいろな感染症から守ってくれる薬のようです。ですから、お母さんはなるべく早くから母乳をしぼって、赤ちゃんに届けましょう。最初はごく少量でもいいのです。初乳は特にたいせつです。赤ちゃんがまだ飲めないようでも搾乳し、冷凍しておきましょう。もし鼻や口から入っているチューブで胃に入れることができるようになったときでも、母乳がいちばんなのです。

搾乳は昼夜とも3時間以内、1日に8回以上行いましょう。赤ちゃんが飲めないかわりに、搾乳をすることによって乳房に刺激を与え、赤ちゃんが直接乳房から飲めるようになるまで、母乳の分泌を継続させることがたいせつです。1回にたくさんしぼろうと、乳房に母乳をためてしぼると搾乳回数が減ってしまい、分泌が悪くなっていきます。少しでもよいので、回数多く搾乳してください。

「一滴でも多く」と思うと、つい力が入りすぎてしまうかもしれません。乳房に痛みを感じるほど指に力を入れすぎたり、搾乳器で無理に引っぱったりして、乳頭をかたくしたり乳輪の下にかたいしこりを作ると、赤ちゃんが飲みづらくなります。直接授乳できる日のために、乳輪、乳頭はいつもやわらかい状態にしておきましょう。この時期は、搾乳した母乳の量が少なくても、分泌を持続させることがたいせつです。赤ちゃんに直接飲ませられるようになり、じょうずに飲んでくれるようになると、母乳の量はまたふえていきますから、それまで頑張りましょう。お母さんは手が痛くなったり首や肩がこって疲れてしまわないように、搾乳するときは楽な姿勢で、ときどきストレッチしながら、行ってください。赤ちゃんのことを考えたり、写真を見ながら搾乳するといいでしょう。(搾乳の仕方

は、58ページ／「じょうずな抱き方、飲ませ方」、184ページ／「冷凍母乳の作り方、保存の仕方」の項参照）

お母さんは可能な限り面会をして、赤ちゃんに話しかけたり、ふれてください。カンガルーケアといって、裸の赤ちゃんをお母さんの裸の胸に抱いて、肌と肌をふれ合わせる方法を行う病院もふえています。赤ちゃんはお母さんに抱かれることによって安心し、体温や呼吸が安定し、免疫力も高まり、またお母さんは母乳の分泌もふえるといったメリットがあります。

初めて小さな赤ちゃんに直接お母さんの乳房から母乳を飲ませるときは、うれしい反面、緊張することと思います。赤ちゃんはおっぱいを飲むというよりも、最初はなめるだけかもしれません。乳頭をくわえたきり、口を動かさないで、じっとお母さんを見ているだけかもしれません。小さい赤ちゃんは、おっぱいを飲む力が弱いうえに、一度にたくさん飲めず、すぐに眠ってしまい、飲ませるのに時間がかかります。あせらず、しんぼう強く、赤ちゃんを励ましながら根気よく行いましょう。中には、哺乳びんで飲むことに慣れていて、お母さんのおっぱいを飲みたがらない赤ちゃんもいます。長くお母さんから離れていたので、赤ちゃんにとっておっぱいは初めての体験です。まずはカンガルーケアのように、だっこして肌と肌をふれ合い、お互いを知り合うことから始めてください。赤ちゃんがお母さんの乳房が安心できるところだとわかってくれることがたいせつです。

赤ちゃんはお母さんのおっぱいに慣れるまでは、哺乳びんで飲むようにはたくさん飲めないかもしれません。最初のころは直接お母さんの乳房から飲ませたあと、搾乳した母乳を補充しなくてはならないかもしれません。赤ちゃんの飲む力が弱くてたくさん飲めないときは、搾乳してそれを飲ませましょう。哺乳びんのほうが赤ちゃんにたくさん飲ませられていいのではと思うかもしれませんが、実際は、少しずつでも直接お母さんのおっぱいから飲んだほうが、小さな赤ちゃんにとってもストレスは少ないのです。小さな赤ちゃんの育児はわからないことが多くて、ちゃんと育てられるかと不安になることもあるでしょう。なかなかじょうずにしぼれない、乳頭や乳輪がかたくて赤ちゃんが吸いつけないなどのときには、近くに桶谷式母乳育児相談室があれば訪ねてみてください。

口唇口蓋裂の赤ちゃんの母乳育児

最初からお母さんの母乳を直接飲むことができる赤ちゃんもいますが、赤ちゃんによっては口蓋の穴をふさぐ口蓋床を装着するケースもあります。授乳には少し時間がかかりますが、母乳を飲ませることは、唇・舌・のどへの刺激になりますし、母乳を飲むことであごの筋肉が発達し、将来の上あごの発育や言葉の発達にとても有効です。

口唇口蓋裂の多くは、手術が予定されますが、手術を控えている赤ちゃんにこそ、体力をつけるために母乳が必要です。

口蓋裂の赤ちゃんにおっぱいを飲ませるときは、口蓋裂の部分を乳房でふさぐように、できるだけ深くたくさん乳頭、乳輪をくわえさせてください。

最初のうち赤ちゃんはじょうずに飲めず、空気も飲み込んで、むせたり、鼻か

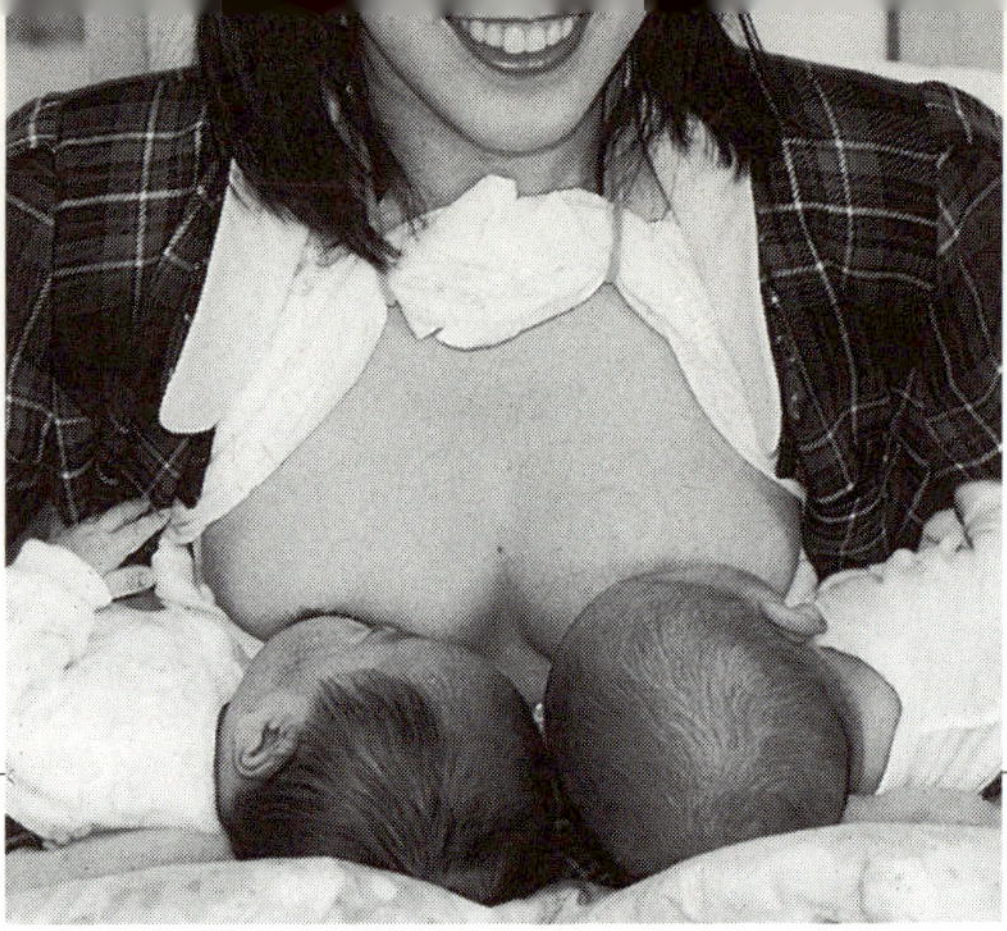

双子ちゃんの授乳。同じ子がいつも同じ乳房からにならないよう注意して。

ら母乳がもれることもありますが、赤ちゃんがすわるような姿勢の抱き方（たて抱き）で飲ませるとよいでしょう。根気よく飲ませるうちに赤ちゃん自身が工夫して、自分に合った飲み方を身につけてくれるようになります。

赤ちゃんにとって手術はたいへんなことでしたが、手術後は前よりずっと楽に母乳が飲め、長く母乳育児を楽しめます。

双子の母乳育児

双子を生んだお母さんは、2人分の母乳を出すといわれています。2人分の母乳が出るだろうかと心配だとは思いますが、母乳は赤ちゃんが飲めば飲むほど出てきます。ですから、2人で飲めば、2人分出てくるわけです。お母さんの体の回復が順調なら、入院中から頻繁に授乳を始めましょう。

授乳は、最初は1人ずつ飲ませるのが基本ですが、お母さんが慣れてきたら、同時に飲ませましょう。枕やクッションを使って、高さを調節します。乳頭と赤ちゃんの口の高さを合わせます。1人がしっかり乳頭をとらえ、飲み始めてから、もう一方の乳房でもう1人に飲ませます。同時に飲ませるときは、同じ赤ちゃんがいつも同じ乳房ばかり飲むことがないように、左右の乳房をかえて飲ませましょう（写真参照）。また、逆抱きと逆抱き（写真）、普通抱きと逆抱きといったように、いろいろな抱き方を組み合わせて、お母さんも赤ちゃんも楽に飲ませられる方法を工夫しましょう。母乳育児が慣れるまでは、いくら時間があっても足りないくらいです。できるだけお手伝いの人をお願いしましょう。

頑張れ1024g!

茨城県　井沢晴江さん
和仁くん（9才）

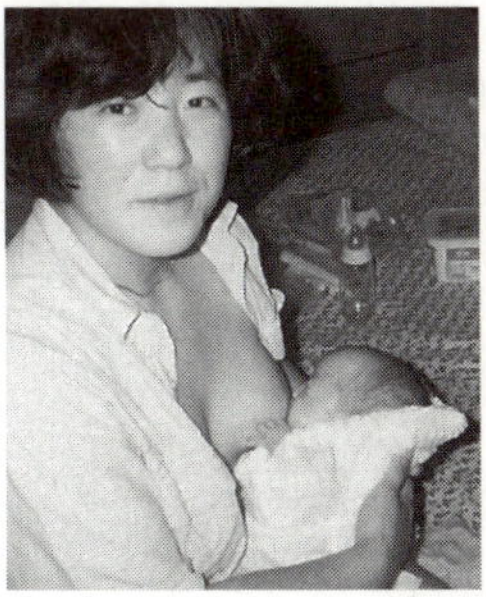

結婚して6年目、不妊治療の最終手段ともいうべき体外受精によって、双子を妊娠しました。でも、18週の初めに破水して、1人は流産。しばらく入院がつづき、7カ月のある日、急なおなかの張りが定期的になって陣痛がスタート。万全を期して転院した大学病院で、1024gの男の子を出産。息子は小さな産声を残して、あっという間に未熟児センターに運ばれてしまいました。

未熟児は腸が未熟なので、消化のよい母乳がベストと聞き、母乳がいかに貴重な命の水かを思い知らされましたが、搾乳をしても思うようにしぼれません。くじけそうになったとき、看護師さんの紹介で桶谷式を訪ねました。

長い間不妊治療で使っていたホルモン剤、流産防止のための点滴や飲み薬の副作用のため、おっぱいはかたく、胸壁にへばりついている状態。おっぱいを吸ってくれるはずのわが子は保育器の中。いつ母乳が止まってもおかしくない状態でしたが、小さく生まれて必死で生きようとしている息子のためにも、母乳育児をあきらめないことを心に誓い、週に一度手技に通いました。

息子をこの手に抱いて直接おっぱいを飲ませることができたのは、息子が3カ月になってから。「お願い、飲んで！」という祈りが通じたのか、チューチュー。わずか2～3mlでしたが、希望の光が見えた気がしました。生後102日目に未熟児センターを退院。その足で桶谷式を訪ね、抱き方やくわえさせ方の指導を受けると、ゴクンゴクンとのどを鳴らして飲んでくれたのです。それからもこまめに授乳したおかげで、未熟児というハンデがあったにもかかわらず、大きな病気もせずにすくすく育ってくれました。

双子を完全母乳で育てる

栃木県　関口　睦さん

真人くん・杏梨紗ちゃん（2才）

「おや、これは双子だなあ」先生の言葉に、私は動揺を隠せませんでした。うちにはすでに2人の男の子がいたからです。子どもが4人になる。しかも双子なんて。仕事もしていた私にとって不安だらけではありましたが、この子たちも上の子たちと同様に母乳で育てることだけは決めていたのです。

出産した病院にお願いして、ミルクではなく糖水を足してもらいながら母乳育児のサポートをしていただきました。飲み残しもきちんと搾乳していたせいか、母乳分泌もよく、好調なスタート。退院の日に桶谷式の母乳育児相談室で手技を受けるとともに、同時授乳

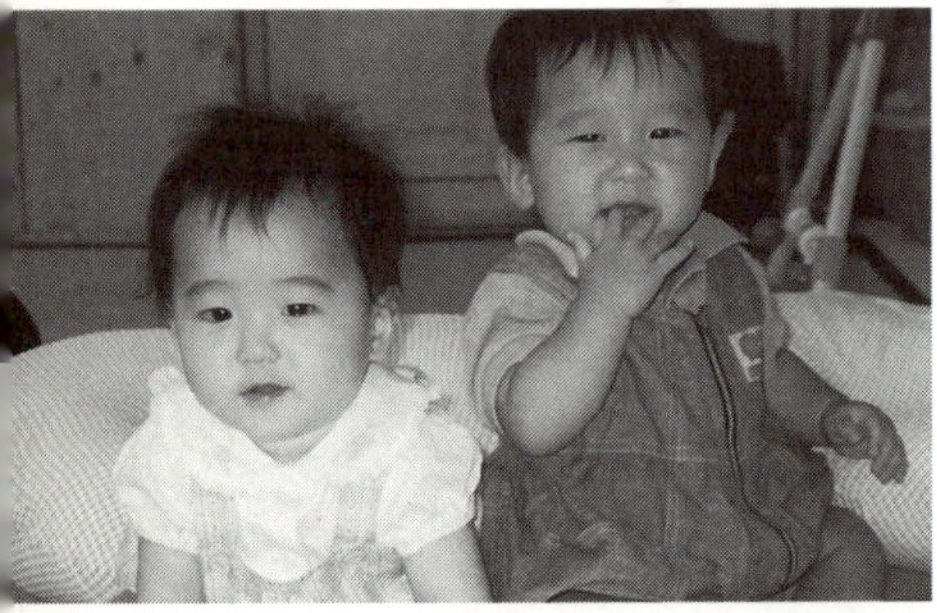

の方法も教えてもらいました。いろんなやり方のうち、私は2人を寝かせて、腕立て伏せの要領で2人におおいかぶさって授乳することが多かったです。ちょっとたいへんな姿勢ですが、満足すると子どもたちはこのまま寝てくれることが多いので、結果的に楽なのです。

自宅に帰ってからは、たいへんさが倍増。双子の授乳だけで1日がかりなのに、2人の兄の世話と家事もプラスされ、1日合計2時間の睡眠という日が1カ月以上続きました。2カ月目からは疲れのせいか乳腺炎を繰り返しました。グラニュー糖大のチーズみたいな白い粒が詰まって母乳が出なくなり、熱を出して苦しむ日々が続き、毎日手技に通わなければなりませんでした。周囲からは「双子なんだから、無理して母乳だけで育てなくても」といわれてくじけそうになりましたが、子どもたちが口を大きくあけて母乳を飲んでくれる姿と、桶谷の先生に励まされて、頑張ることができました。最後まで母乳育児ができたことは私の誇りです。

あとがき

「母乳で育てたい」

これから母親になろうとする女性のほとんどはそう願っています。しかし、いまの日本では実際に出産後母乳で育てることができる母親は約40％にすぎません。生物学的に見ますと、妊娠・出産した女性ならばだれでも母乳が出る仕組みになっているのに母乳哺育がうまくいかないのは、人間が社会的存在であるからなのです。大脳が発達し、二足歩行で、人と人とのかかわりの中で生活している人間だからこそ乳房トラブルが起こるのであり、乳房に対するケアが必要となるのです。ケアには母親みずからが行う自己ケア、母親同士が支え合う相互ケア、そして専門家が行う専門ケアなどの個別ケアと、地域で行う地域ケアがあります。授乳期の乳房の状態を健康に保つことは母親の健康増進につながり、ひいては乳児の健康な発達を促すことになります。

専門職、助産師だからこそ、「母乳は出るものであり、出さなければならない」という信念から、桶谷そとみ先生は試行錯誤の末、乳房にとって的確なケアの方法として桶谷式乳房治療手技（桶谷式手技）を創案し、半世紀にわたって約30万人以上の母親の乳房に手技を行い、その母乳で育った乳児を通して桶谷式乳房管理法を確立しました。

手技は技術です。「お母さんと赤ちゃんのため、手技の後継者を育ててほしい」というお母さんたちの強い要望から、確実に手技を伝承するために研修センターが設立され、30年近くたちます。全国から桶谷式手技と乳房管理法を学ぼうと集まってきて桶谷式認定者となった助産師は約３００人を超えました。全国各地で日ごろ母乳育児をしているお母さんたちのケアを通して、「母乳で育てたい」と願っているお母さんの役に立つならばと、桶谷式手技を実際に行っている助産師が分担して書いたのが本書です。未熟な点が多々ありますが、母乳で育てようと思っているお母さんと周囲の人たちに読んでいただき、母乳哺育を実践して、「母乳哺育ってなんとすてきなんでしょう」と実感していただければ幸いと思います。

終わりにあたり、日ごろ桶谷式を理解し支援してくださっている諸先生がたにこの場を借りてお礼申し上げます。また、全国の桶谷式認定者を代表して分担執筆してくださった助産師の皆さんと、編集の労をかってでてくださった豊田和子さん、手技を受けて子育てをした体験談を寄せてくださったお母さんたちに心より感謝いたします。

監修　　長崎県立長崎シーボルト大学
看護栄養学部 看護学科教授　小林美智子（小児科医）

お近くの相談室はここです

桶谷式乳房管理法研鑽会・母乳育児相談室（開業・訪問）リスト

おっぱいが出ない、お乳がパンパンに張って痛い、赤ちゃんがじょうずに吸いついてくれない、断乳の仕方がわからない……など、おっぱいに関する心配や悩みは、私たち桶谷式乳房管理法の認定者が解消のお手伝いをします。予約制のところが多いので、前もってお近くの母乳育児相談室へお問い合わせください。病院勤務の認定者もいます。

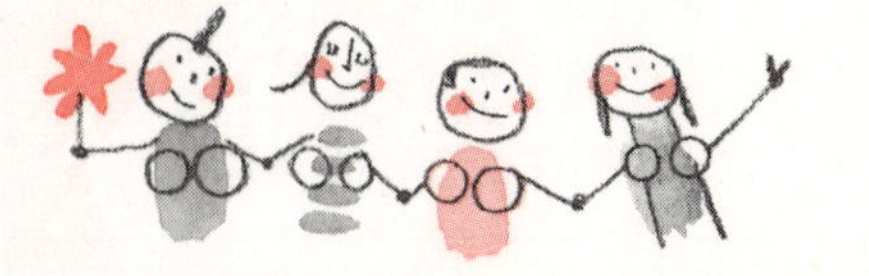

桶谷式乳房管理法研鑽会本部事務所
桶谷式乳房管理法研修センター東京校
〒164-0003　東京都中野区東中野2-22-20　ホシノ第２ビル４Ｆ・５Ｆ
TEL03-3227-5039　FAX03-3227-5040（平成14年４月１日現在）

氏　名	住　　所	電話番号
〈北海道〉		
新山　典子	札幌市厚別区厚別西5条2丁目13－5 新山母乳育児相談室	011－894－1500
森田　加恵子	札幌市西区琴似1条6丁目4－1　クレアホームズ琴似406 森田母乳育児相談室	011－631－2603
石田　美由紀	札幌市白石区東札幌4条2丁目5－15 石田母乳育児相談室	011－813－8006
今井　希威子	札幌市清田区平岡4条1丁目6－3 今井母乳育児コンサルタント	011－883－7077
酒井　文恵	札幌市北区新琴似8条1丁目3－5　エスカイア麻生第「516 母乳相談室工藤	011－716－4717
棚田　葉子	札幌市東区伏古12条5丁目4－32 棚田母乳育児相談室	011－785－2295
藤本　智恵子	登別市富岸町2丁目11－4　橋本HGビル403 藤本母乳育児相談室	0143－86－6003
清水　節子	野付郡別海町別海宮舞町142 清水母乳育児相談室	01537－5－2523
山田　千鶴子	旭川市神居7条14丁目2－13 山田助産所	0166－61－8202
名執　マサヨ	旭川市4条通22丁目左10号　マツザキハイツ201号 なとり助産所	0166－31－2449
野原　文子	帯広市西17条南4丁目47－9 のはら母子健康相談室	0155－36－1302
永井　陽子	帯広市大通南15丁目14　セントラルハイツ301 ながい母乳育児相談室	0155－24－1210
鈴木　真理子	釧路市鳥取北4丁目15－15 鈴木助産所	0154－51－0399
小野　尚子	釧路市昭和中央2丁目22番1号 小野助産所（訪問）	0154－51－4151
小松　美樹	函館市松陰町17－2　パインシェードビラ201 なでしこ母乳育児相談室	0138－56－6833

岩井　美恵	苫小牧市桜木町2丁目31―24　メゾンホリ105 いわい母乳育児相談室	0144―76―1070
若林　悦子	北見市春光町7丁目5―19 若林母乳育児相談室	0157―32―9150

〈東北〉

八幡　悦子	仙台市青葉区上杉1丁目6―30　佐々木ビル202 ヤハタ母乳哺育相談室	022―225―8634
枝　みどり	仙台市泉区将監4丁目16―3 将監エンゼル助産院	022―218―5872
加藤　美江子	仙台市太白区八木山南2―3―2―331 かとう母乳育児コンサルタント（訪問）	090―4637―0434
笠松　愛子	多賀城市東田中1―15―5 ナーシング助産院	022―368―1860
	仙台市若林区清水小路5―6　エステート五橋905 ナーシング助産院	022―266―7610
丹野　清子	山形市城西町5丁目32―4 丹野助産所	023―643―5756

〈関東〉

山口　妙子	大田区山王1―9―16　山王レジデンス101 山口貴鈴桶谷母乳育児相談室	03―3774―0439
谷田　せい子	大田区田園調布2―42―5　アパートメントカヤ田園調布201 にわ母乳育児相談室	03―3722―8732
斉藤　篤子	目黒区中目黒1―10―22　中目黒ハイツ1007 助産院・ファミリーバース・ルナ	03―5722―0835
吉田　久美子	大田区池上8―14―1　ペアハウス池上203号 吉田助産院（訪問）	03―3753―2386
前村　育子	文京区白山1―15―16―331 まえむら助産院（訪問）	03―5840―8937
小澤　敏子	足立区千住寿町14―5 小澤助産所	03―3870―2378
井深　恵美子	江戸川区船堀1―1―26　ハイラーク船堀828 井深恵美子母乳コンサルタント（訪問）	03―3675―7422
杉山　理恵	文京区千駄木1―22―24―201 すぎやま助産院（訪問）	03―3823―6401
丸本　佐代美	葛飾区青戸5―19―19　コーポ青戸101 丸本助産所母乳育児相談室	03―3838―8801
貫名　早月	葛飾区亀有5―44―2　亀有パークマンション204 貫名母乳育児相談室	03―3629―1072
磯野　清子	板橋区南常盤台2―4―17　YTKビル1F いその助産院	03―5966―1671
佐野　和子	世田谷区玉川台2―3―20　第5YNビル403 佐野母乳育児相談室	03―5491―5591
高木　美佐子	中野区中野3―23―16　パームハウス1F 桶谷式母乳育児相談　高木助産院（訪問）	03―5385―3321
オケタニ母乳育児相談室東京	中野区東中野2―22―20　ホシノ第2ビル4F	03―3227―0772
主婦の友　オケタニ水道橋ルーム	千代田区西神田2―7―5　竹内ビル3F	03―3261―1278

主婦の友　オケタニ吉祥寺ルーム		0422—41—0069
	武蔵野市吉祥寺南町1—11—12　キャニオンプラザ吉祥寺7F	
主婦の友　町田ルーム		042—748—8702
	相模原市上鶴間2850—1　グロリア初穂町田ビル508	
鍋倉　栄利子	調布市布田1—26—12　ダイアパレス調布316 なべくら母乳育児相談室	0424—85—0044
築茂　紀久子	立川市砂川町1丁目11—5 聖母助産院	042—536—6930
牧　京子	八王子市明神町4—9—1　チサンマンション八王子905 八王子母乳育児相談室	0426—56—3330
佐々木　節子	八王子市東浅川町1101 佐々木助産院	0426—61—0003
丸山　智恵子	八王子市別所2—46—1—601 エンジェル母乳相談室	0426—75—2212
宮嶋　文子	東久留米市滝山7丁目16—20 宮嶋母乳育児相談室	0424—74—3668
町田　英子	多摩市永山1—8—17　ボヌール永山503 まちだ母乳育児相談室	042—376—8120
塚原　ひとみ	あきる野市三内225—5 ひとみ母乳育児相談室	042—596—5183
太田　祐子	千葉市中央区新千葉2—10—9 おおた助産院	043—242—8172
成瀬　裕子	市原市能満1925—65 成瀬母乳育児相談室	0436—75—2719
原崎　さく	柏市東3—4—3 原崎助産院	0471—67—3232
本田　朋子	船橋市新高根4—5—8 本田母乳育児相談室	047—461—4803
中澤　淳子	船橋市小室町3222 なかざわ助産院	047—457—5255
小野　数子	市川市市川南3—14—1　アポロビル2F 小野助産院	047—322—7017
伊勢　恭枝	市川市市川南3—14—1　アポロビル2F 小野助産院	047—322—7017
杉山　ふく子	佐倉市大崎台1—26—20　レビュート100—2—101 杉山母乳育児相談室	043—484—7471
吉岡　由紀子	成田市馬橋5—14 よしおか助産院母乳外来	0476—22—7540
挽野　順子	八千代市八千代台東4—7—26　藤マンション205 ひきの母乳育児相談室	047—487—8810
北中　信子	松戸市西馬橋広手町11　オオノコーポ101 きたなか母乳育児相談室（訪問）	090—6013—2575
白倉　美智子	千葉県山武郡横芝町鳥喰下1453—6 しらくら助産院（訪問）	0479—82—7172
小塚　花子	日立市西成沢町1—10—6 おずか助産所	0294—22—7688
大越　律子	ひたちなか市佐和1117—1 大越母乳育児相談室	029—202—0613
小田倉和江	ひたちなか市勝倉2636-2-202 ひまわり母乳相談室（訪問）	090—9292—3419

栗田　ますみ	水戸市石川2－4202　三幸ハイツ101 くりた母乳育児相談室	029－257－1718
相沢　澄子	足利市本城3－2010－14 相沢母乳育児相談室	0284－22－0407
相見　由美	栃木県下都賀郡国分寺町駅東2－3－23－102 そうみ母乳育児相談室	0285－40－6855
富岡　初江	高崎市鼻高町37番地28 富岡母乳育児相談室	027－323－4008
百海　裕子	伊勢崎市連取町92－2　IN連取台3号棟 百海母乳育児相談室	0270－24－8608
大平　愛子	所沢市北秋津708－20 大平母乳育児相談室	042－998－5778 042－998－5779
小川　英子	さいたま市南浦和2－24－5－109 小川母乳育児相談室	048－881－8341
及川　恵子	新座市東北2－26－21－202 おいかわ助産所　志木・母乳育児相談室	048－475－0531
高瀬　京子	上尾市上町1－9－20 高瀬母乳育児相談室	048－770－3688
数土　美那子	狭山市北入曽162－24 数土母乳育児相談室（訪問）	042－956－3041
オケタニ母乳育児相談室大宮	さいたま市大和田町1－525－30　ベビーランド2F	048－680－7515
福田　良子	横浜市神奈川区鶴屋町3－35　ストーク横浜Ⅱ番館804 アールアンドワイ母乳育児相談室	045－316－5605
上條　敦子	横浜市泉区緑園4－2－1 サンステージ5－1304（訪問）	045－813－1339
石川　房子	横浜市港南区上大岡西2－9－20 石川助産院・母乳育児相談室	045－844－4807
藤掛　友子	横浜市戸塚区戸塚町936－18 藤掛助産院	045－864－0998
相原　典子	横浜市西区浜松町6－16 西横浜桶谷式母乳育児相談室　相原助産院	045－243－5071
後藤　晴子	横浜市青葉区つつじが丘23－11　ヒカリメゾン青葉台605 アオバ台母乳育児相談室	045－984－2903
布施　章子	川崎市多摩区東生田1－6－14　アイネス向ケ丘202 ふせ助産院（桶谷式母乳育児相談室）	044－932－4152
八巻　光代	川崎市川崎区四谷上町8－13 八巻母乳育児相談室	044－299－1993
岩橋　まり子	藤沢市湘南台2－18－9　ロイヤルエミー湘南201 いわはし助産院母乳外来	0466－46－3121
高橋　明子	神奈川県中郡大磯町西小磯757 高橋母乳相談室	0463－61－6739
与那嶺　祐子	相模原市陽光台3－10－1 よなみね助産院　母乳育児相談室	042－776－1961
釼持　真由美	厚木市愛甲1119－4 まゆみ助産院	046－230－0748

〈信越・北陸〉

井口　久恵	伊那市福島1301 井口助産所	0265－73－1551

西村　まさの	駒ケ根市赤穂15990−2 西村母乳育児相談室	0265−83−3078
森川　和子	新潟市曽野木2−2−21 森川母乳育児相談室	025−283−1741
中村　智子	新潟県中蒲原郡亀田町東船場1−4−46 やまくら母乳育児相談室	025−383−3838
楡井　加代子	新潟県西蒲原郡巻町大字河井79−2 にれい母乳育児相談室	0256−73−4025
森田　征子	富山市宝町2−4−15 森田助産院	076−442−2958
吉橋　和子	滑川市中塚413 吉橋助産院	076−475−1366
川端　美智子	高岡市戸出町4−15−47 川端助産院	0766−63−6737
水井　雅子	富山県下新川郡朝日町大家庄372 みずい母乳育児相談室	0765−83−2208
坂口　恵美子	福井市三郎丸22−15−2 坂口助産所	0776−28−2033
桝田　富美子	福井県遠敷郡上中町新道77号22−6 桝田助産所	0770−62−2188
矢袋　順子	小浜市湊13−15 やむろ助産所	0770−52−3179

〈東海〉

内山　正子	浜松市三方原町427−3 内山助産院	053−437−5735
野々垣　純代	浜松市上西町50−2 ののがき助産院	053−461−8564
波多野美奈子	浜松市有玉南町1888 はたの助産所	053−473−1405
篠田　一世	清水市入江岡町3−20 篠田母乳育児相談室	0543−52−5047
坂井　真由美	岐阜市学園町1−18 あぴす助産院	058−232−5805
関谷　貞子	岐阜市城東通3−48　丸正ビル201 あさがお母乳育児相談室	058−276−8150
若尾　克美	美濃加茂市森山町3−10−7 若尾助産院	0574−25−2701
水川　淑子	高山市名田町3−86　コーポ香2−1 水川助産院	0577−34−0571
野村　百合子	各務原市那加西野町76　フレグランス76−106 野村助産院	0583−71−4956
吉川　恵理子	岐阜県大野郡清見村牧ケ洞4446−7 吉川助産院	0577−68−2576
大口　智子	岐阜県揖斐郡揖斐川町三輪524−6 大口助産所	0585−22−2859
岩本　陽子	羽島市正木町須賀赤松97 岩本母乳育児相談室	058−392−5040
伊藤　実佐子	岐阜県養老郡養老町高田926−1　ヴィラ丸吉Part2 ママケアいとう	0584−32−4531

武田　一子	江南市五明町青木362 武田助産院母乳外来	0587—56—3319
森　キミ子	名古屋市昭和区駒方町5—17—2 森母乳育児相談室	052—833—6460
内田　智子	名古屋市中川区高畑4丁目77番　TKG第6ビルID とも母乳育児相談室	052—355—0822
伊藤　順子	名古屋市守山区喜多山1丁目1番13 さくら助産所	052—794—0138
藤田　みな子	半田市桐ヶ丘1丁目45—2 ふじた母乳育児相談室	0569—23—3932
大石　静子	稲沢市大塚北2—78—1 大石助産所	0587—21—3749
池本　佐洋子	岡崎市福岡町字南西仲89 池本母乳育児相談室	0564—53—5409
浅井　千鶴	豊橋市石巻町前屋敷6—1 浅井助産院	0532—88—2738
木本　恵子	愛知県西加茂郡三好町三好丘旭3丁目1—2　プロムナード三好ヶ丘7—101 MAMMYHOUSE	05613—6—5243
出口　和子	津市栄町4丁目24　ロイヤルマンション202 でぐち助産所　母乳育児相談室	059—222—0827

〈近畿〉

中西　信子	大津市下阪本1—24—8 中西母乳育児相談室	077—578—1991
薬師川　明子	京都市山科区安朱馬場ノ西町12—3　ショーミエール安朱123 薬師川母乳育児相談室	075—501—1120
	滋賀県高島郡今津町今津松陽台1—6—2 薬師川母乳育児相談室	0740—22—2752
池上　しか子	京都市中京区大宮通蛸薬師下ル　四坊大宮ビル1F 池上助産院	075—801—4850
田中　美知子	京都市伏見区桃山福島太夫北町28番地5 田中助産所	075—602—1006
堀切　幸代	京都市左京区山端滝ケ鼻町11 幸代助産院	075—723—7219
藤岡　貞子	京都市西京区下津林大般若町126—11 藤岡助産所	075—391—2396
桃井　ミヨノ	京都市北区大宮北林町9 桃井助産院	075—492—4987
永田　恵子	京都市伏見区桃山与五郎町1—405 永田助産所	075—611—1681
谷口　節子	舞鶴市森本町12—2 谷口助産所	0773—63—7797
早川　喜美子	宇治市槇島町落合43—10　グリーンタウン槇島205棟202 早川助産所	0774—23—6917
野々口ヒロ子	城陽市寺田正道71—64 野々口助産院	0774—54—3405
長尾　早枝子	向日市寺戸町西田中瀬8—20 長尾助産院	075—922—1108
上田　恵子	京都府竹野郡網野町島津691 上田助産院	0772—72—0597

西守　由加里	亀岡市宇津根町土井ノ内27−9 にしもり助産所	0771−24−6244
庭田　操	伊丹市船原1−3−18　船原ハイツ103 庭田母乳育児相談室	0727−78−1058
福井　早智子	尼崎市塚口本町1−20−7 福井母乳育児相談室	06−6426−1548
庄村　佳世子	尼崎市昭和南通3−12−2　ハイツサンシャイン303 庄村助産院	06−6418−1943
後藤　みつ子	姫路市船丘町293　ホワイトシャトー小林4B うおずみ母と子の母乳育児相談室	0792−95−6383
景山　浜枝	宝塚市逆瀬川1−4−19　ユニーブル逆瀬川402 宝塚母乳育児相談室	0797−72−9667
西原　房子	西宮市高松町10−22−101　アムール西宮北口 西原母乳育児相談室	0798−66−3182
菊地　禮子	神戸市垂水区瑞ヶ丘8−17　瑞ヶ丘ビラ102 きくち助産所	078−709−4557
鞍田　眞由美	神戸市須磨区須磨浦通4−6−5−103 鞍田母乳育児相談室	078−733−2518
真弓　美代子	兵庫県多可郡中町曽我井907−54 真弓助産所　桶谷式母乳育児相談室	0795−32−3474
阪本　ミサオ	奈良県北葛城郡広陵町南146−3 桶谷式阪本母乳育児相談室	0745−56−4409
安田　きよ子	橿原市内膳町4−6−17　橿原グリーンハイツ401 桶谷式安田母乳育児相談室	0744−23−5560
篠原　まさえ	奈良市鳥見町1丁目9−27 篠原母乳育児相談室	0742−46−2420
奥村　映子	天理市川原城町781　楠本第2ビル203 おくむら母乳育児相談室	0743−63−2439
伊藤　憲美	大阪市平野区喜連4−17−14　斎藤ビル2F のりみ母乳相談室	06−6701−5086
加納　一枝	大阪市天王寺区大道4−8−25−207 加納母乳育児相談室	06−6775−0110
竹下　三恵子	大阪市天王寺区堂ケ芝2−14−21 竹下助産院	06−6779−5054
井田　智子	大阪市住之江区粉浜3−3−20　三都マンション301 井田助産院	06−6678−4508
柴原　雅子	大阪市旭区新森3−9−7　旭ロイヤルハイム301 柴原母乳育児相談室（助産院）	06−6955−5455
河本　マリ子	大阪市阿倍野区播磨町1−18−13 河本母乳育児相談室	06−6624−2094
東田　佳子	大阪市阿倍野区播磨町2−9−8 ひがしだ助産所	06−6691−6028
大江　テル子	東大阪市小阪本町1−2−8　東カイ興産小阪ビル704 大江助産所　桶谷式母乳育児相談室	06−6721−7854
松吉　美千子	東大阪市足代2−1−5　布施山大ビル403 松吉助産院	06−6724−1208
堀　知子	藤井寺市小山5−2−27 堀母乳育児相談室	0729−55−6494
山根　茂子	河内長野市南青葉台12−34 山根助産院	0721−64−0353

里　良子	河内長野市緑ケ丘北町9－7 里マタニティーケアー	0721－54－3309
新屋敷みどり	河内長野市楠町東1684－2　パックス楠 新屋敷母乳育児相談室	0721－50－1627
船本　清子	池田市石橋1－23－5－203 船本助産院	0727－62－6222
足立　公子	豊中市上新田1－24　パークヒルズ千里中央F1106 あだち助産院	06－6834－2114
内山　昭子	吹田市山田西3－21　千里山田西グリーンハイツ2棟405 内山助産所	06－6877－3010
末本　キミ	吹田市竹谷町21－4 末本母乳育児相談室	06－6389－0616
浜　芳子	茨木市蔵垣内2－12－20 浜母乳育児相談室	0726－26－2572
清水　スミ子	松原市天美東7－12－5－201 しみず母乳相談室	0723－37－1908
半井　禮子	堺市南陵町4－1－22 なからい助産院	0722－45－1100
宮西　やすよ	堺市御池台2－1－127 宮西助産所	0722－99－4685
山中　葉幸	堺市香ヶ丘町1－10－9 山中助産所（桶谷式）母乳育児相談室	0722－24－0969
北澤　多可子	堺市若松台1－1－1－219 北澤母乳育児相談室	0722－91－1598
島野　キヨカ	柏原市今町1－5－32 島野助産所	0729－73－2558
金野　雅子	和泉市室堂町802－54 金野母乳育児相談室	0725－50－5533
植田　順子	岸和田市土生町2－30－12　泉洋ビル402 植田助産院	0724－22－8193
澤　典子	泉南市新家3365－237 桶谷式澤母乳育児相談室	0724－82－0806
清水　八重子	富田林市大字須賀691－5 清水助産所	0721－29－3883

〈中国・四国〉

朝隈　聖子	広島市西区三篠町1－11－10－601 朝隈助産院	082－239－5587
藤原　照美	広島市佐伯区楽々園1丁目1－11 ふじわら助産院母乳育児相談室	082－923－6920
阿賀野多恵子	福山市春日町浦上2093－2 リラックス母乳育児相談室　阿賀野助産所	0849－47－6927
原　正子	松江市東津田町1688－16 原助産院	0852－24－7400
斎藤　サチエ	益田市乙吉町イ346－12 斎藤母乳育児相談室	0856－22－4134
本家　勇子	鳥取市富安2－76　前川マンション105 桶谷式本家母乳育児相談室	0857－21－7676
北村　美紀	山口市大字黒川746－11 ひめやま母と子の相談室・おっぱいるーむ	083－928－6518

村田　絹子	下松市古川町4—2—19—102 村田助産所	0833—43—7535
小松　治子	高知市万々482—10 小松助産院	088—873—3776
貞弘　典子	高知市栈橋通1—1—10 貞弘助産所	088—832—8871
谷本　好子	高知市知寄町3—601—1　シャルム葛島506 谷本助産所	088—882—3771
邑田　多恵	高知県高岡郡佐川町斗賀野狩場 むらた助産院	0889—22—3465
武智　久美子	松山市枝松5—8—28　愛媛飼料第1ビル202 なずな母乳育児相談室	089—934—8370
入江フジ江	香川県丸亀市今津町715-5　サーパス今津306号 入江助産所	090—9550—3962
松木　朝子	香川県香川郡香川町大野1980　ペガサス山田102 松木母乳育児相談室	087—885—6647

〈九州・沖縄〉

平田　喜代美	福岡市中央区福浜2—5—4—413 平田母乳育児コンサルタント（おっぱい110番）	092—715—1836
日高　真理子	福岡市南区大橋1—1—17　サンシャインひがし801 日高母乳育児相談室	092—512—0035
木原　恵子	福岡市東区若宮3—7—35 きはら母乳育児相談室	092—673—1239
中村　和子	福岡市東区香住ケ丘1—23—9 中村母乳育児相談室	092—672—1703
友原　佳子	福岡市城南区七隈7—38—32　レークサイドコーポ七隈1F ともはら母乳育児相談室	092—865—0566
大野　マス子	北九州市小倉南区朽網東5—6—7 大野母乳育児相談室	093—473—5695
中畑　千鶴子	北九州市小倉南区守垣本町2—3—27—201 オケタニ式中畑母乳育児相談室	093—964—5575
脇田　ムツ子	北九州市八幡西区萩原2—10—3—104 脇田母乳育児相談室	093—621—1719
三好　千恵子	宗像市三郎丸589—56　城山区4組 三好母乳育児相談室	0940—33—2706
中園　登志江	久留米市野中町437-21 健やか母乳育児相談室	0942—44—6054
成清　マサキ	久留米市江戸屋敷2—28—16 まさき母乳育児相談室	0942—39—8300
山口　ミサオ	福岡県嘉穂郡穂波町枝国3区422—10 山口母乳育児相談室	0948—23—5836
松山　まどか	福岡県遠賀郡水巻町猪熊6—10—17 松山助産院	093—202—1655
秋葉　景子	福岡県八女郡広川町太田1166—41 秋葉助産所	0943—32—0592
山崎　恵津子	武雄市武雄町大字武雄234 やまさき母乳育児相談室	0954—23—5911
田中　恵視	唐津市神田2399—1 中川母乳育児相談室	0955—75—0728

西田　ハツエ	佐賀県三養基郡北茂安町白壁2946—3 西田助産院（桶谷式母乳育児相談室）	0942—89—3554
山口　由美子	諫早市八天町8—2 いさはや助産所	0957—21—1044
野中　祐子	佐世保市黒髪町6515—25 こすもす助産所	0956—34—5039
磯野　憲子	長崎県南高来郡西有家町須川179—2 いその産婦人科母乳外来	0957—82—2430
菊谷　律子	大分市金池町2—14—23　KTDビル602 菊谷助産所	097—532—7653
五捨免　悦代	大分市西鶴崎2—1—28　コーポサンタ303 さつき助産院	097—527—7515
帆足　由起子	日田市城内新町1671—26 まつま母乳育児相談室	0973—22—2410
浦崎　貞子	熊本市出水1—5—44—102 うらさき母乳育児相談室　助産院	096—364—1813
八木　厚子	熊本市新町3丁目2—28 母乳育児相談室　八木助産院	096—351—9348
増田　美奈子	八代市豊原下町4102—5　アビタシオンひがし101 ますだ母乳育児相談室　助産院	0965—33—8758
下城　貴師子	宮崎市大淀4—5—12　南宮崎駅前ビルC—235 下城助産所	0985—51—5411
森　伴子	宮崎市神宮1—235 日高母乳育児コンサルタント	0985—22—2917
酒匂　佳子	鹿児島市易居町4—11 さこう助産所	099—223—2178
木ノ下眞由美	鹿児島市東谷山2—34—16　メゾン伊知地301 木ノ下母乳育児相談室	099—266—3032
中鶴　洋子	鹿児島市武1丁目37—16 中鶴母乳育児相談室助産院	099—213—0103
生　典子	名瀬市小宿2763—4 桶谷式母乳育児相談室「たらちね」	0997—54—8678
仲宗根美由紀	沖縄県中頭郡読谷村字高志保164—2F 結母乳育児相談室	098—958—1024

〈その他の認定者〉

斉藤美恵子	佐藤真澄	志賀利江	佐藤利江子	清水絹代	加藤信子	佐藤梅子	東静子
太田やよい	真木めい子	柳沼眞喜子	上田美穂	西谷徳美	小林理子	久保いつ子	市川奈津子
高橋百合	武市洋美	川井由美子	中川有加	舛森とも子	飯塚直美	大澤昌子	中馬由美
野上利絵	鈴木元子	須藤幸子	上岡奈緒子	浦川理津子	内岡恵	稲垣彰子	沖山美雪
嶋倉きよみ	中本加寿代	岩佐明子	斧山美恵	奥田美智子	相川公代	赤堀万里子	木村百佳
粟野雅代	東博美	田中ひとみ	松下恵美子	井下美香	森川和枝	石黒桂子	北志保
眞島由紀	岡島文恵	井田艶子	片山美保	三浦葉子	福田晴美	喜多淑子	竹内邦子
宮武千加子	岩瀬智美	白神好恵	林田理恵	木戸口光子	小淵道江	木倉美恵子	藤田政子
谷本淳子	小林緑	山崎裕恵	平田和代	中尾真奈美	村本真弓	岡部敬子	岩下ヒトミ
藤井克子	永谷トモ子	大野順子	岩切恵美子	渡辺清美	佐成きぬえ	橋本伸子	

桶谷式　母乳で育てる本

平成14年６月20日　第１刷発行

編者　桶谷式乳房管理法研鑽会
発行者　村松邦彦
発行所　株式会社主婦の友社
〒101-8911　東京都千代田区神田駿河台2-9
電話　03-5280-7402（編集）　電話　03-5280-7551（販売）
印刷所　凸版印刷株式会社

（編集担当　中山幸子）


もし落丁、乱丁、その他不良の品がありましたら、おとりかえいたします。

お買い求めの書店か主婦の友社資材刊行課（TEL03-5280-7590）へお申し出ください。

 ISBN4-07-232756-5

表紙カバーデザイン／スーパーシステム
表紙カバー立体製作／うらのかろく
本文レイアウト／遠藤寿々江
本文イラスト／セキ・ウサコ
撮影／武井武彦
まとめ／倉富洋子
企画・編集／豊田和子
編集委員／岩橋まり子　笠松愛子　武市洋美　真木めい子
編集スタッフ／朝隈聖子　井口久恵　伊藤順子　太田祐子　佐藤梅子　佐藤真澄　相見由美　西谷徳美　福田良子　松山まどか　水井雅子　水川淑子　吉橋和子

参考資料

桶谷式乳房管理法理論編（鳳鳴堂書店）
桶谷そとみの新母乳育児の本（主婦の友社）
おっぱいから赤ちゃんの宇宙は始まる（大和書房）
おっぱい大好き（亜紀書房）
おっぱい110番（たま出版）
親と子のきずなはどうつくられるか（医学書院）
シアーズ博士夫妻のベビーブック（主婦の友社）
周産期医学vol.26、No.4、1996
周産期医学vol.31、No.4、2001―4、母乳と母乳育児に関する方針宣言　アメリカ小児科学会の勧告
助産婦雑誌vol.154、No.6、2000
小児保健研究60巻、2001
NeonatalCare　vol.7　1994年秋季増刊号、vol.13　2000年秋季増刊号
はじめての母乳育児と心配ごと解決集（婦人生活）
母乳（岩波書店）
母乳育児を成功させるための10カ条（WHO／ユニセフ）
母乳で育てる元気な赤ちゃん（池田書店）
母乳育児のコンセプト（日本小児保健協会）
母乳育児成功のために（日本母乳の会）
母乳育児の文化と真実（メディカ出版）
母乳は愛のメッセージ（山陽新聞社）
母乳のすすめⅠ、Ⅱ（鳳鳴堂書店）
母乳哺育のすすめ（地湧社）
母乳の栄養学（金原出版）
もっと知りたい母乳育児（メディカ出版）
母乳哺育法（主婦の友社）

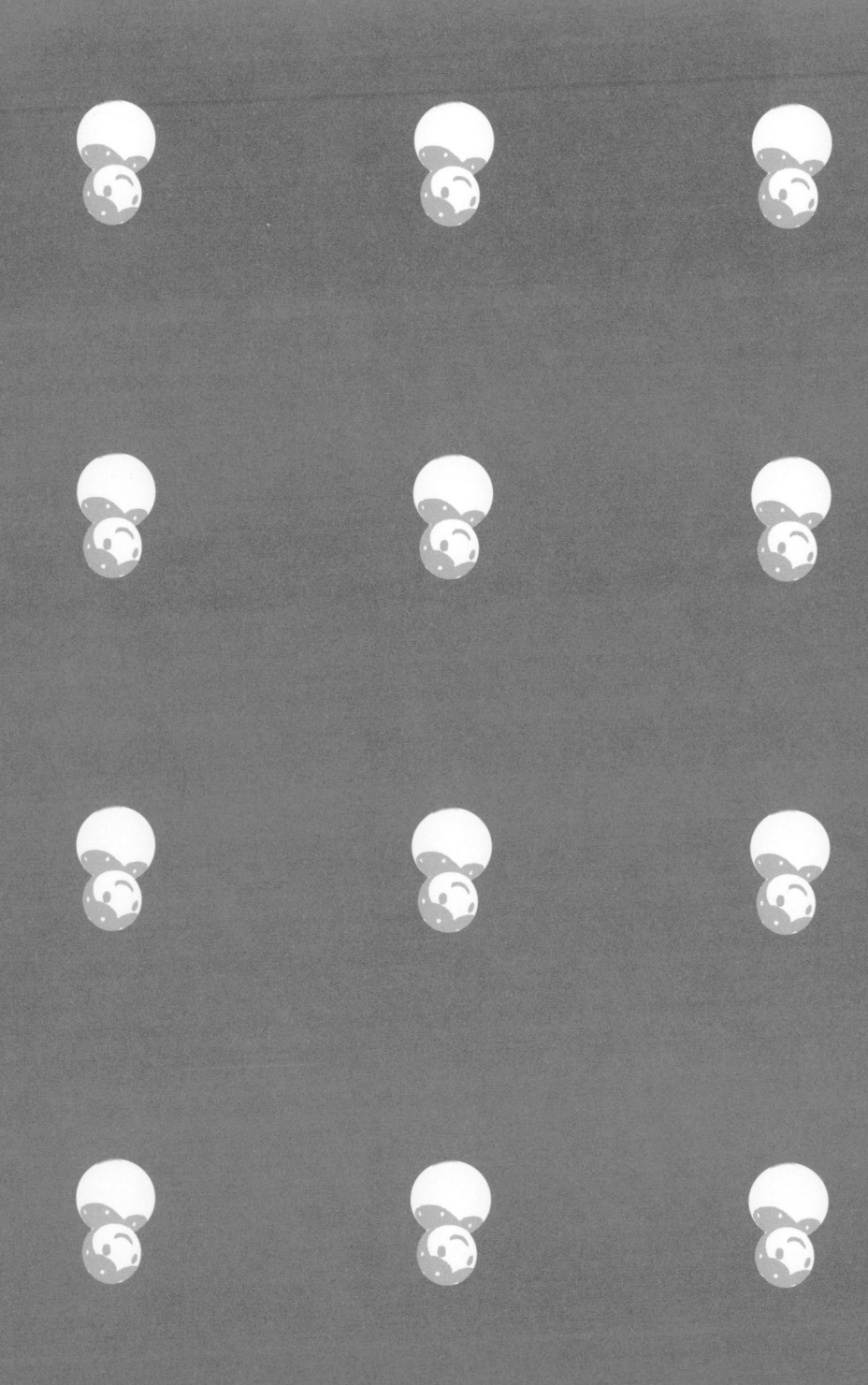